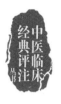

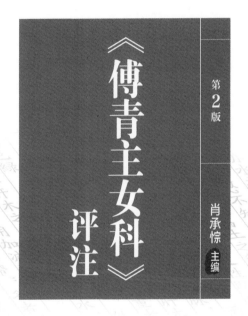

《傅青主女科》评注

第2版

肖承悰 主编

编 委（按姓氏笔画排序）

马 堃 王东红 朱 梅

刘雁峰 赵瑞华

人民卫生出版社

·北 京·

图书在版编目（CIP）数据

《傅青主女科》评注 / 肖承悰主编. —2 版. —北京：人民卫生出版社，2022.7

（中医临床经典评注丛书）

ISBN 978-7-117-33365-8

Ⅰ．①傅… Ⅱ．①肖… Ⅲ．①中医妇产科学－中国－清代②《傅青主女科》－注释 Ⅳ．①R271

中国版本图书馆 CIP 数据核字（2022）第 128215 号

| 人卫智网 | www.ipmph.com | 医学教育、学术、考试、健康，购书智慧智能综合服务平台 |
| 人卫官网 | www.pmph.com | 人卫官方资讯发布平台 |

中医临床经典评注丛书——《傅青主女科》评注
Zhongyi Linchuang Jingdian Pingzhu Congshu——
《Fu Qingzhu Nüke》Pingzhu
第 2 版

主　　编：肖承悰
出版发行：人民卫生出版社（中继线 010-59780011）
地　　址：北京市朝阳区潘家园南里 19 号
邮　　编：100021
E - mail：pmph @ pmph.com
购书热线：010-59787592　010-59787584　010-65264830
印　　刷：北京汇林印务有限公司
经　　销：新华书店
开　　本：710×1000　1/16　印张：18.5　插页：2
字　　数：258 千字
版　　次：2015 年 9 月第 1 版　2022 年 7 月第 2 版
印　　次：2022 年 8 月第 1 次印刷
标准书号：ISBN 978-7-117-33365-8
定　　价：66.00 元

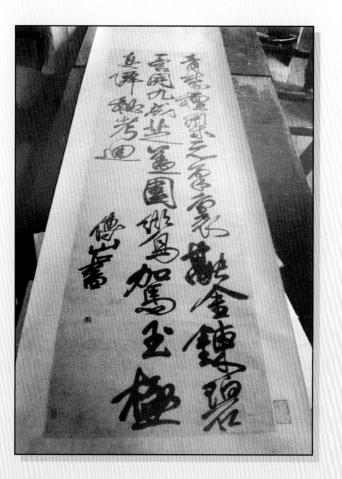

萧龙友捐赠给国家的傅青主手书
（现珍藏在中国中医科学院图书馆）

萧龙友先生　简介

　　萧龙友先生系北京四大名医之首，曾于 1949 年 8 月，任北平市人民代表会议代表，1950 年任北京市中医师考试委员会委员，1951 年被中央人民政府政务院聘任为中央文史研究馆馆员，为第一位中医学家担任此职务者；1954 年当选第一届全国人民代表大会代表；1955 年被聘为中国科学院生物学地学部委员（院士）；1955 年至 1958 年出席第一届全国人民代表大会第二次至第五次会议，为大会主席团成员，1959 年任第二届全国人民代表大会代表。萧龙友先生还历任卫生部中医研究院（现为中国中医科学院）学术委员会委员、名誉院长，中华医学会副会长，中华医学会中西医交流学术委员会副主任委员，中央人民医院顾问等职。萧龙友先生为四川绵阳三台人，自幼聪颖，勤奋好学，家教严明，少时即熟读经史子集，诗赋帖括。弱冠之年，赴成都尊经书院学习，博览群书，经史之外，方技子集，经世新学无不涉猎。光绪二十三年（1897 年），他考中丁酉科拔贡，为四川省第一名。他饱读诗书，满腹经纶，其深厚的国学文史基础，奠定了他成为中医大学的基石。

　　萧先生尊师重教，为新中国中医药教育事业立下了汗马功劳。早在 1930 年，国民党当局试图废止中医，萧龙友与孔伯华先生创立了北平国医学院，并担任院长，中华人民共和国成立后，1954 年先生作为第一届全国人民代表大会代表，首次提案建议国家设立中医大学及中医学院，提案被国家采纳。1956 年全国首批成立了北京、上海、成都、广州四所中医院校，开创了高等中医教育的新纪元。

　　萧龙友先生不仅是一代儒医，而且是难得的全才。他多才多艺，知识渊博，书法绝伦，以致当时有患者将他的处方作为书法收藏品收藏，他本人也是收藏家兼鉴赏家。2010 年 9 月 9 日，故宫博物院在北京为萧龙友先生诞辰 140 周年、逝世 50 周年隆重举办了《萧龙友先生捐赠文物精品展》，其中如宋代《萧翼赚兰亭图卷》、宋拓《兰亭序》、元代赵孟頫《临兰亭序卷》等海内瑰宝，价值连城。先生将这些文物无偿捐献给国家，体现了先生高尚的爱国情怀。

萧龙友先生一生坎坷，历经两世三朝转换，民国时期，毅然弃官从医，践行"不为良相便为良医"的夙愿，在仕与隐之间处之淡然。他医术超群，誉满京城，医德高尚，不囿门户之见，实为儒医典范，济世仁心，厚德载物之楷模！

萧龙友先生悬壶济世，业医诊病，他对傅青主先生尤为崇敬，认同傅山先生学术观点，赞美他的书法。本书所附《傅青主手书》就是萧龙友先生珍藏的瑰宝，他于生前捐给了国家，现珍藏在中国中医科学院内。

王序

　　承淡肖先生是当代中医妇科名家之一，中医临床家，中医教育家。我与肖先生於東直門医院共事十九个年头，深知其少年俱有良好的养成教育①，为人坦诚忠厚，治学认真精進，做事耿直沉潜，尤其对学术研究，遇有争议多直言说实话，絕無偽逛虚词②，令吾輩学人所感佩，很值得学习。先生係京城名医肖龙友老師之嫡孙女，肖老是中國科学院院士（时称学部委員）中國中医科学院名誉院長。肖老专攻授业國医國药，并精通文史哲学可谓國学大師。先生父親係北京師范大学著名教授当代训诂学家③，可見肖承淡先生继承家学功底深厚，做为当今中医妇科学的学科帶头人具有高度智慧，对于学科建设、治学之道、临床經驗的传承及在传承基礎上的创新将发挥重大的推动作用。

　　進入廿一世纪已是高概念大数据的新时代，将为中医学学术复興与发展的悄然兴启带来良好的机遇并拓寬了时空間④。概念时代的到來，与之相应的是人们对创新意识的要求更加迫切原创思维得到高度重视。中医药学是东方哲学观影响下历代医家通过数千年的临床实践和观察所总结出的对生命、健康与疾病的认识而形成的具有特定概念、理论、方法与技术的医学体系，她和西医学的视角与思维方式完全不同。中医药学素以形象思维与整体观念为核心，重临床、重经典，强调天人相应、形神一体。这一思维模式也体现了科学与人文的融洽。因此，中医学原创思维原创优势的传承与发展是适应概念时代的需求，重视概念并将其提升为高概念，将形象思维、具象思维与逻辑思维相结合，将中医原创思维向全新思维过渡，以保持其在新时代的发展。大数据时代的到来，中医药研究以其多样性、非线性、价值性为特点。大数据技术的迅速发展，使得中医药意象思维和体验感受的表述越来越成为可能。大数据关注整体数据，不求精确，这与中医药学重视人体整体的健康状态和疾病反应以及与社会、环境、心理因素等综合影响相一致。当然大数据技术在可操作的应用于中医药研究还任重而道远。

欣闻肖承悰教授撰著《傅青主女科评注》，《评注》系对中医妇科经典著作进行解析，以期对医师与医学生的传承，为临床水平的提高具有现实意义。《评注》属诠释学的内涵。我于2008年在中國科学基金上载文，提出中医理论与临床的诠释也是创新，对幅时推广与扩大学术影响力发挥着重要的作用。诠释学是一门理解、解释与延伸概念的学科，诠释学的基本要求就是在所要诠释的客体（文本）上的框架A注入时代的特征与灵魂，如此成为中医学发展复兴的内容和标志。肖先生的新作《傅青主女科评注》，是书对专业术语做注解，对原文逐条均有评议，评议内容紧扣本条，充实和展開对该条目的释义，厘清病因病机；对该条目涉及的方剂做方解；对涉及常见病证条目后列有"医案选录"，其医案选自近现代名医，在按语结合原文做解读。是书贴近临床具有实用价值和一定的理论意义。书稿已成邀我作序，肖先生吾之挚友，虽在病中不敢懈怠，谨志数语，互相勉励，聊以为序。

　　　　　　　　　　　　　　乙未正月

中国工程院院士　王永炎

注：①②③④⑤分别为具、晦、作、拓、辐，特予更正。

刘序

中医妇科学是中医学中最具优势的学科之一，它是在中医学的形成和发展中逐渐建立和充实起来的。中医妇科作为中医学的一部分，它既应用中医基本理论理、法、方、药辨证论治规律指导着临床，又有其独自的特点，伴随着人类历史的发展，为我们民族的繁衍生息和妇女的健康做出了巨大贡献。

同时，中医妇科学也是一门博大而精深的学科，是一门富有智慧的学科。在中医妇科学的发展历程中，涌现出了一大批具有高度智慧的中医大家，他们的学术思想都对中医妇科学具有重大的推动作用。清代以近的妇产科专著，现存不下数十种，在理论和实践中影响较大的又要首推《傅青主女科》。傅青主（1607—1684）是明清之际思想家、书法家。初名鼎臣，字青竹，改字青主，又有真山、浊翁、石人等别名，山西太原人，在当时有"医圣"之名。《傅青主女科》，系后人辑录而成，书中辨证以肝、脾、肾三脏立论，论述平正扼要，理法严谨，方药简效，更有独到见解，影响久远。堪称为中医妇科学的经典之作。

当下，学习中医，提倡重经典、重临床，因为重视中医经典著作的学习是中医药名家成才的共性规律之一。中医经典之作不仅是几千年来中华民族与疾病作斗争的经验结晶和生活智慧，更是经过长期实践验证而公认的基本医学规范。《傅青主女科》就是这样的几百年来对中医妇科临床有着深远影响的经典著作。肖承惊教授将这部中医妇科经典之作作了评注，在经典的基础上结合临床实际使其内容更加发展、拓宽，发扬光大，以傅山先生的学术精髓为入点，梳理出了更有效的、更能解决问题的方法和理论。毕竟，回归临床才是学习经典的最终目的。

肖承惊教授是北京四大名医之首萧龙友先生之嫡孙女，秉承家学，从 1959 年至 1965 年在北京中医药大学中医系学习，毕业后至今，从医已五十年。她勤于临床，培养人才，是当代中医妇科名家，她对中医妇科事业不仅有着诚挚的热爱，还有着深重的责任感。我与肖承悰教授相识相知 30 余年，她直率的性情，对中医妇科学术发展的敬业，对前辈的敬重与关怀，我深有体会。今闻由她主编的《中医古籍临床名著评注系列——傅青主女科》一书即将付梓，作序以贺。

国医大师

2015 年 1 月

自序

《傅青主女科》是对后世影响很大的医学著作，为明末清初傅山所著。

傅青主（1607—1684），山西太原人，博通经史百家，诗、书、画为人推崇，尤精于医学，专于妇科，且医德高尚。其认为妇科病主要在于肾、肝、脾、血气和冲任督带的失常。其辨证立法、方剂也针对此病机加以制定，该书的体例、方药也均有创新。特点在于扶正解郁，即使在病邪充盛的状况下，也主张攻补兼施，不能单用峻猛药。其创制的方剂如完带汤、易黄汤、生化汤、两地汤等实用效佳，风格独具。正如《傅青主女科》祁尔诚序所言："谈证不落古人窠臼，制方不失古人准绳。用药纯和，无一峻品；辨证详明，一目了然。"

该书体例新颖，方剂实用，为中医妇产科经典著作，颇受临床医家推崇。为进一步使广大读者更深入地领悟经典，学好经典，我们编著了这本《〈傅青主女科〉评注》，以期对傅氏女科进行解析，以方便广大临床医学工作者及医学生的学习，并在临床实践中起到实际的指导作用。

本书的编写内容主要包括：在原文基础上，对一些较为生僻或重要的专业词语进行注解，以帮助读者更好地理解原文；每一条目后均有评议，评议内容紧扣本条，充实和展开对该条目的释义，如总结该病的病因病机，对该条目涉及的重要方剂进行方解，并结合现代医学说明对临床的指导意义；在涉及妇科常见病证的条目后列有"医案选录"，所选医案皆出自近代中医妇科名家，在按语部分结合原文内容对该医案进一步解读，使得该书更加贴近临床，有些内容后加了"注"，为编者就内容进行补充性解释。

中医学是中华民族文化、科学的瑰宝，中医妇科学是其中重要组成部分。传承前人经验，发展今之中医学术，是当今中医人之重任。应出版社之邀，编写此书，虽尽心尽力，也属尝试性释义，必定存在诸多不足，还望广大读者予以指正。在此感谢人民卫生出版社张同君主任在本书的编写过程中给予的诚挚指导和帮助。

肖承悰

2014 年 11 月

再版前言

《中医临床经典评注丛书——〈傅青主女科〉评注》，由北京四大名医之首萧龙友先生的嫡孙女及学术继承人北京中医药大学东直门医院首席教授、第四届国医大师肖承悰主编，该书最大限度地尊重原著的书写特色，精准评注和解读了原著内容，并以傅山先生学术精髓为切入点，收录现代名家经典病例，无论在读经典做临床方面，还是在传承学术思想，指导临床的实践中均具有较高的价值。

本书第 1 版自 2015 年 9 月出版以来，深受广大学者的喜爱，受出版社和读者要求，决定再版。中医临床家和教育家肖承悰教授先后多次组织专家对该书进行全面、认真的评议。专家总体评价为："理论阐述系统、传承与发扬相结合、理论与实践相结合，对原著解读准确"等，同时也指出了存在的问题和不足。

2022 年 4 月，我们启动了本书的再版修订工作。根据"有错必究，精益求精"和微调的原则，纠正了第 1 版中遗留的错误（包括错别字、使用不当的标点符号）；修改了表述欠准确的观点和欠通畅文字；完善了随着妇科学学科的发展，更新的疾病名称和概念等。将书名《傅青主女科》改为《〈傅青主女科〉评注》，使该书和市面出版的《傅青主女科》原著版本进行了区分。主编及各编委们以极大的热情和认真负责的态度投入到紧张的修订工作中，他们不辞辛劳，精益求精，希望通过本次修订，使语言更加精练、规范；内容准确；结构合理，使该书更具有科学性、继承性、先进性、启发性，成为精品读本。在本次修订过程中，感谢马堃教授统筹和规划，为此次修订提出了宝贵建议。

本书的修订只是促进经典传承和学科发展的一部分，这次修订同样也接受广大读者的评判。为此，恳请各位读者、同道一如既往地关注第 2 版，及时提出宝贵意见，从中发现问题与不足，以便进一步完善和提高。

编者

2022 年 5 月

目录

女科上卷

女科下卷

产后编上卷

产后编下卷

女科上卷

带下

白带下 一

【原文】

夫带下[1]俱是湿症。而以"带"名者，因带脉不能约束而有此病，故以名之。盖带脉通于任、督，任、督病而带脉始病。带脉[2]者，所以约束胞胎之系也。带脉无力，则难以提系，必然胎胞不固，故曰：带弱则胎易坠，带伤则胎不牢。然而带脉之伤，非独跌闪挫气已也，或行房而放纵，或饮酒而颠狂，虽无疼痛之苦，而有暗耗之害，则气不能化经水，而反变为带病矣。故病带者，惟尼僧、寡妇、出嫁之女多有之，而在室女则少也。况加以脾气之虚，肝气之郁，湿气之侵，热气之逼，安得不成带下之病哉！故妇人有终年累月下流白物，如涕如唾，不能禁止，甚则臭秽者，所谓白带[3]也。夫白带乃湿盛而火衰，肝郁而气弱，则脾土受伤，湿土之气下陷。是以脾精不守，不能化荣血以为经水，反变成白滑之物，由阴门直下，欲自禁而不可得也。治法宜大补脾胃之气，稍佐以舒肝之品，使风木不闭塞于地中，则地气自升腾于天上，脾气健而湿气消，自无白带之患矣。方用完带汤。

白术一两，土炒　山药一两，炒　人参二钱　白芍五钱，酒炒　车前子三钱，酒炒　苍术三钱，制　甘草一钱　陈皮五分　黑芥穗五分　柴胡六分

水煎服。二剂轻，四剂止，六剂则白带全愈。此方脾、胃、肝三经同治之法，寓补于散之中，寄消于升之内，开提肝木之气，则肝血不燥，何至下克脾土；补益脾土之元，则脾气不湿，何难分消水气。至于补脾而兼以补胃者，由里以及表也。脾非胃气之强，则脾之弱不能旺，是补胃正所以补脾耳。

【注解】

[1] 带下："带下"一词，最早见于《素问·骨空论》："任脉为病……女子带下瘕聚。"带下有广义和狭义之分，广义带下泛指妇科经、带、胎、产等诸疾，因为这些疾病均发生在带脉以下的部位。狭义带下是指从女性阴道内流出的分泌物，它又有生理与病理之别。生理性带下是指当女子肾气充实，天癸成熟，脾气健运，任脉畅达，带脉健固之时，阴道内有少量透明或色白无气味的黏性液体，在月经前后、排卵期、妊娠期量略有增多，它具有润泽阴户，防御外邪入侵的作用。带下病是指带下量明显增多，色、质、气味发生异常。《诸病源候论》中首次提出"带下病"的名称。

[2] 带脉：起于季肋，围腰一周，如束带状，故称带脉，功能约束诸经，约束胞胎。

[3] 白带：指妇女带下量多，色白或黏稠或稀薄如涕如唾，不能禁止者。属病理性带下。

【评议】

带下病总的病因病机，是湿邪为患，带脉不能约束所致。主要是由于肝郁乘脾，脾土受伤，运化失常，水湿内停，湿浊下注，带脉失约所致。带下病为妇科常见病，临床一般分为非炎性和炎性两种，非炎性带下病主要是由于雌激素水平偏高或孕激素水平偏低而雌激素相对偏高使黏膜中腺体细胞分泌增多；或者盆腔充血类疾病如盆腔肿瘤、

盆腔淤血综合征均可使盆腔静脉血液回流受阻，组织渗出液增多而致。炎性带下病主要由于抵抗力低下或病原体直接侵入外阴、阴道所致，或者内生殖器炎症分泌物直接浸润宫颈、阴道所致。阴道、宫颈分泌物检查：非炎性者常规检查一般无异常，阴道清洁度Ⅰ～Ⅱ度；炎性者常规检查阴道清洁度Ⅲ～Ⅳ度，或查到滴虫、真菌、线索细胞或其他特异性或非特异性病原体。

完带汤为《傅青主女科》所述的第一病第一方，方药组成紧扣病机，寓补于散之中，寄消于升之上，尤其稍佐舒肝之品，肝之疏泄使风木不闭塞于地中，则脾土地气上升，使脾气健运则湿气消，白带自无。此方广泛应用于妇科临床治疗脾虚湿注之带下病。方中人参、山药、甘草健脾益气；苍术、白术、陈皮健脾燥湿，行气和胃；柴胡、白芍养血柔肝，升阳除湿；车前子利水除湿；黑芥穗入血分，祛风胜湿。全方肝、脾、胃同治，具有健脾升阳除湿之效。

完带汤主要治疗白带，临床多用于治疗非炎性带下病，或炎性带下病趋于好转之时，当然要结合局部及全身症状病证结合为前提。

青带下 二

【原文】

妇人有带下而色青[1]者，甚则绿如绿豆汁，稠黏不断，其气腥臭，所谓青带[2]也。夫青带乃肝经之湿热。肝属木，木色属青，带下流如绿豆汁，明明是肝木之病矣。但肝木最喜水润，湿亦水之积，似湿非肝木之所恶，何以竟成青带之症？不知水为肝木之所喜，而湿实肝木之所恶，以湿为土之气故也。以所恶者合之所喜必有违者矣。肝之性既违，则肝之气必逆。气欲上升，而湿欲下降，两相牵掣，以停住于中焦之间，而走于带脉，遂从阴器而出。其色青绿者，正以其乘肝木之气化也。逆轻者，热必轻而色青；逆重者，热必重而色绿。似乎治青易而治绿难，然而均无所难也。解肝木之火[3]，利膀胱之水，则青绿之带病均去矣。方用加减逍遥散。

茯苓五钱　白芍酒炒，五钱　甘草生用，五钱　柴胡一钱　茵陈三钱　陈皮一钱　栀子三钱，炒

水煎服。二剂而色淡，四剂而青绿之带绝，不必过剂矣。夫逍遥散之立法也，乃解肝郁之药耳，何以治青带若斯其神与？盖湿热留于肝经，因肝气之郁也，郁则必逆，逍遥散最能解肝之郁与逆。郁逆之气既解，则湿热难留，而又益之以茵陈之利湿，栀子之清热，肝气得清，而青绿之带又何自来！此方之所以奇而效捷也。倘仅以利湿清热治青带，而置肝气于不问，安有止带之日哉！

【注解】

［1］青：指颜色，囊括了绿色、蓝色、黑色。在五脏中青色属肝，黑色属肾。

［2］青带：指妇女带下呈青色，或呈绿色，质黏稠不止，甚则如绿豆汁样，气味腥臭者。

［3］解肝木之火："解"为疏肝解郁之意，并有泻火之意。

【评议】

青带的病因病机：五行之中肝属木，木色青故肝色主青。傅青主此处所言青带，乃肝郁不达，湿邪乘之，湿热聚于肝经，流注于下，损伤任带，遂成青带。治法：利湿热，解肝郁。加减逍遥散为逍遥散（《太平惠民和剂局方》）去当归、薄荷、生姜，加茵陈、陈皮。方中茯苓健脾利湿，实土抑木；茵陈、栀子清利湿热；白芍养血柔肝，肝体得养，则肝气条达；柴胡舒肝解郁；陈皮理气健脾燥湿；生甘草清热解毒。全方合用利湿清热，舒肝解郁。使肝气得清，则青带止。即傅青主所言此方奇而效捷，充分体现了治病求本，标本同治的原则。

临床上常见的阴道炎、宫颈炎、盆腔炎性疾病等带下呈青绿相间质浓稠者，可参照本条方药治疗。

【医案选录】

徐某，37岁，已婚。

初诊：1995年7月4日。去冬11月起，带下增多，呈黄绿色，下体气秽如足臭。经前烦躁，乳胀及背，大便间2～3日。苔薄腻，质偏

红，脉细。此乃肝经郁热。治拟疏肝解郁，清热泻火。柴胡4.5g，赤芍9g，丹皮9g，生地9g，云茯苓12g，女贞子9g，川柏9g，全瓜蒌（打）12g，泽泻9g，鱼腥草9g，生甘草3g。7剂。

熏洗方：椿根皮15g，野菊花12g，野蔷薇12g，荆芥穗12g，藿香叶12g，川柏12g，细辛3g。7剂。

二诊：1995年7月11日。带下明显减少，下体气秽基本消失，大便已爽。苔薄腻、脉细。方既应手，原法进退。柴胡5g，赤芍9g，丹皮9g，云茯苓12g，生薏苡仁20g，全瓜蒌12g，川柏9g，泽泻9g，鱼腥草9g，蛇床子9g，生草3g。7剂。

熏洗方同上，7剂。

【按语】

带下之病，因湿而起，病位在任带二脉及相关脏腑；主要与肝、脾、肾三脏关系密切。素有经前烦躁、乳房胀痛之证候，属肝气郁结之征象。肝郁化火，疏泄失常，下克脾土，脾失健运，故而湿热之气蕴积于下，任脉失司，带脉失约，见带色黄白，量多，其气秽臭。《傅青主女科》谓："脾气之虚，肝气之郁，湿气之侵，热气之逼，安得不成带下之病哉！"本案所患，源于肝经郁热，治疗以疏理清解主之。柴胡既疏肝气，又散肝热；泽泻利水渗湿，清泄里热，以使郁火得解，湿热得消；肝郁犯脾，脾虚湿气下陷，故以云茯苓健脾渗湿，扶正祛邪；甘草补中益气，调和诸药。湿热蕴郁，日久不愈，可以成毒，致使下体秽臭难当，黄柏性走下焦，清热燥湿解毒，配合鱼腥草、赤芍、丹皮清热解毒，效果更佳，共图止带除臭之功；肝肾同司下焦，女贞、地黄柔肝滋肾，以壮水不涵木之弊。对于此类带下病的治疗，可于内服药的同时辅以熏洗方同用。方中所用细辛，药性为温，似与清泻肝热有悖，然细辛具有外行孔窍、穿透肌肤之力，用之非但无碍疗效，反能引诸药行经，药效显著。内服外治，相得益彰，应效速捷。（黄素英. 蔡氏妇科临证精粹. 上海：上海科学技术出版社，2010.）

【注】

此病例中医诊断应为带下病，即青主所言"白带"与"黄带"相兼。

其病因病机即傅青主所说之脾虚、肝郁、湿热，终至任脉不固，带脉失约而发为此病。采用疏理清解之法而奏效。根据带下色黄白相兼，气味臭秽，考虑西医诊断"阴道炎"可能性大，故辅以外洗以增效。

黄带下　三

【原文】

妇人有带下而色黄者，宛如黄茶浓汁，其气腥秽，所谓黄带[1]是也。夫黄带乃任脉之湿热也。任脉本不能容水，湿气安得而入而化为黄带乎？不知带脉横生，通于任脉，任脉直上走于唇齿，唇齿之间，原有不断之泉下贯于任脉以化精，使任脉无热气之绕，则口中之津液尽化为精，以入于肾矣。惟有热邪存于下焦之间，则津液不能化精，而反化湿也。夫湿者，土之气，实水之侵；热者，火之气，实木之生。水色本黑，火色本红，今湿与热合，欲化红而不能，欲返黑而不得，煎熬成汁，因变为黄色矣。此乃不从水火之化，而从湿化也。所以世之人有以黄带为脾之湿热，单去治脾而不得痊者，是不知真水、真火合成丹邪、元邪，绕于任脉、胞胎之间，而化此黅色也，单治脾何能痊乎！法宜补任脉之虚，而清肾火之炎，则庶几矣。方用易黄汤。

山药一两，炒　芡实一两，炒　黄柏二钱，盐水炒　车前子一钱，酒炒　白果十枚，碎

水煎。连服四剂，无不全愈。此不特治黄带方也，凡有带病者，均可治之，而治带之黄者，功更奇也。盖山药、芡实专补任脉之虚，又能利水，加白果引入任脉之中，更为便捷，所以奏功之速也。至于用黄柏清肾中之火也，肾与任脉相通以相济，解肾中之火，即解任脉之热矣。

凡带症多系脾湿。初病无热但补脾土兼理冲任之气其病自愈，若湿久生热必得清肾火而湿始有去路。方用黄柏，车前子妙！山药，芡实尤能清热生津。

【注解】

[1] 黄带：指妇女带下量多，呈黄色，质稠，气味腥臭。

【评议】

1. 黄带的病因病机　五行之中脾属土，土色黄，故脾色主黄。脾主运化水湿，脾虚湿浊不化，湿蕴化热，湿热下注，任脉失约，带脉不固，遂成黄带。

2. 治法　健脾化湿，清热止带。

3. 方药　易黄汤。方中山药、芡实、车前子健脾化湿；白果固涩止带；黄柏清热燥湿，热去湿化，则带自止。

4. 临床上所见病症如同青带，且青带、黄带常相兼出现，治疗时加减逍遥散与易黄汤临证可合并加减应用。

【医案选录】

顾某，女，26岁。

初诊：1982年10月7日。自去年5月份人流后，带下量增多，色黄白相兼。质稠有气味，甚至每天都要换内裤，每于月经前后更多，无阴痒。查白带常规：未见滴虫、真菌。纳差乏力，腰部有下坠感，月经对期，量中等，每经前乳微胀痛，腹隐痛。末次月经9月13日。素口干喜冷饮，小便黄，大便尚可。妇检：宫颈中度糜烂。舌红，苔薄，脉细。党参12g，白术10g，山药15g，芡实15g，甘草6g，黄柏12g，炒荆芥4.5g，车前子9g，白芍15g。

二诊：1982年10月25日。服药后白带量明显减少，色白，质稀，近几天如蛋清样，无气味，舌质正常，脉细。继服上药。

3个月以后复诊，带下自服中药后一直正常，饮食亦增加，精神较前明显好转，妇检：宫颈，轻糜。

【按语】

此患者既有脾虚带脉失约，又有任脉之湿热。故治以完带汤合易黄汤二方加减，方中白术、山药二味之甘一湿一平协同以健脾土而扶其冲和之气；助以党参补中，甘草和中，如此则湿邪有制。用荆芥炭疏肝达郁，白芍养肝血，加黄柏泻肾火，治其带下臭秽。又以车前子分消水气。（梅乾茵．黄绳武妇科经验集．北京：人民卫生出版社，2004．）

【注】

本案缘于人流术后罹病，且带下异常，黄白相兼，质稠、气臭，妇科检查为宫颈中度糜烂，考虑应合并有盆腔炎症。中医诊为带下病。辨证为脾虚湿郁化热，湿热伤及任带所致。故采用青主"完带汤"合"易黄汤"健脾利湿、清热止带而奏效。

黑带下　四

【原文】

妇人有带下而色黑者，甚则如黑豆汁，其气亦腥，所谓黑带[1]也。夫黑带者，乃火热之极也。或疑火色本红，何以成黑？谓为下寒之极或有之。殊不知火极似水，乃假象也。其症必腹中疼痛，小便时如刀刺，阴门必发肿，面色必发红，日久必黄瘦，饮食必兼人，口中必热渴，饮以凉水，少觉宽快，此胃火太旺，与命门，膀胱，三焦之火合而熬煎，所以熬干而变为炭色，断是火热之极之变，而非少有寒气也。此等之症，不至发狂者，全赖肾水与肺金无病，其生生不息之气，润心济胃以救之耳，所以但成黑带之症，是火结于下而不炎于上也。治法惟以火为主，火热退而湿自除矣。方用利火汤。

大黄三钱　白术五钱，土炒　茯苓三钱　车前子三钱，酒炒　王不留行三钱　黄连三钱　栀子三钱，炒　知母二钱　石膏五钱，煅　刘寄奴三钱

水煎服。一剂小便疼止而通利，二剂黑带变为白，三剂白亦少减，再三剂全愈矣。或谓此方过于迅利，殊不知火盛之时，用不得依违之法，譬如救火之焚，而少为迁缓，则火势延燃，不尽不止。今用黄连、石膏、栀子、知母一派寒凉之品，入于大黄之中，则迅速扫除。而又得王不留行与刘寄奴之利湿甚急，则湿与热俱无停住

之机。佐白术以辅土，茯苓以渗湿，车前以利水，则火退水进，便成既济之卦矣。

【注解】

［1］黑带：指妇女带下呈黑色，气味腥秽。

【评议】

1. 黑带的病因病机　五行之中肾主水，肾脏之色黑。肾气虚损，阳气不运，则带下色黑。傅青主认为火热之极导致黑带。此乃胃火太旺，与命门、膀胱、三焦之火合而熬煎，日久熬干成炭色为黑带。

2. 治法　临证要辨清虚实寒热，若如傅青主所述为"火热之极之变"，则清热泻火利湿。

3. 方药　方用利火汤。方中大黄、黄连、栀子、知母、石膏清胃火、清三焦热；白术、茯苓、车前子健脾利湿；王不留行、刘寄奴活血通络利湿止痛。若属肾阳虚之黑带，治当温肾止带，方用内补丸（《女科切要》）：鹿茸、菟丝子、潼蒺藜、黄芪、肉桂、桑螵蛸、肉苁蓉、制附子、白蒺藜、紫菀茸（即软紫菀，具有抗菌消炎作用）。

4. 临证时要排除子宫颈、子宫腔的出血性疾病，当详细检查。

赤带下　五

【原文】

妇人有带下而色红者，似血非血，淋沥不断，所谓赤带[1]也。夫赤带亦湿病，湿是土之气，宜见黄白之色，今不见黄白而见赤者，火热故也。火色赤，故带下亦赤耳。惟是带脉系于腰脐之间，近乎至阴之地，不宜有火。而今见火症，岂其路通于命门，而命门之火出而烧之耶？不知带脉通于肾，而肾气通于肝。妇人忧思伤脾，又加郁怒伤肝，于是肝经之郁火内炽，下克脾土，脾土不能运化，致湿热之气蕴于带脉之间；而肝不藏血，亦渗于带脉之内，皆由脾气受伤，运化无力，湿热之气，随气下陷，同血俱下，所以似血非血之形象，现于其色也。其实血与湿不能两分，世人以赤带属之心火，误矣。治法须清肝火而扶脾气，则庶几可愈。方用清肝止淋汤。

白芍一两，醋炒　当归一两，酒洗　生地五钱，酒炒　阿胶三钱，白面炒　粉丹皮三钱　黄柏二钱　牛膝二钱　香附一钱，酒炒　红枣十个　小黑豆一两

水煎服。一剂少止，二剂又少止，四剂全愈，十剂不再发。此方但主补肝之血，全不利脾之湿者，以赤带之为病，火重而湿轻也。夫火之所以旺者，由于血之衰，补血即足以制火。且水与血合而成赤带之症，竟不能辨其是湿非湿，则湿亦尽化而为血矣，所以治血则湿亦除，又何必利湿之多事哉！此方之妙，妙在纯于治血，少加清火之味，故奏功独奇。倘一利其湿，反引火下行，转难遽效矣。或问曰：先生前言助其脾土之气，今但补其肝木之血何也？不知用芍药以平肝，则肝气行得舒，肝气舒自不克土，脾不受克则脾土自旺，是平肝正所以扶脾耳，又何必加人参、白术之品，以致累事哉！

【注解】

[1]赤带：指妇女在非月经期，阴道流出的红色黏液，淋漓不断，或赤白相兼，或气味臭秽。

【评议】

1. 赤带的病因病机　五行之中心主火，火色红故心色赤。《诸病源候论》云："心脏之色赤，带下赤者，是心脏虚损，故带下而挟赤色。"傅青主认为赤带乃忧思伤脾，又加郁怒伤肝，肝之郁火内炽，克伐脾土，脾失运化，湿热内蕴，随气下陷，同血俱下，呈现似血非血之象。

2. 治法　清肝火扶脾气，方用清肝止淋汤，方中白芍、当归、生地、阿胶、黑豆、红枣补血柔肝平肝；丹皮清肝泻火；香附疏肝解郁；黄柏清热燥湿；牛膝引药下行。

3. 临证时要与经间期（排卵期）出血、漏下少量淋漓出血相鉴别。要详细检查以排除子宫颈或子宫内膜的病变，特别是恶性病变。

血崩

血崩昏暗　六

【原文】

妇人有一时血崩[1]，两目黑暗，昏晕在地，不省人事者。人莫不谓火盛动血也，然此火非实火，乃虚火耳。世人一见血崩，往往用止涩之品，虽亦能取效于一时，但不用补阴之药，则虚火易于冲击，恐随止随发，以致经年累月不能全愈者有之。是止崩之药，不可独用，必须于补阴之中行止崩之法。方用固本止崩汤。

大熟地一两，九蒸　白术一两，土炒焦　黄芪三钱，生用　当归五钱，酒洗　黑姜二钱　人参三钱

水煎服。一剂崩止，十剂不再发。倘畏药味之重而减半，则力薄而不能止。方妙在全不去止血而惟补血，又不止补血而更补气，非惟补气而更补火。盖血崩而至于黑暗昏晕，则血已尽去，仅存一线之气，以为护持。若不急补其气以生血，而先补其血而遗气，则有形之血恐不能遽生，而无形之气必且至尽散，此所以不先补血而先补气也。然单补气则血又不易生，单补血而不补火则血又必凝滞，而不能随气而速生。况黑姜引血归经，是补中又有收敛之妙，所以同补气补血之药并用之耳。

若血崩数日，血下数斗，六脉俱无，鼻中微微有息，不可遽服此方，恐气将脱不能受峻补也。有力者用辽人参（去芦）三钱煎成，冲贯众炭末一钱服之，待气息微旺，然后服此方，仍加贯众炭末一钱，无不见效。无力者用无灰黄酒冲贯众炭末三钱服之，待其气接神清始可服此方。人参以党参代之，临服亦加贯众炭末一钱冲入。

【注解】

［1］血崩：崩，最早见于《素问·阴阳别论》，曰："阴虚阳搏谓之崩。"血崩是指经血非时暴下不止，阴道出血量多而势急，又称为崩中、经崩。血崩一病主要是月经周期严重紊乱，甚至没有周期，有时停经日久而忽然经血大下，往往被误认为是闭经。而经血大下之后又淋漓不止者，称为漏下，崩与漏互相转化，故概称崩漏。

【评议】

《素问·阴阳别论》首先提出"崩"的病因病机为"阴虚阳搏"，后世医家如王冰《补注黄帝内经素问》认为"阴虚阳搏"是指"阴脉不足，阳脉盛搏"；马莳《黄帝内经素问注证发微》注曰："阴虚阳搏者，亦指尺寸而言也，尺脉既虚，阴血已损，寸脉搏击，虚火愈炽，谓之曰崩，盖火逼而血妄行也。"陈素庵《素庵医要》补按曰："血崩症，虽有内伤、外感，总以《内经》阴虚阳搏为主……所谓阴虚者，肾水衰也。阳搏者，心火亢也。水亏火旺，水不能制火，心火独亢，迫血下行，而致暴崩也。"现今多认为血崩的发病机制主要是冲任损伤，不能约制经血，故经血从胞宫非时妄行。血崩的发病主要是各种致病因素导致肾-天癸-冲任-胞宫生殖轴不稳定，而以肾的功能不稳定为主，即现在所说的排卵障碍相关异常子宫出血导致冲任损伤，子宫蓄溢失常。西医学过去所说的无排卵性功能失调性子宫出血可归入血崩范畴。

固本止崩汤药味虽少，但药简力宏，紧扣虚火盛而动血之病机，治疗遵循傅青主"止崩之药，不可独用，必须于补阴之中行止崩之法"之原则。方中熟地黄为君药以滋阴养血，谨遵"于补阴之中行止崩之法"之意；白术亦为君药以健脾益气而资血之源；生黄芪与人参共为臣药以补气培元，升阳摄血，共奏气旺能生血摄血、养血生津之效，以遵"若不急补其气以生血，而先补其血而遗气，则有形之血恐不能遽生，而无形之气必且至尽散，此所以不先补血而先补气也"之法。当归为佐药以补血；黑姜为使药，一者引血归经，使补中有收，二者色黑入肾有补肾止血之效，三者为舟楫，载药下行以使药力缓缓停留于下部胞宫达到止血之目的。本方配伍，滋阴补血以治本，补中有收以治标，标本兼治，气血两顾，共奏滋阴益气养血、收敛止血之功。

固本止崩汤主要治疗脾气虚之气血两虚血崩，临床多用于异常子宫出血之阴道流血量多之时，必要时结合现代医学运用诊断性刮宫术以止血并进一步明确诊断是无排卵性出血、有排卵性出血还是器质性病变引起的阴道流血。

若大出血几天后，在六部脉象上已不能够摸到脉象，只是看到患者鼻中微有气息，那么不能够马上服用固本止崩汤，恐怕阳气虚脱不能耐受峻补，即我们常说的虚不受补之意。若患者脉象有力可用辽人参大补元气以固脱止崩，冲服贯众炭末以清热止血。待气息稍微恢复后，即可服用固本止崩汤并加服贯众炭末以止血。若脉象无力者，则用无灰黄酒冲服贯众炭末以温经止血，待患者气息恢复后再接服固本止崩汤。若无人参可用党参代替，服用时加服贯众炭末以止血。

年老血崩　七

【原文】

妇人有年老血崩者，其症亦与前血崩昏暗者同，人以为老妇之虚耳，谁知是不慎房帏[1]之故乎。夫妇人至五十岁之外，天癸[2]匮乏，原宜闭关守寨[3]，不宜出阵战争[4]。苟或适兴，不过草草了事，尚不至肾火大动。倘兴酣浪战，亦如少年之好合，鲜不血室大开，崩决而坠矣！方用加减当归补血汤。

当归一两，酒洗　黄芪一两，生用　三七根末三钱　桑叶十四片

水煎服。二剂而血少止，四剂不再发。然必须断欲始除根，若再犯色欲，未有不重病者也。夫补血汤乃气血两补之神剂，三七根乃止血之圣药，加入桑叶者，所以滋肾之阴，又有收敛之妙耳。但老妇阴精既亏，用此方以止其暂时之漏，实有奇功，而不可责其永远之绩者，以补精之味尚少也。服此四剂后，再增入：白术五钱　熟地一两　山药四钱　麦冬三钱　北五味一钱

服百剂，则崩漏之根可尽除矣。

亦有孀妇[5]年老血崩者，必系气冲血室[6]，原方加杭芍炭三钱，贯众炭三钱，极效。

【注解】

[1]房帏：借指夫妻间的情爱、性爱。

[2]天癸：最早见于《素问·上古天真论》："女子七岁肾气盛，齿更发长；二七而天癸至，任脉通，太冲脉盛，月事以时下，故有子。"现代中医妇科认为，天癸是源于先天肾本脏所藏之阴精，男女皆有，待肾精肾气充盛到一定程度时体内出现的具有促进人体生长、发育和生殖的一种精微物质，有类似性激素样作用。天癸虽来源于先天肾气，但要靠后天水谷精气的滋养、支持而逐渐趋于成熟，至人体进入衰老期时，天癸又随肾气的虚衰而竭止。可见天癸是一种物质，在人体生长发育、生殖过程中，起着重要作用。

[3]闭关守寨：停止性生活。尽量减少甚或拒绝房事。

[4]出阵战争：应理解为过多的房事。

[5]孀妇：寡妇，死了丈夫的妇女。

[6]血室：胞宫。

【评议】

年老血崩的病因病机为天癸匮乏，房事不节所致。妇女年老绝经前后，肾气渐衰，天癸将竭，冲任二脉逐渐亏虚，精血不足，若不节制房事，使阴精耗损更甚导致阴虚血热，肾火大动，热迫血行而致血崩。本病相当于现代医学更年期异常子宫出血。

加减当归补血汤治疗老妇阴精既亏，天癸匮乏，房事不节，肾火大动所致血崩。方中当归、黄芪为君药，乃气血两补之神剂；三七根末为臣药，乃止血之圣药，有止血不留瘀之效；桑叶亦为臣药，性寒可凉血止血，以滋肾之阴，又有收敛之妙。但此方以止其暂时之崩漏，故傅青主谨遵明代方约之在《丹溪心法附余·崩漏》中提出的"治崩次第，初用止血，以塞其流；中用清热凉血，以澄其源；末用补血，以还其旧"的原则，在塞流之后，除告诫患者节欲之外，还要正本清源以澄源，固本善后以复旧。故继之运用补益精血之药味熟地为滋补肝肾阴血之要药，可补血滋阴，益精填髓；白术以健脾益气而资血之源，熟地黄与白术二药配伍相得益彰，一补血，一补气，气血同补且白术可防熟地黄滋腻碍胃，熟地黄可制白术温燥之性；山药以健脾益气养阴而资血之源，且其性兼涩，故亦可具止血之效；麦冬滋阴清热，使阴血生，血热去而血自止；北五味滋养肾阴而收涩止血。全方滋养精血，凉血止血，使阴血复，血热清，血自止。孀妇年老血崩者，必系气冲血室，原方加杭芍炭滋养肝血而止血；贯众炭入血分而清热凉血止血。

加减当归补血汤主要治疗老妇阴精既亏，天癸匮乏，房事不节，肾火大动所致血崩。但更年期异常子宫出血，这个年龄患者的器质性病变也比较多，必须做病理检查。诊断性刮宫及子宫内膜病理组织学检查，不但可了解有无子宫内膜息肉、炎症或肿瘤等子宫内膜病变，还可了解子宫内膜对卵巢激素的反应性，判断有无排卵和分泌期子宫内膜的发育程度，从而较准确地判断更年期异常子宫出血的类型，为临床诊断和治疗提供可靠的依据。更年期出血患者必要时可作分段诊刮以排除癌变。

少妇血崩　八

【原文】

有少妇甫娠[1]三月，即便血崩，而胎亦随堕，人以为挫闪受伤而致，谁知是行房不慎之过哉。夫少妇行房，亦事之常耳，何使血崩？盖因元气衰弱，事难两愿，一经行房泄精，则妊娠无所依养，遂致崩而且堕。凡妇人之气衰，即不耐久战[2]，若贪欢久战，则必泄精太甚，气每不能摄夫血矣。况气弱而又娠，再加以久战，内外之气皆动，而血又何能固哉！其崩而堕也，亦无怪其然也。治法自当以补气为主，而少佐以补血之品，斯为得之。方用固气汤。

人参一两　白术五钱，土炒　大熟地五钱，九蒸　当归三钱，酒洗　白茯苓二钱　甘草一钱　杜仲三钱，炒黑　山萸肉二钱，

蒸　远志一钱，去心　五味子十粒，炒

水煎服。一剂而血止，连服十剂全愈。此方固气而兼补血。已去之血，可以速生，将脱之血，可以尽摄。凡气虚而崩漏者，此方最可通治，非仅治小产之崩。其最妙者，不去止血，而止血之味，含于补气之中也。

妊娠宜避房事，不避者纵幸不至崩，往往堕胎[3]，即不堕胎，生子亦难养。慎之！戒之！

【注解】

[1] 甫娠：刚刚妊娠。

[2] 久战：过度房事。

[3] 堕胎：妊娠12周内，胚胎自然殒堕者，即西医之早期流产。

【评议】

少妇甫娠血崩的病因病机，是行房不慎所致。主要是少妇妊娠时，元气衰弱，一旦行房伤肾，导致阴血不能聚而养胎，造成阴道流血及堕胎。少妇妊娠期间，人体精血有限，聚以养胎，阴分必亏，再加房事不节，伤及脾肾，脾虚则气血生化乏源，胎失所养，或气虚不能载胎系胎，肾虚冲任不固，胎失所系，胎元不固，可致阴道流血、堕胎。若少妇素体虚弱，肾气不足，而又妊娠，再加行房，耗损肾精，肾虚冲任不固，不能载胎养胎，以致殒堕。

固气汤以补气为主，而少佐以补血之品。方中人参为君药以补气培元、升阳摄血，使气旺能生血摄血，气血充足而荣养其胎，胎元稳固而不致殒堕；白术、大熟地共为臣药，白术健脾益气而资血之源，大熟地滋阴养血，白术与熟地黄二药配伍，一补气，一补血，气血同补且白术可防熟地黄滋腻碍胃，熟地黄可制白术温燥之性；当归身为臣药以补血；白茯苓、甘草与人参、白术配伍为四君子汤共奏益气健脾之效，以资气血之源；杜仲炒黑为佐药以补肾安胎止血；山萸肉亦为佐药以固冲安胎；远志亦为佐药可通肾气；五味子亦为佐药滋养肾阴而收涩止血；甘草为使药以调和药性。诸药合用，共奏益气健脾，补肾固胎之效。

固气汤主要治疗少妇元气衰弱、肾精亏损、房事不节、冲任不固之血崩堕胎。尤其需要说明的是少妇在妊娠期间为防止出现出血及堕胎的发生，一定要节制房事。

交感血出 九

【原文】

妇人有一交合[1]则流血不止者，虽不至于血崩之甚，而终年累月不得愈，未免血气两伤，久则恐有血枯[2]经闭之忧。此等之病，成于经水正来之时，贪欢交合，精冲血管也。夫精冲血管，不过一时之伤，精出宜愈，何以久而流红？不知血管最娇嫩，断不可以精伤。凡妇人受孕，必于血管已净之时，方保无虞[3]。倘经水正旺，彼欲涌出而精射之，则欲出之血反退而缩入，既不能受精而成胎，势必至集精而化血。交感之际，淫气触动其旧日之精，则两相感召，旧精欲出，而血亦随之而出。治法须通其胞胎之气，引旧日之集精外出，而益之以补气补精之药，则血管之伤，可以补完矣。方用引精止血汤。

人参五钱　白术一两，土炒　茯苓三钱，去皮　熟地一两，九蒸　山萸肉五钱，蒸　黑姜一钱　黄柏五分　芥穗三钱　车前子三钱，酒炒

水煎。连服四剂愈，十剂不再发。此方用参、术以补气，用地、萸以补精，精气既旺，则血管流通。加入茯苓、车前子以利水与窍，水利则血管亦利。又加黄柏为引，直入血管之中，而引凤精[4]出于血管之外。芥穗引败血出于血管之内，黑姜以止血管之口。一方之中，实有调停曲折之妙，故能祛旧病而除沉疴。然必须慎房帏三月，破者始不至重伤，而补者始不至重损，否则不过取目前之效耳。其慎之哉，宜寡欲。

【注解】

[1]交合：指性交。阴阳交合是指男女在做爱过程中体液交融，

从而达到阴阳平衡的一种状态。

[2] 血枯：最早见于明·张景岳《景岳全书·妇人规》曰："血枯之与血隔，本自不同。盖隔者，阻隔也；枯者，枯竭也，阻隔者，因邪气之阻滞，血有所逆也。枯竭者，因冲任之亏败，源断其流也。"

[3] 无虞：此处应理解为安全、无忧患。

[4] 夙精：素有的、旧有的精液。

【评议】

交感血出总的病因病机为月经来潮之时，男女二人行房，贪欢交合，精液冲入子宫内血管，使欲出之经血退回到子宫内，精液也随之在子宫内转化为血液。男女二人再次行房时，新精触动其旧日之精，则两相感召，旧精欲出，而血亦随之而出。交感血出与现代医学之同房后出血相类似。

引精止血汤先通其胞胎之气，引旧精外出，然后以补气补精之药补益血管之伤，从而治愈交感血出。方中人参、白术为君药，人参补气培元，升阳摄血；白术健脾益气而资血之源，参术同用以补气；熟地、山萸肉共为臣药，熟地滋阴养血，山萸肉既能补益肝肾之阴血，又具固冲任、收敛止血之作用，地、萸共用以补精，四药合用精气既旺，则血管流通；茯苓、车前子亦为臣药，茯苓健脾渗湿，车前子清热利湿，二药配伍利水渗湿，水利则血管亦利；黄柏、芥穗为佐药，黄柏为引，直入血管之中，而引夙精出于血管之外，芥穗引败血出于血管之内；黑姜为使药，引血归经，使补中有收而温经止血。

引精止血汤主要治疗交感血出。临床上需与患者沟通，宣传科普知识，使患者了解月经来潮时不能有房事行为以免造成感染，日后形成盆腔炎性疾病，甚至导致子宫内膜异位症。

郁结血崩　十

【原文】

妇人有怀抱[1]甚郁，口干舌渴，呕吐吞酸，而血下崩者。人皆以火治之，时而效，时而不效，其故何也？是不识为肝气之郁结也。夫肝主藏血，气结而血亦结，何以反至崩漏？盖肝之性急，气结则其急更甚，更急则血不能藏，故崩不免也。治法宜以开郁[2]为主。若徒开其郁，而不知平肝[3]，则肝气大开，肝火更炽，而血亦不能止矣。方用平肝开郁止血汤。

白芍一两，醋炒　白术一两，土炒　当归一两，酒洗　丹皮三钱　三七根三钱，研末　生地三钱，酒炒　甘草二钱　黑芥穗二钱　柴胡一钱

水煎服。一剂呕吐止，二剂干渴除，四剂血崩愈。方中妙在白芍之平肝，柴胡之开郁，白术利腰脐，则血无积住之虞；荆芥通经络，则血有归还之乐。丹皮又清骨髓之热，生地复清脏腑之炎，当归、三七于补血之中以行止血之法，自然郁结散而血崩止矣。

此方入贯众炭三钱更妙。

【注解】

[1] 怀抱：指心里存有。

[2] 开郁：与宽胸、宽中、解郁、疏郁理气等义同。疏郁理气为治疗学术语，系理气法之一，是治疗因情志抑郁而引起气滞的方法。

[3] 平肝：平肝是治疗阴虚肝阳上亢的方法。平肝是扶持肝阴，以制约肝阳，以防肝阳上亢。肝阴与肝阳协调统一，肝气冲和条达，才能维持肝的正常生理作用。

【评议】

郁结血崩总的病机是肝气郁结，因肝之性急，气结而血亦结，肝主藏血，气结则肝急更甚，肝急则血不能藏，故可出现血崩；又因素性抑郁，郁久化火，热伏冲任，扰动血海，迫经血妄行而致血崩。在治疗上以平肝开郁止血为主。

平肝开郁止血汤方中白芍、柴胡为君药，白芍有平肝敛阴、养血调经之作用，白芍补肝阴而息肝火使血崩止；柴胡长于疏肝气解郁结，使肝郁解，肝急缓，肝血藏而血崩止；白术为臣药以健脾益气而资血之源；当归、三七根亦为臣药，当归以补血，三七化瘀止血；丹皮、

生地亦为臣药，清热凉血，使血热清而血崩止；黑芥穗为佐药，荆芥通经络，入血分，其炒炭能止血；甘草为使药调和诸药。全方配伍平肝开郁止血，使郁结散而血崩止矣。加入贯众炭以清热止血，会起到更好的治疗作用。

平肝开郁止血汤主要治疗肝气郁结，郁而化火，热迫血行所致血崩。临床上需嘱咐患者保持平和心态，戒焦虑、紧张情绪，对疾病恢复有较大帮助。

闪跌血崩　十一

【原文】

妇人有升高坠落，或闪挫[1]受伤，以致恶血[2]下流，有如血崩之状者。若以崩治，非徒无益而又害之也。盖此症之状，必手按之而疼痛，久之则面色萎黄，形容枯槁，乃是瘀血作祟，并非血崩可比。倘不知解瘀而用补涩，则瘀血内攻，疼无止时，反致新血不得生，旧血无由化，死不能悟，岂不可伤哉！治法须行血以去瘀，活血以止疼，则血自止而愈矣。方用逐瘀止血汤。

生地一两，酒炒　大黄三钱　赤芍三钱　丹皮一钱　当归尾五钱　枳壳五钱，炒　龟板三钱，醋炙　桃仁十粒，泡，炒，研

水煎服。一剂疼轻，二剂疼止，三剂血亦全止，不必再服矣。此方之妙，妙于活血之中，佐以下滞之品，故逐瘀如扫，而止血如神。或疑跌闪升坠，是由外而伤内，虽不比内伤之重，而既已血崩，则内之所伤，亦不为轻，何以只治其瘀而不顾气也？殊不知跌闪升坠，非由内伤以及外伤者可比。盖本实不拔，去其标病可耳。故曰：急则治其标[3]。

【注解】

[1] 闪挫：闪伤和挫伤的合称。躯干因突然旋转或屈伸，使筋膜、韧带或肌腱等受急骤的牵拉而引起的损伤，称为"闪伤"，它属扭伤的范围，常见于腰部。体表受钝器直接撞击而致肌肉等软组织损伤，

称为"挫伤"。

[2]恶血：瘀血的一种，是指溢于经脉外，积存于体内尚未消散的败坏之血。《素问·调经论》："视其血络，刺出其血，无令恶血得入于经，以成其疾"。《素问·刺腰痛》："衡络绝，恶血归之。"《灵枢·水胀》："石瘕生于胞中，寒气客于子门，子门闭塞，气不得通，恶血当泻不泻，衃以留止，日以益大。"

[3]急则治其标：病有标本，治分缓急。某些情况下，标病甚急，如不先治其标病，会影响本病的治疗，甚至危及患者的生命，在这种情况下就应采取"急则治其标"的原则，先治其标，后治其本。《素问·标本病传论》："小大不利治其标，小大利治其本。"

【评议】

闪跌血崩总的病因病机是妇人有升高坠落，或闪挫受伤造成血离经脉，积存于体内而形成瘀血，瘀血形成之后，不仅失去正常血液的濡养作用，反之影响全身或局部血液的运行，产生疼痛、出血或经脉瘀塞不通，内脏发生癥积，以及产生"瘀血不去，新血不生"等不良后果。久之出现按之疼痛，痛处固定不移，甚则出现肿块、出血和面色萎黄，形容枯槁等征象。瘀阻冲任，血不归经，发为血崩。治法须行血以去瘀，活血以止疼，则血自止而愈矣。

逐瘀止血汤遵循"瘀血不去，新血难安，血又暴下"之原则，治以活血祛瘀，止血固经。方中生地、大黄为君药，生地清热凉血止血，大黄逐瘀止血；赤芍、丹皮为臣药，可凉血祛瘀；当归尾、枳壳亦为臣药，当归尾活血，枳壳理气，气血同调而行血止血；龟板为佐药而固经止崩；桃仁为使药而活血行瘀。全方使瘀血祛而血得以归经，共奏活血化瘀，固经止血之效。

逐瘀止血汤主要治疗瘀血内阻，血不归经之闪跌血崩。临床上虽有治崩之"塞流、澄源、复旧"之原则，亦不能见崩即塞流，必须在辨证为瘀血内阻所致血崩的情况下，采取"瘀血不去，血不归经，新血难安，血又暴下""急则治其标"之原则，运用"活血之中，佐以下滞之品"之方法，故逐瘀如扫，而止血如神。

血海太热血崩　十二

【原文】

妇人有每行人道[1]，经水即来，一如血崩。人以为胞胎有伤，触之以动其血也。谁知是子宫血海[2]因太热而不固乎。夫子宫即在胞胎之下，而血海又在胞胎之上。血海者，冲脉[3]也。冲脉太寒而血即亏，冲脉太热而血即沸。血崩之为病，正冲脉之太热也。然既由冲脉之热，则应常崩而无有止时，何以行人道而始来，果与肝木无羔耶？夫脾健则能摄血，肝平则能藏血。人未入房之时，君相二火[4]寂然不动，虽冲脉独热，而血亦不至外驰。及有人道之感，则子宫大开，君相火动，以热招热，同气相求[5]，翕然[6]齐动，以鼓其精房[7]，血海泛滥，有不能止遏之势，肝欲藏之而不能，脾欲摄之而不得，故经水随交感而至，若有声应之捷，是惟火之为病也。治法必须滋阴降火，以清血海而和子宫，则终身之病，可半载而除矣，然必绝欲三月而后可。方用清海丸。

大熟地一斤，九蒸　山萸十两，蒸　山药十两，炒　丹皮十两　北五味二两，炒　麦冬肉十两　白术一斤，土炒　白芍一斤，酒炒　龙骨二两　地骨皮十两　干桑叶一斤　元参一斤　沙参十两　石斛十两

上十四味，各为细末，合一处，炼蜜丸桐子大。早晚每服五钱，白滚水送下。半载全愈。此方补阴而无浮动之虑，缩血而无寒凉之苦。日计不足，月计有余，潜移默夺，子宫清凉，而血海自固。倘不揣其本而齐其末，徒以发灰、白矾、黄连炭、五倍子等药末，以外治其幽隐之处，山恐愈涩而愈流，终必至于败亡也。可不慎与！

凡血崩症，最宜绝欲避房。无奈少年人彼此贪欢，故服药往往不效。若三月后崩止病愈，而房事仍无节制，病必复作，久则成劳。慎之！

【注解】

[1] 人道：指男女交合。《孔颖达疏》："谓如人夫妻交接之道。"元代施惠《幽闺记·招商谐偶》："一时见君子，匆匆遽成人道。"《醒

世姻缘传》第四十四回："古人男子三十而取，女子二十而嫁，使其气血充足，然后行其人道。"

［2］血海：指冲脉，又称十二经之海。

［3］冲脉：人体奇经八脉之一。出《素问·骨空论》等篇。冲脉能调节十二经气血，故称为十二经脉之海。与生殖功能关系密切，冲、任脉盛，月经才能正常排泄，故又称血海，五脏六腑都禀受它的气血濡养。《针灸甲乙经》："冲脉任脉者，皆起于胞中，上循脊里，为经络之海。其浮而外者，循腹上行，会于咽喉，别而络口唇。"

［4］君相二火：即君火和相火。君火，指心火。因心是所谓"君主之官"，故名。相火，与君火相对而言。二火相互配合，以温养脏腑，推动功能活动。一般认为命门，肝胆，三焦均内有相火，而相火的根源主要发自命门。

［5］同气相求：出自《易·乾》："同声相应，同气相求。"《孔颖达疏》："'同气相求'者，若天欲雨，而础柱润是也……言天地之间，共相感应，各从其气类。"后以比喻志趣相同或气质相类者互相吸引、聚合。

［6］翕然：形容一致，此处翕然而动即前述一致。

［7］精房：此处指子宫。

【评议】

血海太热血崩总的病机是冲脉太热，再加此时有男女交合，子宫口大开，君相二火大动，以热招热，同气相求，翕然齐动，血海泛滥，有不能止遏之势，肝欲藏之而不能，脾欲摄之而不得，故经水随男女交感而至，若有声应之捷，是惟火之为病也。血海太热导致血崩为虚热所致。虚热者是因素体阴虚水亏，心肝失养，又加房劳伤及肝肾精血，房劳扰动君相二火，同气相求，内火引动君相二火，虚火内炽，扰动血海，故经血非时妄行，致成血崩。治法必须滋阴降火，以清血海而和子宫，使血崩自止。

清海丸遵循"虚者补之，热者清之"之原则，方中以大熟地、山萸、山药为君药，熟地滋肾补血，山萸肉补益肝肾、固经止血，山药益肾固涩止血；丹皮、地骨皮为臣药，丹皮清热凉血止血，地骨皮滋阴清热、凉血止血；白术、白芍亦为臣药，白术健脾益气而资血之源，白芍平肝敛阴、养血调经，补肝阴而息肝火使血崩止；北五味、麦冬肉、沙参亦为臣药以双补气阴；干桑叶、元参、石斛为佐药，桑叶能清肝热、平肝阳、凉血明目，元参清热凉血、滋阴解毒，石斛养阴清热；龙骨为使药，可平肝潜阳、收敛固涩止血。全方共奏滋补肝肾精血，清热凉血止血之功。

清海丸主要治疗冲脉太热所致血崩。临床上不能见崩即用发灰、白矾、黄连炭、五倍子等药末，以外治其幽隐之处，恐愈涩而愈流，终必至于败亡也，应谨慎对待血崩。治疗时亦不要操之过急，血崩一病治疗需缓缓图之以收效，日计不足，月计有余，潜移默夺，子宫清凉，而血海自固，一般需三个月左右时间。另需嘱咐患者治疗时最宜绝欲避房，以免血崩一病复发，久则成劳。

【医案选录】

蒋某，女，15 岁。

初诊 2009 年 7 月 28 日。

主诉：阴道出血 2 个月余，加重 2 天。

现病史：患者平素月经 7～10 天 /24～25 天，血量中等，血色黯红，有时有血块，伴腰酸腿软，无痛经，末次月经 2009 年 7 月 26 日。此女月经平素先期，经期延长，今年 5 月 27 日因劳累月经来潮，量多如注，注射止血敏后，血量虽减但未止，淋漓 2 个月余未净，2 天前血量开始增多，多于平素经量 2 倍，血色黑红，有小血块，伴头晕心悸，乏力，懒言，腰酸肢麻，纳寐可，大便不畅，小便调。舌质淡，舌苔薄，边有瘀点，脉细滑。B 超检查：子宫内膜 0.9cm，子宫附件未见异常。查血红蛋白 80g/L，血小板 110×10^{3}g/L。

经孕产史：平素月经 7～10 天 /24～25 天，血量中等，血色黯红，有时有血块，伴腰酸腿软，无痛经，末次月经 2009 年 7 月 26 日。未婚。

诊断：中医：崩漏（气虚夹瘀）；西医：青春期功能失调性异常子宫出血。

辨证：气虚血瘀，冲任不固。

治法：益气养血，化瘀固冲。

处方：党参 15g，太子参 30g，南沙参 15g，生黄芪 20g，白术 15g，枳壳 15g，益母草 15g，仙鹤草 15g，贯众 15g，制首乌 15g，山萸肉 15g，苎麻根 15g，马齿苋 15g，煅龙牡各 30g，花蕊石 12g，三七粉 3g。

二诊：2009 年 8 月 3 日。药后经量减半，余症均好转，舌质淡，舌苔薄，边有瘀点及齿痕，脉细滑。宗前法增易。上方去苎麻根，加炒蒲黄 12g。

三诊：2009 年 8 月 10 日。药后血量已止，诸症俱大为好转。舌质淡红，舌苔薄，边有齿痕，脉细滑。再拟和养调理。

处方：党参 15g，太子参 30g，南沙参 15g，生黄芪 20g，白术 15g，茯苓 15g 阿胶珠 15g，白芍 15g，女贞子 15g，制首乌 15g，山萸肉 15g，枸杞子 15g，黄精 15g，煅龙牡各 30g，川断 15g，桑寄生 15g。

守上方随症加减 2 个月余，复查 B 超子宫附件未见异常，查血红蛋白 100g/L。随访 3 个月，经期已恢复，每 26～30 天一行，血量中等，6 天净。基础体温呈不典型双相。

【按语】

分析本病例特点：①患者女性，15 岁，阴道出血 2 个月余，加重 2 天。②B 超检查：子宫内膜 0.9cm，子宫附件未见异常。③查血红蛋白 80g/L，血小板 110×10^3g/L。根据四诊辨证为崩漏（气虚夹瘀）。患者因崩漏反复不止 2 个月余，"数伤于血"，气血损耗，冲任失固，再加上女性常处于相对"不足于血"的状态。非益气以复其能，滋血以增其质，固涩以固冲任，恐难取效。急则治其标，故治疗以益气养血、化瘀固冲为主。方中党参、黄芪、太子参、南沙参补气摄血、生血，且补而不燥。白术、枳壳二药相配，取《妇科玉尺》束胎丸固冲任之意，可益气缩宫止血。制首乌、山萸肉滋肾养血。花蕊石、炒蒲黄化瘀止血。煅龙牡收敛固涩止血。益母草、贯众能活血凉血止血。仙鹤草、苎麻根、马齿苋能清热凉血、收敛止血。三七粉能化瘀止血。二诊经量减半，因有小血块，舌有瘀点，瘀血不去，新血不能归经，故去苎麻根，加炒蒲黄加强化瘀止血之功，以防残瘀滞留，免贻后患。

三诊出血已止，缓则治其本，再拟和养调理。方中党参、黄芪、太子参、南沙参补气摄血、生血，且补而不燥。白术、茯苓健脾益气。白芍、阿胶珠养血止血。女贞子、制首乌、枸杞子、山萸肉、黄精滋肾阴、养气血。煅龙牡收敛固涩止血。川断、桑寄生补肾治本。

崩漏一病辨证，有寒、热、虚、实之异。其主症是出血，出血期当根据出血的量、色、质，初辨寒、热、虚、实之证，再结合全身症状、舌脉以及相关检查进行辨证。非出血期主要根据全身症状、舌脉以及相关检查进行辨证。崩漏的治疗，应本着"急则治其标，缓则治其本"的原则，灵活掌握和运用"塞流、澄源、复旧"的治崩三法。本例为青春期患者多属肾气不足，以补肾为主，建立正常的月经周期。（选自肖承悰教授临证医案）

【注】

此病例中医诊断应为崩漏，即青主所言血崩。崩漏的总病机为《内经》"阴虚阳博谓之崩"，临床上可有阴崩和阳崩之别，注意区别治疗。要遵循"塞流、澄源、复旧"的治崩三法，本着"急则治其标，缓则治其本"的原则进行辨证，并需考虑崩漏可能有恶性变的可能，根据阴道出血 2 个月余，加重 2 天，考虑西医诊断功能失调性异常子宫出血可能性大，应及时止血为要。

鬼胎

妇人鬼胎　十三

【原文】

妇人有腹似怀妊，终年不产，甚至二三年不生者，此鬼胎[1]

也。其人必面色黄瘦，肌肤消削，腹大如斗。厥所由来，必素与鬼交，或入神庙而兴云雨之思，或游山林而起交感之念，皆能召祟成胎，幸其人不至淫荡，见祟而有惊惶，遇合而生愧恶，则鬼祟不能久恋，一交媾[2]即远去，然淫妖之气，已结于腹，遂成鬼胎，其先尚未觉，迨后渐渐腹大，经水不行，内外相包，一如怀胎之状，有似血臌[3]之形，其实是鬼胎而非臌也，治法必须以逐秽为主。然人至怀胎数年不产，即非鬼胎，亦必气血衰微。况此非真妊，则邪气必旺，正不敌邪，其虚弱之状，必有可掬。乌可纯用迅利之药以祛荡乎！必于补中逐之为的也。方用荡鬼汤。

人参一两　当归一两　大黄一两　雷丸三钱　川牛膝三钱　红花三钱　丹皮三钱　枳壳一钱　厚朴一钱　小桃仁三十粒

水煎服。一剂腹必大鸣，可泻恶物半桶。再服一剂，又泻恶物而愈矣。断不可复用三剂也。盖虽补中用逐，未免迅利，多用恐伤损元气。此方用雷丸以祛秽，又得大黄之扫除，且佐以厚朴，红花，桃仁等味，皆善行善攻之品，何邪之尚能留腹中而不尽逐下也哉！尤妙在用参、归以补气血，则邪去而正不伤，若单用雷丸、大黄以迅下，必有气脱血崩之患矣。倘或知是鬼胎，如室女寡妇辈，邪气虽盛，而真气未漓，可用岐天师新传红花霹雳散：红花半斤，大黄五两，雷丸三两，水煎服，亦能下胎。然未免太于迅利，过伤气血，不若荡鬼汤之有益无损为愈也。在人临症时斟酌而善用之耳。

【注解】

[1]鬼胎：类似于现代医学的葡萄胎，为妊娠后胎盘绒毛滋养细胞增生、间质高度水肿，形成大小不等的水泡，故称葡萄胎。

[2]交媾：性交，交配，通常指动物之间和人类男女之间的性活动，媾合行为，交合的生理活动。

[3]血臌：由瘀血内停，因循日久所致的鼓胀证。鼓胀系指肝病日久，肝脾肾功能失调，气滞、血瘀、水停于腹中所导致的以腹胀大如鼓，皮色苍黄，脉络暴露为主要临床表现的一种病证。血臌为其中瘀血停于腹中的一种。

鬼
胎

27

室女鬼胎 十四

【原文】

女子有在家未嫁，月经忽断，腹大如妊，面色乍赤乍白，六脉乍大乍小。人以为血结经闭也，谁知是灵鬼凭身乎！夫人之身正，则诸邪不敢侵；其身不正，则诸邪自来犯。或精神恍惚而梦里求亲，或眼目昏花而对面相狎，或假托亲属，而暗处贪欢，或明言仙人，而静地取乐，其始则惊诧为奇遇，而不肯告人，其后则羞赧为淫亵而不敢告人。日久年深，腹大如斗，有如怀妊之状。一身之精血仅足以供腹中之邪，则邪日旺而正日衰，势必至经闭而血枯。后欲导其经而邪据其腹，则经亦难通。欲生其血而邪食其精，则血实难长。医以为胎，而实非真胎。又以为瘕[1]，而亦非瘕病。往往因循等待，非因羞愤而亡其生，即成劳瘵[2]而终不起。至死不悟，不重可悲哉！治法似宜补正以祛邪，然邪不先去，补正亦无益也，必须先祛邪而后补正。斯为得之。方用荡邪散。

此方阴骘[3]大矣。见有因此病羞愤而蹈于非命，劳瘵而丧于妙年，深为可悯。若服此方不应，宜服桂香平胃散，无不见效。愈后宜调养气血，节饮食。肉桂（去粗皮）一钱，麝香一钱，以上二味共研细末，开水为丸如桐子大，空心[4]开水下服，后半日时煎平胃散一剂服之，苍术（米泔炒）三钱，厚朴二钱（姜汁炒），广皮一钱，枳实二钱（土炒），全当归三钱（酒洗），川芎一钱（酒洗），服后必下恶物，若不见下恶物，次日再服平胃散，不用桂香。

雷丸六钱　桃仁六十粒　当归一两　丹皮一两　甘草四钱

水煎服。一剂必下恶物半桶，再服调正汤治之。

白术五钱　苍术五钱　茯苓三钱　陈皮一钱　贝母一钱　薏米五钱

水煎。连服四剂，则脾胃之气转，而经水渐行矣，前方荡邪，后方补正，实有次第，或疑身怀鬼胎，必大伤其血，所以经闭，今既坠其鬼胎矣，自当大补其血，乃不补血而反补胃气何故？盖鬼胎中人，其正气大虚可知，气虚则血必不能骤生，欲补血必先补气，是补气而血自然生也，用二术以补胃阳，阳气旺则阴气难犯，尤善后之妙法也，倘重用补阴之品，则以阴招阴，吾恐鬼胎虽下，而鬼气未必不再侵，故必以补阳为上策，而血自随气而生也。

【注解】

[1] 痕：应作癥痕，多因脏腑不和，气机阻滞，瘀血内停，气聚为痕，血结为癥，以气滞、血瘀、痰湿及毒热为多见，癥痕涵盖了许多妇科肿瘤疾病。

[2] 劳瘵：劳者，老也，劳困疲惫也。瘵者，败也，羸败凋敝也，即其义也。是指具有传染性的慢性消耗性疾病。如结核病。

[3] 阴隲：隲，音陟，古同"陟"。阴隲即阴骘，阴德。阴隲大矣，是谓此方治疗鬼胎效佳，可祛病活人，积累阴德。

[4] 空心：指空腹。此处意为空腹用温水送服。

【评议】

鬼胎类似于现代医学之葡萄胎。鬼胎一词最早见于《诸病源候论》："妊娠鬼胎候：夫脏腑调和则气血充实，风邪鬼魅不能干之，若荣卫虚损，则精神衰柔，妖魅鬼精得入于脏，状如怀娠，故曰鬼胎也。"《竹林寺女科》云："月经不来二三月或七八月，腹大如孕，一旦血崩下血泡，内有物如虾蟆子，昏迷不省人事。"指出该病可排出如"血泡""虾蟆子"等葡萄状物，并出现血崩，甚至休克等严重的临床症状。

本书此二节包含鬼神之说，在很多书中已经删去（如何高民主编的《傅青主女科校释》），第一节所述的疾病应该是"血臌"，第二节应该是"癥痕"。封建时代统治阶级为束缚妇女谨守闺范，故设鬼神之说，作为精神枷锁以愚弄压迫女性，造成其极大的精神负担。但是傅山所制"荡鬼、祛邪"两方，均以活血化瘀为主，佐以扶正，故其扶正祛邪的治则对于当今临床治疗"血臌""癥痕"仍然具有一定的借鉴意义。

调经

经水先期　十五

【原文】

妇人有先期[1]经来者，其经甚多，人以为血热之极也，谁知是肾中水火太旺乎。夫火太旺则血热，水太旺则血多，此有余之病，非不足之症也。似宜不药，有喜。但过于有余则子宫太热，亦难受孕，更恐有烁干男精之虑。过者损之，谓非既济之道乎！然而火不可任其有余，而水断不可使之不足。治之法但少清其热，不必泄其水也。方用清经散。

丹皮三钱　地骨皮五钱　白芍三钱，酒炒　大熟地三钱，九蒸
青蒿二钱　白茯苓一钱　黄柏五分，盐水浸炒

水煎服。二剂而火自平。此方虽是清火之品，然仍是滋水之味，火泄而水不与俱泄，损而益也。

妇科调经尤难，盖经调则无病，不调则百病丛生。治法宜详察其病原，细审其所以不调之故，然后用药，始能见效。此书虽有先期、后期、无定期之分，然须与种子、带下门参看，临证时自有进境。

又有先期经来只一二点者[2]，人以为血热之极也，谁知肾中火旺而阴水亏乎。夫同是先期之来，何以分虚实之异？盖妇人之经最难调，苟不分别细微，用药鲜克有效。先期者火气之冲[3]，多寡者水气之验[4]。故先期而来多者，火热而水有余也；先期而来少者，火热而水不足也。倘一见先期之来，俱以为有余之热，但泄火而不补水，或水火两泄之，有不更增其病者乎！治之法不必泄火，只专

补水，水既足而火自消矣，亦既济之道也。方用两地汤。

大生地一两，酒炒　元参一两　白芍药五钱，酒炒　麦冬肉五钱　地骨皮三钱　阿胶三钱

水煎服。四剂而经调矣。此方之用地骨、生地，能清骨中之热。骨中之热，由于肾经之热，清其骨髓，则肾气自清，而又不损伤胃气，此治之巧也。况所用诸药，又纯是补水之味，水盛而火自平理也。此条与上条参观，断无误治先期之病矣。

【注解】

[1]先期：即月经先期，是指月经周期提前7天以上，经量及行经时间一般正常，连续发生2个周期以上。

[2]一二点者：形容月经量极少。

[3]火气之冲：火气为阳盛之邪，素体阳盛，或过食辛辣；或郁怒伤肝，木火妄动；此为火气之邪冲扰血海，迫血妄行，经血先期来而量多。

[4]水气之验：素体阴虚，或久病阴亏，或失血伤阴，此为水亏火旺，邪扰血海，迫血妄行，月经先期来而量少。

【评议】

1. 本节论述月经先期一病以肾中火旺血热和肾中水亏血热的辨证论治。肾中火旺，热扰冲任、胞宫，迫血下行，以致月经提前。肾中水亏，虚热内生，热伏冲任，血海不宁，则月经先期而下。

2. 提出根据经血量的多少以辨火热且水不足之证。其主要区别在经量的多少。火热而水有余者，经量增多。火热而水不足者，经血量少。

3. 治疗方面，针对病机不同，分别采用清经散或两地汤治疗。黄绳武先生在《傅青主女科评注》中对清经散、两地汤的方义评论道："清经散法在清热而不伤水，两地汤妙在壮水以制阳光。清经散……全方重在少少清火而水不伤，略略滋肾而水不亢。诚为清火良方、调经妙法。两地汤……全方不犯苦寒清热。重在甘寒养阴，育阴以潜阳，补阴以配阳，从而达到'水盛而火自平，阴生而经自调之目的'"。

4. 清经散中地骨皮、熟地清血热而滋肾水；丹皮、青蒿、黄柏清热泻火凉血；白芍养血敛阴；茯苓行水泄热。全方滋肾清热，凉血养阴，使热去而阴不伤，血安则经自调。两地汤中生地、元参滋肾阴，壮水以制火；白芍、麦冬养血敛阴；地骨皮辅助生地清骨中之热，泻肾火；阿胶滋阴补血。全方重在滋阴壮水，水足则火自平，又不损胃气，阴平则阳秘，则经行如期。

【医案选录】

岳某，12岁，学生。

1973年3月9日初诊。患者11岁月经初潮。近数月经期均提前旬日，经量多，色鲜红，偶伴小血块，历程5天，行经第2天小腹疼痛一阵即止。平时面赤口干，白带较多，无臭味。脉细弦，舌质红，苔薄黄。证属阴虚血热，带脉受损。目下未届经期，投以养阴清热，佐以固带。处方：女贞子15g，墨旱莲15g，生地黄24g，枯黄芩9g，杭白芍9g，白冠花15g，金樱子30g，苏芡实15g，漂白术9g，左牡蛎30g（先煎）。服5剂。

3月15日次诊：据述药后带下减少。仍防月经先期，照前方续进5剂。

3月20日三诊：药后月经未见提前，并无其他症状出现，带下亦减。脉细弦，舌质淡红、苔薄白。又服前方5剂。

4月5日四诊：月经于今晨来潮，相隔32天，色红、量中等。脉弦细，舌如常。治以滋肾养阴。处方：女贞子15g，旱莲草15g，干藕片24g，杭白芍9g，漂白术9g，炙甘草3g，狗脊15g，黑稽豆12g。服5剂。

【按语】

《素问·上古天真论》云："女子七岁，肾气盛，齿更发长；二七而天癸至，任脉通，太冲脉盛，月事以时下，故有子"。此例初潮年仅11岁，肾气未盛，冲任未充。而见月经先期，面赤口干，参合舌脉，乃阴虚血热所致。拟方用二至丸、水陆二仙丹，滋肾养阴，佐以黄芩、白芍、生地黄凉血泄热，取白术、牡蛎、白冠花以助固带。经用上法调治后月经应期而至，带下已愈，说明血热渐清，带脉已固，故用药酌减清热固摄之品，继用滋肾育阴，以善其后。（肖承悰，吴熙．中医妇科名家经验心悟·孙浩铭医案．北京：人民卫生出版社，2009．）

【注】

患者年龄不足二七，肾气不足，肾阴虚少，虽天癸至但未充盛，冲任亏虚，属阴虚血热所致月经先期。故治疗以滋阴清热为主，使肾中阴阳协调成长。采用二至丸、水陆二仙丹滋肾阴，益肾阳调理。

经水后期　十六

【原文】

妇人有经水后期[1]而来多者，人以为血虚之病也，谁知非血虚乎。盖后期之多少，实有不同，不可执一而论。盖后期而来少，血寒而不足；后期而来多，血寒而有余。夫经本于肾，而其流五脏六腑之血皆归之。故经来而诸经之血尽来附益，以经水行而门启不遑迅阖[2]，诸经之血[3]乘其隙而皆出也。但血既出矣，则成不足。治法宜于补中温散之，不得曰：后期者俱不足也。方用温经摄血汤。

大熟地一两，九蒸　白芍一两，酒炒　川芎五钱，酒洗　白术五钱，土炒　柴胡五分　五味子三分　肉桂五分，去粗，研　续断一钱

水煎服。三剂而经调矣。此方大补肝、肾、脾之精与血。加肉桂以祛其寒，柴胡以解其郁，是补中有散，而散不耗气；补中有泄，而泄不损阴，所以补之有益，而温之收功。此调经之妙药也，而摄血之仙丹也。凡经来后期者，俱可用。倘元气不足，加人参一二钱亦可。

【注解】

［1］经水后期：即月经后期，是指月经周期推后7天以上，甚至3～5个月一行，可伴有经量或经期的异常。连续发生2个周期以上，类似于西医学的"月经稀发"。

〔2〕门启不遑迅阖：遑有"闲暇"或"匆忙"之意；阖有"全，总共"或"关闭"之意；比喻经水行子宫关闭不及时，易感受寒邪。

〔3〕诸经之血：指为五脏六腑经脉之血。

【评议】

1. 月经后期西医可分为排卵性月经后期和无排卵性月经后期。排卵性月经后期主要因为卵泡期卵泡刺激素（FSH）分泌相对不足而卵泡发育迟缓，不能届时成熟致排卵延后，致月经后期。无排卵性月经失调则是在月经周期中不能形成黄体生成素/卵泡刺激素（LH/FSH）高峰，卵巢不能排卵而致月经紊乱，或黄体功能不佳，可表现为月经周期延后。

2. 本节论述月经后期为血寒所致。后期量少为血寒阳气不足，阴寒内盛，不能温养脏腑，气血生化不足，气虚血少，冲任不充，血海满溢延迟，故月经推迟而至。

3. 治疗重用熟地、白芍、白术大补肾、肝、脾三脏之精血；肉桂祛寒；柴胡疏肝解郁，使补中有散；川芎活血行气；续断补肝肾，行经血；五味子滋肾宁心；全方可温经摄血以调经，且可加人参补益元气。

【医案选录】

李某，女，16岁，学生，住成都市红专南路，1973年3月14日初诊。月经推后，量少，白带增多3个月余。

病员去年9月份因功课较忙，放学回家常吃冷饭冷菜。至8月时，出现胃痛、呕吐、不思食。服用西药治疗，胃痛与呕吐消失，但仍不思食，且饭后时有恶心。自觉精神疲倦、思睡，大便时溏。继服维生素B₁、维生素C等药，食欲未见好转（每餐不到100g），仍感疲乏。月经40天始来，色黯红，量少而清，用纸半包，小腹隐痛喜按。经净后白带量多，色白如米汤样。连续3个月如此，故来诊治。诊其面略显苍白，精神尚可，舌质淡，苔白滑，脉缓无力。

13岁月经初潮，开始周期不定，量较多，8～9个月后即正常（4～5天/28～31天），量正常，色黯红，不清不稠，无血块，以往白带极少、无臭气。最近3次月经分别于11月24日、1月3日、2月14日来潮。

治以温中散寒，和胃降逆。选用理中汤加味：潞党参 15g，干姜 9g，白术 9g，法半夏 9g，陈皮 9g，炙甘草 6g。连服 6 剂。

复诊：3 月 10 日。上方服 2 剂后，恶心止，食欲好转。再服 4 剂后食欲正常，便溏已愈。舌质仍淡，苔薄白，脉仍无力。换用参苓白术散加味。潞党参 15g，黄芪 24g，白术 9g，茯苓 12g，扁豆 12g，怀山药 12g，当归 6g，薏苡仁 15g，莲子 9g，砂仁 5g（研末冲服），炒陈皮 9g，炙甘草 3g。8 剂。

三诊：3 月 22 日。上方连服 8 剂，昨日月经来潮，颜色正常，量仍少。形、气、色、脉正常。嘱其注意饮食起居，不再服药，后即痊愈。

【按语】

本例患者系功课繁重，思虑伤脾，过食冷餐，寒凉伤中，中阳不振，纳运失常，脾虚气血生化不足，故血海至时不得满溢，月经推后，经量减少；脾虚水谷之精微不能上输以化营血，反而下注聚为湿浊，损伤任带，故白带绵绵不绝。初诊之时，先予温中补虚，扶其阳土，壮其生机；复诊时中阳已复，三诊时病已应药，形气色脉正常，故以饮食调理善后。（肖承悰，吴熙．中医妇科名家经验心悟·曾敬光医案．北京：人民卫生出版社，2009．）

【注】

本患者脾虚，后天之本亏虚，气血生化不足，故月经推后。治疗以温中补虚为主调理后痊愈。

经水先后无定期　十七

【原文】

妇人有经来断续，或前或后无定期[1]。人以为气血之虚也，谁知是肝气之郁结乎。夫经水出诸肾，而肝为肾之子，肝郁则肾亦郁矣。肾郁[2]而气必不宣，前后之或断或续，正肾之或通或闭耳。或曰：肝气郁而肾气不应，未必至于如此。殊不知子母关切，子病而母必有顾复[3]之情，肝郁而肾不无缱绻[4]之谊，肝气之或开或闭，即肾气之或去或留，相因而致，又何疑焉。治法宜舒肝之郁，即开肾之郁也。肝肾之郁既开，而经水自有一定之期矣。方用定经汤。

菟丝子一两，酒炒　白芍一两，酒炒　当归一两，酒洗　大熟地五钱，九蒸　山药五钱，炒　白茯苓三钱　芥穗二钱，炒黑　柴胡五分

水煎服。二剂而经水净，四剂而经期定矣。此方舒肝肾之气，非通经之药也；补肝肾之精，非利水之品也。肝肾之气舒而精通，肝肾之精旺而水利。不治之治，正妙于治也。

以上调经三条，辨论明晰，立方微妙，但恐临时或有外感、内伤不能见效。有外感者宜加苏叶一钱，有内伤者宜加神曲二钱（炒），有因肉食积滞者再加东山楂肉二钱（炒），临症须酌用之。若肝气郁抑又当以逍遥散为主，有热加栀炭、丹皮，即加味逍遥散。

【注解】

［1］或前或后无定期：即月经先后无定期，是指月经周期时或提前时或延后7天以上，交替不定且连续3个周期以上者，又称"经水先后无定期""月经愆期""经乱"等。本条首见于唐代《备急千金要方·月经不调》云"妇人月经一月再来或隔月不来"。明代万全《万氏妇人科·调经章》始提出"经行或前或后"的病名，并指出"悉从虚治，加减八物汤主之"。

［2］肾郁：本节"肾郁"从病机而论。五行中，肝木与肾水的关系密切，肝木为子，肾水为母，子病及母，肝气郁结致使肾气摄纳失职。

［3］顾复：父母养育之恩。

［4］缱绻：此指肝肾关系密切，如同子母关系。

【评议】

1. 本节论述了"经水出诸肾"及肝肾"子母相关"等理论，认为经水先后无定期为肝肾之郁所致。郁怒伤肝，疏泄失常，冲任失调，血海蓄溢无常，故月经周期先后不定。肝郁肾虚者，经量或多或少，色黯红或黯淡，或有块；经前或经行乳房胀痛，腰膝酸软，或精神疲惫；舌淡苔白，脉弦细。

2. 治疗用疏肝解郁，益肾调经的定经汤。方中以当归，白芍柔肝养血，解郁调经；菟丝子、熟地补肾气、益精血、养冲任；柴胡、荆芥以疏肝解郁；山药、茯苓健脾和中而益肾，全方疏肝肾之郁气，补肝肾之精血，肝气舒而肾精旺，气血调和，冲任相资，血海蓄溢正常，则经水自能定期而潮。

【医案选录】

刘某，女，34岁。初诊：多产体虚，已结扎输卵管。经期先后无定，本次迟10日而行，行则量少即止，隔10日又复行。胸闷腹胀，纳谷不香，周身骨节酸楚。按脉虚细而弦，舌苔薄白，证属肝郁脾虚，气血不调。治疗采用理气解郁，扶土益血法。方药：当归9g，川芎4.5g，白芍6g，制香附9g，郁金6g，枳壳4.5g，合欢皮9g，丹参9g，巴戟天9g，焦白术6g，汉防己6g，秦艽9g。复诊：用上方加减法治后，脉象虚细而数，舌质绛而苔薄黄。诊后认为多产伤肾，肾水不足以涵木，肝郁化火，阴虚内热，乃采用固肾疏肝，养血清热法。方药：当归9g，白芍9g，山萸肉9g，女贞子9g，玄参9g，合欢皮9g，制香附9g，白术6g，陈皮6g，柴胡4.5g，青蒿6g。服药后，阴虚火旺的症状日减，而经水已调。

【按语】

月经不定期，病因不一，但以肝郁的因素占多数。忽早忽迟，参差不一，盖肝郁能影响气血，气为血帅，气行则血行。气郁则血滞，治疗用香附、郁金、合欢皮以疏肝理气，当归、川芎、赤芍、丹参养血调经，使郁滞的经水得以通畅，以消除量少而腹痛的征象，更用白术健脾，防己、秦艽疏通经络、活血镇痛，解除因气血不调而引起的骨节酸痛。服药后经水稍调，骨节疼痛已好，而阴虚火旺的脉象显著，因患者肝血虚亏，肾水不足，因而不能涵木，肝木郁而偏亢，发生咽干口燥现象，治疗以当归调经养血；白芍、山萸肉、女贞子以补肾阴；香附、合欢皮以理气解郁；白术、陈皮健脾胃以充气血之源，玄参养阴津以清热，柴胡舒肝郁以清热，青蒿清肝经郁热，标本并治。（朱南孙，朱荣达. 朱小南妇科经验选. 北京：人民卫生出版社，2005.）

【注】

此病例为月经先后无定期肝郁肾虚证，肝血亏虚，肾水不足，因而肝失濡养，郁而偏亢，故治疗以滋肾养肝为主。《傅青主女科·调经·经水先后无定期十七》"经水出诸肾""肝（子）病及肾（母）相关"等理论，对本病治疗有抛砖引玉的作用。

经水数月一行 十八

【原文】

妇人有数月一行经者，每以为常，亦无或先或后之异，亦无或多或少之殊。人莫不以为异，而不知非异也。盖无病之人，气血两不亏损耳。夫气血既不亏损，何以数月而一行经也？妇人之中，亦有天生仙骨[1]者，经水必一季一行。盖以季[2]为数，而不以月为盈虚也。真气内藏，则坎中之真阳不损，倘加以炼形之法，一年之内，便易飞腾。无如世人不知，见经水不应月来，误认为病，妄用药饵，本无病而治之成病，是治反不如其不治也。山闻异人之教，特为阐扬，使世人见此等行经，不必妄行治疗，万勿疑为气血之不足，而轻一试也。虽然天生仙骨之妇人，世固不少。而嗜欲损天之人，亦复甚多，又不可不立一疗救之方以辅之，方名助仙丹。

白茯苓五钱 陈皮五钱 白术三钱，土炒 白芍三钱，酒炒 山药三钱，炒 菟丝子二钱，酒炒 杜仲一钱，炒黑 甘草一钱

河水煎服。四剂而仍如其旧，不可再服也。此方平补之中，实有妙理。健脾益肾而不滞，解郁清痰而不泄，不损天然之气血，便是调经之大法，何得用他药以冀通经哉！

【注解】

[1] 天生仙骨：指生来即有特殊能力的妇人。

[2] 季：指季经，即身体无病，月经三月一潮者，亦称"居经"。

【评议】

1. 本节论述了月经的特殊生理现象。女子月经本应"一月一次，

经常不变"，但也有特殊情况，本节提出了月经的特殊生理现象"季经"的辨别之法。

2. 特殊生理现象——"季经"以助仙丹平补之中，以试有病无病。白茯苓，陈皮健脾化痰，白术，山药健脾益肾；白芍疏肝养肝解郁；菟丝子，炒黑杜仲补益肾气，甘草和中，河水煎服，起到补而不滞，清而不泄，不损气血，便是调经之大法。也有特殊的妇人一年一行经，身体无病，称为"避年"。

3. 傅青主认为季经者不为病，是天生仙骨之人，助仙丹健脾益肾补而不滞，解郁清痰清而不泄，不损天然气血，是调经之本质大法。而对或营血亏虚，冲任不充；或脏腑生化不及，冲任不盛；或真阴亏损，水亏血少；或劳欲受损而致血海不能及时满溢而经期延后者，则要或养肝、或健脾、或补肾，调理冲任，辨证论治。

4. 季经、避年是否为月经之常，当以能否有正常生育能力为依据，临床上当结合局部及全身情况，详细检查，以判断是否为病态。

【注】

傅青主认为季经者不为病，是天生仙骨之人，助仙丹中，白芍、菟丝子、杜仲养肝益肾；白茯苓、陈皮、山药、白术健脾理气，甘草调和诸药。全方平补"先天"和"后天"中，调冲任，益气血，补而不滞，疏而不泄，不损气血，是调经之本质，调经之要法也。而对或营血亏虚，冲任不充；或脏腑生化不及，冲任不盛；或真阴亏损，水亏血少；或劳欲受损而致血海不能及时满溢而经期延后者，则要或养肝、或健脾、或补肾，调理冲任，辨证论治。

年老经水复行[1] 十九

【原文】

妇人有年五十外，或六七十岁忽然行经者，或下紫血块，或如红血淋。人或谓老妇行经，是还少之象，谁知是血崩之渐乎。夫妇人至七七[2]之外，天癸已竭，又不服济阴补阳之药，如何能精满化经，一如少妇。然经不宜行而行者，乃肝不藏、脾不统之故也。非精过泄而动命门之火，即气郁甚而发龙雷之炎[3]，二火交发，而血乃奔矣，有似行经而实非经也。此等之症，非大补肝脾之气血，而血安能骤止。方用安老汤。

人参一两　黄芪一两，生用　大熟地一两，九蒸　白术五钱，土炒　当归五钱，酒洗　山萸五钱，蒸　阿胶一钱，蛤粉炒　黑芥穗一钱　甘草一钱　香附五分，酒炒　木耳炭一钱

水煎服。一剂减，二剂尤减，四剂全减，十剂愈。此方补益肝脾之气，气足自能生血而摄血。尤妙大补肾水，水足而肝气自舒，肝舒而脾自得养，肝藏之而脾统之，又安有泄漏者，又何虑其血崩哉！

加贯众炭一钱，研细末，以药冲服尤妙。

【注解】

[1]经水复行：绝经期妇女月经停止一年或以上者，被称为绝经，绝经后再出现阴道出血者，则称为经水复行。亦称"年老经水复行""经断复来"。历代古医籍对本病的记载不多。宋·齐仲甫《女科百问·第十一问》："妇人卦数已尽，经水当止，而复行者，何也？"此乃"七七则卦数已终……或劳伤过度，喜怒不时，经脉虚衰之余，又为邪气攻冲，所以当止而不止也。"认为是过劳和情志所致。诸多医家根据其复潮的月经及全身的情况，区别为由"血气有余"所致者，即不需治疗；若属不良病证则随证医治。若因生殖器官恶性病变所致者，预后不良，应及时发现，采取相应的措施。

[2]七七：指七七四十九岁。《素问·上古天真论》："七七，任脉虚，太冲脉衰少，天癸竭，地道不通，故形坏而无子也"。

[3]龙雷之炎：肾中所藏真阳；又指心肾之火。

【评议】

1. 经水复行　绝经期妇女月经停止一年或以上者，被称为绝经，绝经后再出现阴道出血者，则称为经水复行。本节论述的是气血大虚的经水复行。"经水复行"目前临床应首辨良恶，排除恶性疾病，如宫

颈癌、子宫肉瘤、子宫内膜癌等。良性者当以固摄冲任为大法，或补虚或攻邪，或扶正祛邪，辨证治疗；恶性病变者应采用多种方法，包括手术、放疗、化疗等综合治疗方法。

2．本病主要表现为经断后出血，但因其出血是发生在"冲脉虚，太冲脉衰少，天癸竭"后，故出血量一般不多。辨出血的色质及伴随症状是辨本病属虚、属实的关键，一般多虚实相兼。

3．本节论述了肝脾亏虚，气血大亏之辨治。治疗重补肝脾之气，气足自能生血摄血；血足犹可补肾水，肾阴（水）足，肝气舒，气机畅，脾健运，肝可藏血脾可生血统血，可达安冲止血之效。

4．安老汤方中党参、黄芪、白术补气生血统血；熟地、当归补血养血；山萸肉补肝肾、固冲任以止血。党参、生黄芪，九蒸大熟地，大补气血；蛤粉炒黑阿胶滋阴固冲止血，黑荆芥穗疏风止血，木耳炭固涩止血，体现止血为要；制香附疏肝理气；甘草调和诸药。素体虚弱，或思虑劳倦过度，或饮食失调。脾气不足，统摄无权，冲任不固而经断复来此方有效。

【医案选录】

裴某，年逾五十，应断未断而反见一月数行，每每如崩。适逢经转，头晕目蒙，腰尻酸楚，肝肾两亏，防来而过多，仿魏玉璜不补补之法。大熟地黄30g（15g炒炭），杭白芍、炒远志各4.5g；枸杞子、炒酸枣仁、续断肉、杜仲各9g；西川黄连1g，炒藕节4g。

【按语】

本方对老年经断复来者应断未断，如无癌变者，用之甚验。方内重用熟地黄配以酸枣仁、白芍等补血滋阴，养肝益肾。更妙者加用少量黄连，以达到苦寒益阴两调肝脾的目的。（肖承悰，吴熙．中医妇科名家经验心悟·陈大年医案．北京：人民卫生出版社，2009．）

《医宗金鉴·妇科心法要诀》："妇人七七四十九岁，天癸已竭，地道不通，当月水不下。如月水不断，不见他证，乃血有余，不可用药止之。若已断，或一年或三五年复来者，当审其有故无故，是何邪所干，随证医治也"。本案脾肾两虚所致年老复来者，在排除器质性病变的前提下，采用滋补肝肾治法，母子同治，疗效尤甚。

【注】

本案脾肾两虚所致年老复来者，在排除器质性病变的前提下，采用滋补肝肾治法，母子同治，疗效尤甚。

经水忽来忽断时疼时止　二十

【原文】

妇人有经水忽来忽断[1]，时疼时止，寒热往来[2]者。人以为血之凝也，谁知是肝气不舒乎。夫肝属木而藏血，最恶风寒。妇人当行经之际，腠理大开，适逢风之吹，寒之袭，则肝气为之闭塞，而经水之道路亦随之而俱闭。由是腠理经络，各皆不宣，而寒热之作，由是而起。其气行于阳分[3]则生热，其气行于阴分[4]则生寒，然此犹感之轻者也。倘外感之风寒更甚，则内应之热气益深，往往有热入血室[5]，而变为如狂之症，一似遇鬼之状者。若但往来寒热，是风寒未甚而热未深耳。治法宜补肝中之血，通其郁而散其风，则病随手而效。所谓治风先治血，血和风自灭。此其一也。方用加味四物汤。

大熟地一两，九蒸　白芍五钱，酒炒　当归五钱，酒洗　川芎三钱，酒洗　白术五钱，土炒　粉丹皮三钱　元胡一钱，酒炒　甘草一钱　柴胡一钱

水煎服。此方用四物以滋脾胃之阴血；用柴胡、白芍、丹皮以宣肝经之风郁；用甘草、白术、元胡以利腰脐而和腹疼，入于表里之间，通乎经络之内。用之得宜，自奏功如响也。

加荆芥穗（炒黑）一钱，尤妙。

【注解】

[1] 忽来忽断："忽"为忽然，突然之意；在此比喻月经突然来突然停。

[2] 寒热往来：寒热往来是发热与恶寒交替出现的一种热型，其

热时自热而不觉寒，其寒时自寒而不觉热。与恶寒发热的寒热同时并作不同。朱肱注《类证活人书》："往来寒热者，阴阳相胜也。阳不足则先寒后热，阴不足则先热后寒。"其病机是邪入半表半里，枢机不利而致。

［3］行于阳分：《灵枢·邪客第七十一》云："卫气者，出其悍气之慓疾，而先行于四末、分肉、皮肤之间，而不休者也。昼日行于阳，夜行于阴"。此指行于阳分阳气盛，则生热。

［4］行于阴分：此指卫气夜行于阴分，阴气盛则生寒。

［5］热入血室：病名。出《伤寒论》，指妇女在经期或产后，感受外邪，邪热乘虚侵入血室，与血相搏所出现的病证。症见下腹部或胸胁下硬满，寒热往来，白天神志清醒，夜晚则胡言乱语，神志异常等。《金匮要略》有如下记载："妇人中风，七、八日，续来寒热，发作有时，经水适断，此为热入血室，其血必结，故使如疟状，发作有时，小柴胡汤主之"。

【评议】

1. 本节论述了月经来潮之际，阴血下注胞宫，肝血不足，腠理失司，经络闭塞所致月经忽来忽断，时疼时止，寒热往来之病机和治法。认为病在半表半里之间，肝气郁结为要。经期或产后，感受外邪，邪热乘虚侵入血室，与血相搏出现的寒热往来者，卫气者温分肉、腠理，昼日行于阳，夜行于阴而不休者也。行于阳分，阳气盛则生热。行于阴分，阴气盛则生寒。

2. 根据李中梓"治风先治血，血行风自灭"的理论，以加味四物汤养血和血，疏肝行气，解郁治疗本病。方中大熟地，白芍，当归，川芎四药为四物汤的组成，养血和血调经；白术健脾运，滋阴血；柴胡、白芍、丹皮宣肝经之风郁；元胡、甘草行气止痛。此方出入表里之间，疏通经络。出血加入荆芥穗效果尤佳。

患异常子宫出血、子宫内膜异位症、子宫腺肌病、宫内置节育环等疾病所致的月经忽来忽断，时疼时止，冲任损伤者，也可根据本方加减化裁。

【医案选录】

卢某，39岁，女，已婚，军人。

初诊：1994年5月12日。婚后顺产1胎，人流1次。流产后1989年放环以后或经水淋漓不止或带下异常。1993年9月因取环并诊刮后，病情并未因此见有好转，2次正常月经后，又因阴道出血不止，时多时少，干净不足3天又有阴道下血，诊刮后可以正常2个周期，至今已经刮宫3次，病理提示"子宫内膜增殖期改变"。末次月经3月25日淋漓至今未止，量或多或少，色红，或寒或热，伴腰酸，腹痛时有时无，纳可，便调。舌质黯红，苔薄腻，脉细弦带数。证属肝郁化热，冲任失调，迫血妄行。治宜疏肝养血以息风，补肾滋脾调冲任。熟地15g，白芍15g，当归10g，川芎3g，党参15g，白术15g，丹皮6g，银柴胡5g，炒蒲黄（包）10g，仙鹤草15g，棕榈炭10g，大小蓟各10g，三七粉3g（冲服）。7剂水煎服，嘱阴道出血止，再服7剂后复诊。

二诊：7月1日。药后3天阴道出血止，烦躁，神疲肢软乏力。舌质红，苔薄腻，脉细弦。仍属肝旺气虚。防绵延，治宜清肝益气，固冲任。上方加女贞子12g，墨旱莲15g，桑海螵蛸各12g，怀山药15g，太子参15g；生牡蛎（先煎）30g，14剂。

三诊：8月2日。经水7月25日转，6天净止。经净后右腹作胀不适，足底心热，大便调。舌质黯红，苔薄腻，脉沉细软。症情好转，治宗原法。原方稍出入，7剂。以后基本以原法调治，8月27日经水仍如期，6天净止。经后再重复调治，经水已两年正常。

【按语】

上环多年，子宫内膜受损，加之近年多次诊刮损伤胞宫胞脉，冲任固摄失司，以致经事淋漓难止，数度漏下，营血已亏，冲任二脉隶于肝肾，肝血不足，血海无余，经水遂闭阻不行。肾气虚弱不复，难任封藏之职，经水即淋漓不止，症情缠绵3载，血脉久损。初诊时阴道不规则出血2个月余，伴急躁、腰酸等证，故四物养血和血，益肝肾，调冲任，以治本；丹皮、银柴胡疏肝化郁清热，党参、白术益气健脾；

炒蒲黄、仙鹤草、棕榈炭、大小蓟凉血止血；三七粉化瘀止血不留瘀。久漏须养血平肝清热中寓行瘀之道，祛瘀生新为其治。二诊塞流已效，澄源复旧乃为至要，于是加女贞子、墨旱莲、桑海螵蛸滋养肾水使能尽封藏之职，怀山药、太子参补脾益肾，以后天养先天，调治后经水如常。（肖承悰，吴熙.中医妇科名家经验心悟·傅方珍医案.北京：人民卫生出版社，2009.）

经水未来腹先疼 二十一

【原文】

妇人有经前腹疼数日，而后经水行者，其经来多是紫黑块。人以为寒极[1]而然也，谁知是热极[2]而火不化乎。夫肝属木，其中有火，舒则通畅，郁则不扬。经欲行而肝不应，则抑怫其气而疼生。然经满则不能内藏，而肝中之郁火焚烧，内逼经出，则其火亦因之而怒泄。其紫黑者，水火两战之象也；其成块者，火煎成形之状也。经失其为经者，正郁火内夺其权耳。治法似宜大泄肝中之火。然泄肝之火，而不解肝之郁，则热之标可去，而热之本未除也，其何能益！方用宣郁通经汤。

白芍五钱，酒炒 当归五钱，酒洗 丹皮五钱 山栀子三钱，炒 白芥子二钱，炒，研 柴胡一钱 香附一钱，酒炒 川郁金一钱，醋炒 黄芩一钱，酒炒 生甘草一钱

水煎。连服四剂，下月断不先腹疼而后行经矣。此方补肝之血而解肝之郁，利肝之气而降肝之火，所以奏功之速。

【注解】

［1］寒极：指寒性病在一定条件下会转化为阳热的病证，是由寒转热的病情逆转。《素问·阴阳应象大论》："寒极生热"。

［2］热极：指热性病，热极伤阴，阴竭而致阳脱，出现四肢厥冷、大汗淋漓、脉微欲绝的亡阳证；亦有因热邪深伏出现热深厥深的假寒现象。《素问·阴阳应象大论》："热极生寒"。

【评议】

1. 本节论述了月经未来腹先痛，经量多，有紫黑血块的病机和治法。肝郁火旺，阴血下注胞宫后，郁火焚烧，逼迫经血外出，故量多，水（血）火相战，故经血成块。

2. 治疗以清肝火泻热，补肝血解郁治其本，选用宣郁通经汤。方中酒炒白芍，酒洗当归补肝血，丹皮，炒山栀子泻肝火；炒白芥子利气散结，通络止痛；柴胡，酒炒香附，醋炒川郁金，酒炒黄芩疏肝清热，行气解郁；生甘草既可缓急止痛，又能调和诸药。

3. 经前腹痛严重者，属肝郁火旺，经血多，血块紫黯，治疗时在清肝火，补肝血解郁基础上，加活血化瘀药效果更佳。

【医案选录】

王某，女，32岁。

初诊日期：1994年3月16日。

主诉：痛经10余年，明显加重2年，伴腰酸带下量多2个月。

现病史：患者近2年痛经，每在经行前1周开始急躁易怒，乳胀不能触衣，同房疼痛，伴腰痛如折，带下量多，小腹胀坠，经来腹泻加剧，恶心、呕吐，晕厥2次。每次均用止痛药才可缓解，妇科检查：在子宫后壁和直肠宫颈凹陷处有结节，B超：双侧卵巢巧克力囊肿。既往月经周期准，末次月经3月12日，舌黯，苔白腻，脉弦细。

中医诊断：痛经，癥瘕，带下病。

西医诊断：继发性痛经、子宫内膜异位症，盆腔炎。

辨证分型：肝郁气滞，脾虚湿盛，瘀阻胞络。

治法：疏肝理气，健脾利湿，活血化瘀，散结止痛。

处方：柴胡10g，郁金6g，制香附10g，当归10g，白芍15g，川芎6g，小茴香3g，没药10g，延胡索12g，肉桂6g，生蒲黄（包煎）6g，五灵脂10g，半夏10g，炒栀子10g，丹皮6g，黄芩6g。7～14剂水煎服。

嘱其服中药仍痛甚难忍可用消炎痛栓1枚，肛门纳药，最多使用2次。

二诊：4月12日，月经4月11日晚来潮，服用中药及肛门纳消炎痛栓1枚，乳房胀痛消失，经色黯，血块大，小腹胀痛明显减轻，伴腰酸，恶心、未吐，怕冷。带下量明显减少，继用理气活血，散结止痛。

处方：柴胡10g，当归10g，赤芍10g，川芎6g，小茴香6g，肉桂6g，制香附10g，竹茹10g，川断10g，桃仁10g，红花10g，三棱6g，莪术6g，生甘草6g。7剂水煎温服。

三诊：5月18日，月经5月12日来潮，月经6天净，腹痛明显减轻，经前可以正常性生活，带下量色正常。现便干，舌黯红，苔薄黄。脉弦细。继用疏肝健脾，活血消瘀。

处方：制香附10g，郁金10g，北沙参15g，茯苓10g，陈皮10g，当归10g，白芍10g，生地黄10g，川芎6g，生蒲黄（包煎）6g，五灵脂10g，山药10g，鸡内金10g，葛根15g，元胡索10g，生白术6g。14剂水煎温服。

带下病愈后，嘱其每于经前一周服用中药调理，痛经得到控制，可以不用西药，因其双侧卵巢巧克力囊肿虽然变小仍存在，继用中医保守治疗。

【按语】

本例患病日久，检查后穹窿处结节、双侧卵巢巧克力囊肿、痛经严重均为子宫内膜异位症所致。月经前乳房胀痛，小腹胀坠，经来腹痛加剧，伴腰痛如折，带下量多，恶心、呕吐，昏厥等症状为肝郁气滞，脾虚湿盛，瘀阻胞宫胞络。治以疏肝理气，健脾利湿，活血化瘀，散结止痛，配合西药消炎痛栓1枚，肛门纳药，意在消除患者痛经及恐惧感。二诊腹痛明显减轻，带下已愈，仍有经黯血块多，继用疏肝理气，加强化瘀散结止痛之药，桃仁、红花、三棱、莪术。继用治疗半年后，痛经得到控制，结节及卵巢巧克力囊肿也得到明显改善。（肖承悰，吴熙．中医妇科名家经验心悟·傅方珍医案．北京：人民卫生出版社，2009．）

行经后少腹疼痛　二十二

【原文】

妇人有少腹[1]疼于行经之后[2]者，人以为气血之虚也，谁知是肾气之涸乎。夫经水者，乃天一之真水也，满则溢而虚则闭，亦其常耳。何以虚能作疼哉？盖肾水一虚，则水不能生木，而肝木必克脾土，木土相争，则气必逆，故尔作疼。治法必须以舒肝气为主，而益之以补肾之味，则水足而肝气益安，肝气安而逆气自顺，又何疼痛之有哉！方用调肝汤。

山药五钱，炒　阿胶三钱，白面炒　当归三钱，酒洗　白芍三钱，酒炒　山萸肉三钱，蒸熟　巴戟一钱，盐水浸　甘草一钱

水煎服。此方平调肝气，既能转逆气，又善止郁疼。经后之症，以此方调理最佳。不特治经后腹疼之症也。

经前、经后腹痛二方极妙，不可加减。若有别症，亦宜此方为主，另加药味治之。原方不可减去一味。

【注解】

[1]少腹：人体部位名。一为腹的下部，位于脐与骨盆之间。又称小腹。《灵枢·经脉》："是动则病腰痛不可以俯仰，丈夫㿉疝，妇人少腹肿"。二为脐下腹部两旁。见《伤寒直格》。

[2]疼于行经之后：指在妇女行经后出现小腹疼痛。如周期性发作，或痛引腰骶，甚至剧痛晕厥者，则称为痛经。最早见于《金匮要略·妇人杂病脉证并治》："带下，经水不利，少腹满痛，经一月再见"。《诸病源候论》首立"月水来腹痛候"。

【评议】

1. 本节论述肝肾不足，肝克脾土引起的经后腹痛的病机证治。或由禀赋素弱，或多产房劳损伤，肝肾精血不足，水不涵木，肝木克脾土，气血不和，经后血海空虚，冲任、子宫失于濡养，"不荣则痛"发为小腹疼痛。

2. 调肝汤补肾益精，养血柔肝，调气止痛。方中山药、山萸肉、巴戟补肾精益肾气；当归、白芍、阿胶养血柔肝，调经止痛；甘草缓急止痛，调和诸药；肾气实，肝气舒，则疼痛自止。

3.《傅青主女科》提出了"经水出诸肾""经本于肾"。为后世研究月经病奠定了理论基础。明代《景岳全书·妇人规》较为详细地归纳了月经与疼痛的关系，且提出了据疼痛时间、性质、程度辨虚实的见解，对后世临证多有启迪。

【医案选录】

张某，未婚，19岁，学生。

初诊于1997年3月17日。主诉：痛经5年。现病史：13岁初潮，一年前由于经期淋雨而发痛经，每于经前2天开始下腹痛，畏寒喜暖，痛时腹部拒按，经色黯红，量少，有血块，块出痛减，伴恶心，甚者呕吐，腹泻，常需休息1～2天，肛检及B超均未发现异常，曾服中西药不效。但无渐进性加重。现经前10天，畏寒，无发热，无腹痛，纳食尚可，二便调，舌质淡，苔白，脉沉细，患者平素月经周期为5天/35天，体质较弱。肛查子宫后位，正常大小，质中，活动，无压痛，双附件未触及包块及压痛。中医诊断：痛经。西医诊断：原发性痛经。辨证寒湿凝滞，冲任瘀阻，治以养血活血，散寒除湿，祛瘀止痛，方用痛经散（经验方）加减如下：当归10g，川芎15g，赤白芍各15g，桂枝6g，吴茱萸3g，小茴香6g，丹参15g，茯苓15g，制香附10g，延胡索12g，细辛3g，熟地6g，砂仁6g（后下），甘草10g，嘱其水煎服3剂，如无不适继服至12～15剂，经来照常服，忌生冷。二诊述上方服至12剂月经来潮，经前、经期腹痛均减轻，经量略增，仍有恶心，未吐未泻，但畏寒不除，舌质黯，苔略白，脉沉细。蔡师认为上方温肾散寒之力不够，故加巴戟天10g，加乌药10g，熟地黄改为10g，一为补肾滋阴，二为缓诸药之辛燥，再进15剂。嘱其经期过后服八珍益母丸，少食生冷，注意锻炼和保暖。此后连续治疗5个月经周期后痊愈。随访1年未发。

患者年仅 19 岁，痛经已 5 年，辨证本为肾气不足，冲任虚损，标为寒湿凝滞之证，治疗中蔡师充分应用了养血和血、温通、活血化瘀的方法，祛邪而不伤正，扶正更利于祛邪。一诊疗效已显，但温肾散寒之力不够，畏寒未减，故二诊加用巴戟天、乌药，同时将熟地的用量加大，更进一步说明了蔡师诊治疾病时时顾护精血。经后服用八珍益母丸是为了益气养血调补冲任，以利于经前、经期通经止痛。（肖承悰，吴熙. 中医妇科名家经验心悟·蔡连香医案. 北京：人民卫生出版社，2009.）

经前腹疼吐血[1]　二十三

【原文】

妇人有经未行之前一二日忽然腹疼而吐血。人以为火热之极也，谁知是肝气之逆乎。夫肝之性最急，宜顺而不宜逆。顺则气安，逆则气动。血随气为行止，气安则血安，气动则血动，亦勿怪其然也。或谓经逆在肾不在肝，何以随血妄行，竟至从口上出也，是肝不藏血之故乎？抑肾不纳气而然乎？殊不知少阴之火急如奔马，得肝火直冲而上，其势最捷，反经而为血，亦至便也，正不必肝不藏血，始成吐血之症。但此等吐血与各经之吐血有不同者，盖各经之吐血，由内伤而成；经逆而吐血，乃内溢而激之使然也。其症有绝异，而其气逆则一也。治法似宜平肝以顺气，而不必益精以补肾矣。虽然经逆而吐血，虽不大损夫血，而反复颠倒，未免太伤肾气，必须于补肾之中，用顺气之法，始为得当。方用顺经汤。

当归五钱，酒洗　大熟地五钱，九蒸　白芍二钱，酒炒　丹皮五钱　白茯苓三钱　沙参三钱　黑芥穗三钱

水煎服。一剂而吐血止，二剂而经顺，十剂不再发。此方于补肾调经之中，而用引血归经之品，是和血之法，实寓顺气之法也。肝不逆而肾气自顺，肾气既顺，又何经逆之有哉！

妇人年壮吐血，往往有之，不可作劳症治。若认为劳症，必至肝气愈逆，非劳反成劳矣。方加茜草一钱，怀牛膝八分尤妙。

【注解】

［1］经前腹疼吐血：指月经将行前1～2日出现腹疼和吐血的症状，为肝气逆上而致。

【评议】

1．本节论述了肝气上逆所致经前腹疼吐血的病理机制和证治。

2．经前腹疼吐血者，是由于肝气逆而上行，血随气动，上逆而出；腹疼乃肝气不舒，拘急而疼所致。

3．治疗以顺经汤，滋少阴益厥阴，直折上冲肝火；疏肝顺气，达其缓急止痛之功。方用当归，大熟地滋肾养肝，养血调经；丹皮清热凉血，配以白芍柔肝平肝；白茯苓，沙参和血宁心；黑芥穗引血归经以止血。

4．本病多由素体肺肾阴虚，虚火上炎，经行后阴虚更甚，虚火内炽，子病及母，肝火旺盛，肝气逆上，血随气逆，发为吐血。经前腹疼吐血者与其他内伤吐血的区别在于经前吐血是由于肝火内生，气机逆乱而致。亦有"倒经""逆经"之称。最初载自清代《医宗金鉴·妇科心法要诀》。龚廷贤在《万病回春·调经》中明确地揭示了"经行吐衄"的病因乃因火、因热为病，引起肝气上逆，气逆血乱所致。《沈氏女科辑要笺正·月事异常》认为倒经"多由阴虚于下，阳反上冲"所致，故治疗宜"重剂抑降"，"甚者且须攻破，方能顺降"。

5．有说本病相类于西医学的"代偿性月经"，是与月经周期相似的周期性子宫外出血，临床以鼻黏膜出血多见，可伴有月经量少或闭经。如患者属肝郁肾虚，血热妄行所致痛经口鼻出血，治疗以清泄肝经郁热为主，兼以滋补肺肾之阴，根据行经的时间，选用不同的治疗原则，疗效更为显著。

【医案选录】

董某，29岁，1999年6月5日诊。每至经前腹痛且坠，块下则舒，痛甚时辗转反侧，成跳痛状，曾发生疼痛性休克两次。口干烦躁，烘热阵作，胸乳胀满，经前鼻出血鲜红，量约100ml，月经量极少，色紫黯有瘀块。刻下适值经前，上述症状又作，妇检：子宫后位，宫颈轻度糜烂，附件增厚有压痛。舌红，苔黄，脉小弦。此为肝经瘀火，瘀热交阻，冲任失调。治以泻肝凉营安宫。处方：川郁金、栀子、牡丹皮、熟大黄各10g，丹参、川牛膝、三棱、金铃子、生地黄、熟地黄各15g，失笑散（包煎）、马鞭草各20g，3剂。药后腹痛渐平，口干消失，苔黄转淡，再予清肝凉营，牡丹皮、郁金各10g，当归、茺蔚子各12g，怀牛膝18g，琥珀屑（冲服）3g。药进3剂，经净脉平。经后血脉空虚，需育阴畅气以防瘀热复燃。继进生地黄、熟地黄、金铃子各12g，白芍、川芎、牡丹皮、制香附、当归各10g，北沙参、二至丸（包煎）各15g。如此调治2个月，诸证均愈，随访3个月，痛经鼻出血未再发。

【按语】

瘀热痛经的辨证要点，从疾病的性质与程度上分析，为灼痛、跳痛、抽掣性痛和阵发性剧痛，有时在经前有下坠痛；从疾病发生的时间上来分析，正如《女科经纶》引朱丹溪所说："经将来，乍作止者，血热气实也"，一般瘀热痛经多在经前和经行初中期，经间期（排卵期）腹痛有时也与瘀热有关；从疼痛发生的部位上分析，偏于下腹痛，有时阴部连及乳房部抽掣痛。经色紫红有血块，经质稠黏，量偏多淋漓不净，或伴倒经、黄赤带。治疗经前重在散瘀佐以泄热，经期重在凉营佐以理气，经后重在养血参以和络。经前方选熟大黄配栀子荡瘀泄肝，直捣病所，川牛膝与马鞭草同用，凉血散瘀，活血通经。为治瘀热痛经之良药。经期方选广郁金配茺蔚子凉血泄肝，行气解郁，琥珀屑味甘平，活血通经，因势利导。经后方选四物汤养血育阴，粉牡丹皮活血通络以竟全功。（肖承悰，吴熙. 中医妇科名家经验心悟·姚寓晨医案. 北京：人民卫生出版社，2009.）

经水将来脐下先疼痛　二十四

【原文】

妇人有经水将来三五日前而脐下作疼，状如刀刺者，或寒热交作，所下如黑豆汁，人莫不以为血热之极，谁知是下焦寒湿相争之故乎。夫寒湿乃邪气也。妇人有冲任之脉，居于下焦。冲为血海，任主胞胎，为血室，均喜正气相通，最恶邪气相犯。经水由二经而外出，而寒湿满二经而内乱，两相争而作疼痛。邪愈盛而正气日衰，寒气生浊，而下如豆汁之黑者，见北方寒水之象也。治法利其湿而温其寒，使冲任无邪气之乱，脐下自无疼痛之疚矣。方用温脐化湿汤。

白术一两，土炒　白茯苓三钱　山药五钱，炒　巴戟肉五钱，盐水浸　扁豆炒，捣，三钱　白果十枚，捣碎　建莲子三十枚，不去心

水煎服。然必须经未来前十日服之。四剂而邪气去，经水调，兼可种子。此方君白术以利腰脐之气，用巴戟、白果以通任脉，扁豆、山药、莲子以卫冲脉，所以寒湿扫除而经水自调，可受妊矣。倘疑腹疼为热疾，妄用寒凉，则冲任虚冷，血海变为冰海，血室反成冰室，无论难于生育，而疼痛之止，又安有日哉！

【评议】

1. 本条文论述行经前期脐下疼痛之证治。痛如针刺，寒热往来，经血如黑豆汁，为冲任二脉为寒湿内阻，气机不畅，邪浊内乱所生。

2. 治疗以温散寒邪，化湿利浊，调理冲任，方用温脐化湿汤。方中重用土炒白术补气健脾，燥湿利水；盐水浸巴戟肉，捣碎白果十枚温补肾阳，通任脉；炒扁豆捣碎，炒山药，不去心建莲子健脾渗湿，卫冲脉；白茯苓健脾渗湿，故寒湿祛，冲任调，气机畅，经痛止。

3. 值得注意的是此方需在月经来潮前10日服用效果更佳。若寒湿内阻，脾肾阳虚，气滞血瘀，温经散寒则用肉桂、炮姜等温散之品，香附、小茴香、延胡索、柴胡可疏肝行气，活血化瘀以治疗。

【医案选录】

王某，21岁，未婚。

主诉：经行腹痛7天。

现病史：月经14岁初潮，周期6/30天，色黯质清稀，初潮后经前

及经期腹痛持续 10 天，小腹呈绞痛、胀痛，痛时不能坚持学习，喜暖喜按，痛甚于胀，伴有少腹发凉，喜按，得热痛减，畏寒腹泻，手足不温，舌质淡，边有齿痕，脉沉小。

中医诊断：痛经。

西医诊断：原发性痛经。

辨证分型：阳虚内寒，冲任不畅。

治法：温经散寒，暖宫止痛。

处方：当归 10g，桂枝 10g，川芎 6g，白芍 10g，炙甘草 10g，炮姜 3g，肉桂 6g，艾叶 3g，柴胡 10g，延胡索 10g，川楝子 10g，小茴香 6g，香附 10g。经前 1 周开始服药，经后停药。此方加减治疗数月，已痊愈。

【按语】

本例为原发性痛经，患病日久，从经质清稀，腹痛喜按，少腹发凉，恶寒腹泻，手足不温，舌质淡，脉沉小等症来看，属阳虚内寒，用经验方归麻辛芍散寒汤加减治疗。因患病已久，以虚寒为主，风寒湿实邪不明显，故去麻黄、细辛等发表散寒之药，而用肉桂、艾叶、小茴香加强温经散寒作用。寒则血凝，气亦不畅行，故加川芎、延胡索活血止痛，柴胡、香附疏肝行气，以助温经散寒之效。（肖承悰，吴熙. 中医妇科名家经验心悟·傅方珍医案. 北京：人民卫生出版社，2009.）

经水过多 二十五

【原文】

妇人有经水过多[1]，行后复行[2]，面色萎黄，身体倦怠，而困乏愈甚者。人以为血热有余之故，谁知是血虚而不归经乎。夫血旺始经多，血虚当经缩，今日血虚而反经多，是何言与？殊不知血归于经，虽旺而经亦不多；血不归经[3]，虽衰而经亦不少。世之人见经水过多，谓是血之旺也，此治之所以多错耳。倘经多果是血旺，自是健壮之体，须当一行即止，精力如常，何至一行后而再行，而困乏无力耶？惟经多是血之虚，故再行而不胜其困乏，血损精散，骨中髓空，所以不能色华于面也。治法宜大补血而引之归经，又安有行后复行之病哉！方用加减四物汤。

大熟地一两，九蒸　白芍三钱，酒炒　当归五钱，酒洗　川芎二钱，酒洗　白术五钱，土炒　黑芥穗三钱　山萸三钱，蒸　续断一钱　甘草一钱

水煎服。四剂而血归经矣。十剂之后，加人参三钱，再服十剂，下月行经，适可而止矣。夫四物汤乃补血之神品。加白术、荆芥，补中有利；加山萸、续断，止中有行；加甘草以调和诸品，使之各得其宜。所以血足而归经，归经而血自静矣。

荆芥穗炭能引血归经。方妙极，不可轻易加减。

【注解】

［1］经水过多：即月经过多，是指月经量明显增多，多出平时正常经量1倍以上，或超过80ml，周期及行经时间正常，可引起继发性贫血（罗颂平，谈勇. 中医妇科学. 北京：人民卫生出版社，2012.）。金代刘河间在《素问病机气宜保命集·妇人胎产论》中首先提出"经水过多"的病名，以阳盛实热立论，治法重在清热凉血，并辅以养血调经。《妇科玉尺·月经》提出"热血凝结"及"离经蓄血"可致经量过多，其特征是经血有块而腹痛（《中医药大辞典》）。

［2］行后复行：指月经干净后不在正常周期又复出血。

［3］归经：归经本意是指某一药物根据它的性味、颜色归入某一经而发生疗效。推而广之，临床上任何药物，都可进入体内某一部位引达病所，借以更好发挥其功能。此处指血不循经，血液溢出脉外，不循经脉运行。

【评议】

1. 本条论述经水过多的主要病机和治则。

2. 血虚所致月水过多，行后复行是血虚损其精，髓海空虚，冲任不固，经血失于制约无以归经，治以加减四物汤。

3. 加减四物汤方中，熟地，白芍，当归，川芎，四物汤补血、养血、调经；白术益气健脾，黑芥穗入血分，引血归经，二药理血止血，补中有利；山萸补益肝肾，收敛固涩；续断补益肝肾，行血脉，补中有行，补而不滞；甘草调和诸药。

4. 本病是血虚而不归经所致。目的在于减少血量，防止失血伤阴。采用大补阴血，补中有利，补中有行，补而不滞，补血调经以治本。治疗时慎用温燥动血之品，以免增加出血量。若月经量多，且痛经严重，还要考虑为瘀血内阻所致，在养血和血的基础上，加入活血化瘀之品，如蒲黄、五灵脂等，标本兼治。

【医案选录】

魏某，已婚，40 岁。初诊日期：1980 年 7 月 15 日。

主诉：月经过多 1 年。

病史：患者月经不调 1 年，经期提前，每次持续半个月余方净，经潮量多，色紫黯，质一般，夹有大小血块，每值经期则伴有剧烈腹痛，腰痛，血块下后腹痛减轻，末次月经 1980 年 6 月中旬来潮，持续半月于 7 月 1 日止，间隔 9 天，于 7 月 10 日又来潮，量多，色紫，夹有大小血块，腹痛难忍，脉象沉弦，舌红少苔。

妇检：外阴发育正常，已婚经产型，阴道通畅，子宫颈光滑，子宫正常大小，前倾前屈位，活动，附件（一）。

治法：活血养血，止痛调经。

方拟：四物汤和失笑散。

全当归 9g，杭白芍 15g，生地黄炭 12g，五灵脂 9g，蒲黄炭 15g，香附米 9g，生地榆 12g，荷叶 5g，粉甘草 5g。

服药 7 剂则经止，后仍以原方调治，经两个月的治疗，患者经期恢复正常，周期规律，每次持续 5 天即净，经量亦减，腹痛消失。

【按语】

此经水过多为瘀血阻滞，经络不通，瘀血不去，新血难生，故血不归经。经量过多，经期不调，以活血养血，止痛调经，治以养血止血寓于活血祛瘀之中，则相得益彰。（肖承惊，吴熙．中医妇科名家经验心悟·顾小痴医案．北京：人民卫生出版社，2009．）

经前泄水[1]　二十六

【原文】

妇人有经未来之前，泄水三日，而后行经者。人以为血旺之故，谁知是脾气之虚乎。夫脾统血，脾虚则不能摄血矣。且脾属湿土，脾虚则土不实，土不实而湿更甚，所以经水将动，而脾先不固。脾经所统之血，欲流注于血海，而湿气乘之，所以先泄水而后行经[2]也。调经之法，不在先治其水，而在先治其血。抑不在先治其血，而在先补其气。盖气旺而血自能生，抑气旺而湿自能除，且气旺而经自能调矣。方用健固汤。

人参五钱　白茯苓三钱　白术一两，土炒　巴戟五钱，盐水浸　薏苡仁三钱，炒

水煎。连服十剂，经前不泄水矣。此方补脾气以固脾血，则血摄于气之中，脾气日盛，自能运化其湿，湿既化为乌有，自然经水调和，又何至经前泄水哉。

【注解】

［1］经前泄水：即经行泄泻。指每值行经前几日，大便溏薄，甚或水泻，日解数次，经净自止者，其主要特点是以泄泻伴随月经周期而出现。最早见于《陈素庵妇科补解·调经门》，认为本病由脾虚所致。

［2］先泄水而后行经：行经前几日，大便溏薄，甚或水泻，然后来月经。为脾虚水湿不化，经将来时，脾虚失固，血在欲流入血海之时，湿气乘之，故先泄水而后行经，治以补脾气固脾血。

【评议】

1. 本节论述了经前泄水主要发病机制与证治。

2. 经前先泄水而后行经与脾气虚密切相关。素体脾虚，湿盛，当行经之际气血下注血海，水湿更失运化，故先泄水再行经，治疗用健

固汤。方中白术，人参健脾益气；巴戟补肾助阳，祛风除湿，使肾气得固，脾气健运，水湿乃化；白茯苓，炒薏苡仁，健脾温肾，以摄血固泄，经水调和，水泄自愈。

【医案选录】

金某，女，33岁，已婚。

初诊：1976年2月18日。每值经行，大便泄泻，日有四至五次，腹部作胀，肠鸣，嗳气多，上次月经先期十天，量多有块，此次月经于2月15日来潮，今未净，腹痛腰酸，舌苔薄白腻，根微剥，脉象沉细。病属脾肾阳虚，肝气横逆，治以补脾肾为主，疏肝调气为辅。

处方：党参15g，白术12g，茯苓12g，炙甘草6g，菟丝子12g，补骨脂9g，山药12g，木香6g，砂仁3g，艾叶3g，6剂。

二诊：2月25日，服上药后，腹胀减，嗳气多，大便仍稀，日一至二次，舌苔薄白腻，根剥，脉象沉软，治以温补脾肾，佐以疏肝。

处方：党参15g，白术12g，炮姜6g，炙甘草6g，菟丝子12g，补骨脂9g，吴茱萸3g，木香6g，狗脊12g，橘皮6g，6剂。

三诊：3月8日，服上方六剂，腹部仍胀，肠鸣，大便仍稀，日一至二次，口渴，舌苔中根光剥，边淡黄腻，脉象细软，现在经前，仍从前法。

处方：党参15g，白术12g，姜炭6g，炙甘草6g，山药12g，菟丝子12g，木香6g，橘皮6g，狗脊12g，桑寄生15g，6剂。

四诊：3月18日，此次月经周期复常，于3月13日来潮，五天净，量色正常，下腹仍痛，经期泄泻减少，仅一次，平时大便亦较正常，日一至二次，有时成形，右胁有时作痛，寐则盗汗，舌苔中根光剥质红，脉象沉弱，病有好转，仍服前方6剂。

五诊：4月9日，此次月经先期七天，4月6日来潮，量较多，色黑，下腹仍痛，腰酸腹泻，日二次，肠鸣，舌苔中根光剥，边腻，脉沉细软，治以温补脾肾。

处方：党参15g，白术12g，炮姜6g，炙甘草6g，补骨脂6g，菟丝子12g，木香6g，狗脊12g，桑寄生15g，山药12g，9剂。

六诊：4月22日，末次月经4月6日来潮，五天净，量较多，色先黑后黯红，经后下腹疼痛减轻，大便泄泻未止，日二至三次，肠鸣，白带较多，舌苔中根光剥，边腻，脉沉细软，治以补中益气，温补肾阳。

处方：党参15g，白术12g，黄芪12g，炙甘草6g，升麻炭3g，巴戟天6g，补骨脂6g，菟丝子12g，木香6g，大枣6g，9剂。

七诊：5月6日，前用补中益气，温补肾阳之法，诸恙均见转机，此次月经于5月2日来潮，五天净，量较前减少，色红，下腹疼痛亦减，大便次数明显减少，一至二日一行，但不成形，关节酸楚，舌苔中根光剥，边淡黄腻，脉沉细软，仍从前法。

处方：党参15g，黄芪12g，白术12g，桂枝6g，白芍9g，炙甘草6g，防风炭6g，菟丝子12g，川断12g，山药12g，大枣6g，9剂。

【按语】

此例属于经行泄泻，主要病因由于命门火衰，未能蒸发脾阳，脾弱不能运化，血虚肝失所养，失其疏泄之常。通过辨证，病在肝脾肾三经，主要在脾肾，故治法以温补脾肾为主，疏肝调气为辅，病情始初并不见效，后再采用补中益气，以升清阳，温补肾阳，以壮命火立法，诸恙逐渐得以向愈。（罗元恺. 中医妇科学. 第5版. 上海：上海科学技术出版社，1986.）

经前大便下血[1]　二十七

【原文】

妇人有行经之前一日大便先出血者。人以为血崩之症，谁知是经流于大肠乎。夫大肠与行经之路，各有分别，何以能入乎其中？不知胞胎之系，上通心而下通肾，心肾不交[2]，则胞胎之血两无所归，而心肾二经之气不来照摄，听其自便，所以血不走小肠而走大肠也。治法若单止大肠之血，则愈止而愈多。若击动三焦之气，则更拂乱而不可止。盖经水之妄行，原因心肾之不交，今不使水火之既济，而徒治其胞胎，则胞胎之气无所归，而血安有归经之日？故必大补其心与肾，使心肾之气交，而胞胎之气自不散，则大肠之血自不妄行，而经自顺矣。方用顺经两安汤。

当归五钱，酒洗　白芍五钱，酒炒　大熟地五钱，九蒸　山茱肉二钱，蒸　人参三钱　白术五钱，土炒　麦冬五钱，去心　黑芥穗二钱　巴戟肉一钱，盐水浸　升麻四分

水煎服。二剂大肠血止，而经从前阴出矣；三剂经止，而兼可受妊矣。此方乃大补心、肝、肾三经之药，全不去顾胞胎，而胞胎有所归者，以心肾之气交也。盖心肾虚则其气两分，心肾足则其气两合。心与肾不离，而胞胎之气听命于二经之摄，又安有妄动之形哉。然则心肾不交，补心肾可也，又何兼补夫肝木耶？不知肝乃肾之子、心之母也，补肝则肝气往来于心肾之间，自然上引心而下入于肾，下引肾而上入于心，不啻介绍之助也。此使心肾相交之一大法门，不特调经而然也，学者其深思诸。

若大便下血过多，精神短少，人愈消瘦，必系肝气不舒，久郁伤脾，脾伤不能统血，又当分别治之。方用补血汤：嫩黄芪二两（生熟各半），归身四钱（酒洗，炒黑），杭芍炭二钱，焦白术五钱（土炒），杜仲二钱（炒断丝），荆芥炭二钱，姜炭二钱，引用贯众炭一钱冲入服之，四剂必获愈，愈后减半再服二剂。经入大肠，必当行经之际而大便下血也，初病血虽错行，精神必照常，若脾不统血，精神即不能照常矣。用者辨之。

【注解】

［1］经前大便下血：此属于经行大便下血指临近月经来潮或经期大便呈黑色或血样，常伴随月经周期出现。亦称"错经"。

［2］心肾不交：心肾不交是因心肾既济失调所致的病证。是心与肾生理协调失常的病理现象。多由肾阴亏损，阴精不能上承，因而心火偏亢，失于下降所致。心在上焦，属火；肾在下焦，属水。心中之阳下降至肾，能温养肾阳；肾中之阴上升至心，则能涵养心阴。在正常情况下，心火和肾水就是互相升降，协调，彼此交通，保持动态平

衡。心肾不交是指心阳与肾阴的生理关系失常的病态。如肾阴不足或心火扰动，两者失去协调关系。

【评议】

1. 本节为经前大便下血的病机和证治。临证要除外痔疮、肛裂出血。

2. 经前大便下血，是由于心肾不交，心火不能下养肾水，肾阴不能上滋心阳；胞胎之血无所归，血不走小肠而妄走大肠所致。治疗当以滋肾养心，交通心肾为主，使血安归经，方用顺经两安汤。

3. 顺经两安汤方中，当归，白芍，熟地，养血活血；白术，人参健脾运化生血；麦冬养阴生津，山萸肉，巴戟肉益肾助阳；共同作用，使心肾水火既济。升麻升举阳气，黑芥穗引血归经；气机升降顺畅，达其理血止血之功。

4. 方后注中阐述若血量较多者，宜健脾止血，因为脾主统血之义。方用补血汤。方中当归、白术、白芍养血敛阴，益气健脾。失血较多势必气机受损，故以黄芪补气健脾，且补气能生血，标本兼治。杜仲补肾助阳。荆芥穗、贯众可凉血止血。

【医案选录】

卢某，女，35岁。初诊日期1981年12月28日。

患者近3个月起每月行经前2～3日，大便出鲜血，每日2～3次。经量减少，色黯，夹有小血块，3～4天净。伴有经期乳房胀痛，精神萎靡，人愈消瘦，自觉心慌头晕，气短自汗，性急易怒，腰疼。舌边尖红，脉沉数。末次月经1981年11月29日，运用治疗崩漏中药十余剂未效，故来就诊。傅方珍老师诊为经行便血，证属心脾两虚，水不涵木，治以交通心肾，健脾柔肝，止血调经。药用人参15g，麦冬10g，五味子10g，山萸肉10g，当归10g，香附10g，女贞子10g，枸杞子10g，山药20g，熟地30g，砂仁3g，灶心土30g。服上方7剂，大便血止，少腹胀，月经血量稍增，仍有头晕。治以前方去熟地30g，女贞子10g，加陈皮6g，炒白术15g，炙甘草10g，升麻10g。14剂。

十余剂后复查，基础高温相持续10天，改用补肾养心，活血柔肝的方药。药用人参15g，麦冬10g，五味子10g。山萸肉10g，当归10g，香附10g，川芎10g，白芍10g，山药20g，熟地30g，砂仁3g，川牛膝15g，槐花15g。1982年2月1日月经来潮，量色正常，行经5天，未再现大便出血。7剂后诸症亦除。经后，上述两方交替服用，即经前补肾养心，活血柔肝以治本；经期以交通心肾，健脾止血调经。以巩固疗效2个月。随访3个月，未发生经前便血之证。

【按语】

患者心肾失交，肾阴亏损，不能涵养心阴，心火偏亢，扰乱血海，冲任失司，血迫走大肠，故月经来前大便出血。治疗以交通心肾为主，补脾柔肝，引血归经，故切中病机，病患痊愈。（肖承悰，吴熙．中医妇科名家经验心悟·傅方珍医案．北京：人民卫生出版社，2009．）

年未老经水断[1]　二十八

【原文】

经云：女子七七而天癸绝。有年未至七七而经水先断者。人以为血枯经闭[2]也，谁知是心肝脾之气郁乎。使其血枯，安能久延于人世。医见其经水不行，妄谓之血枯耳。其实非血之枯，乃经之闭也。且经原非血也，乃天一之水，出自肾中，是至阴之精而有至阳之气，故其色赤红似血，而实非血，所以谓之天癸。世人以经为血，此千古之误，牢不可破。倘果是血，何不名之曰血水，而曰经水乎？古昔贤圣创乎经水之名者，原以水出于肾，乃癸干之化，故以名之。无如世人沿袭而不深思其旨，皆以血视之。然则经水早断[3]，似乎肾水衰涸，吾以为心肝脾气之郁者。盖以肾水之生，原不由于心肝脾；而肾水之化，实有关于心肝脾。使水位之下无土气以承之，则水滥灭火，肾气不能化；火位之下无水气以承之，则火炎铄金，肾气无所生；木位之下无金气以承之，则木妄破土[4]，肾气无以成。倘心肝脾有一经之郁，则其气不能入于肾中，肾之气即郁而不宣矣。况心肝脾俱郁，即肾气真足而无亏，尚有茹而难吐之势。矧肾气本虚，又何能盈满而化经水外泄耶！经曰：亢则害。此之谓也。此经之所以闭塞，有似乎血枯，而实非血枯耳。治法必须散心肝脾之郁，而大补其肾水，仍大补其心肝脾之气，则精溢而经水自通矣。方用益经汤。

大熟地一两，九蒸　白术一两，土炒　山药五钱，炒　当归五钱，酒洗　白芍三钱，酒炒　生枣仁三钱，捣碎　丹皮二钱　沙参三钱　柴胡一钱　杜仲一钱，炒黑　人参二钱

水煎。连服八剂而经通矣，服三十剂而经不再闭，兼可受孕。此方心肝脾肾四经同治药也，妙在补以通之，散以开之。倘徒补则郁不开而生火，徒散则气益衰而耗精。设或用攻坚之剂，辛热之品，则非徒无益而又害之矣。

善医者，只用眼前纯和之品，而大病尽除。不善医者，立异矜奇，不惟无效，反致百病丛生。凡用药杂乱，假金石为上品者，戒之戒之！

【注解】

［1］年未老经水断：年龄未至更年，而经水已断，即经水早断，相当于卵巢早衰。同本节中的"经水早断"。

［2］血枯经闭：阴虚血燥，血海干涸而闭经。《兰室秘藏》："夫经者，血脉津液所化，津液既绝，为热所燥，肌肉消瘦，时见渴燥，血海枯竭，病名曰血枯经绝。"

［3］经水早断：指早绝经，现代认为40岁以前月经闭止者为早绝经，多诊断为卵巢早衰或卵巢功能低下。

［4］木妄破土：指肝火旺克伐脾土，破坏了脾的健运功能。

【评议】

1. 本节论述了年未老经水断的证治。

2. 本病属心、肝、脾气机郁滞，气滞则血行不畅，瘀血内阻，经水出于肾，乃癸干之化，心肝脾功能失调，肾气无所生，肾水无以化所致。

3. 治以心肝脾肾四脏同治，疏散心肝脾三脏之郁；大补其肾水，

方用益经汤。方中熟地，白术，山药补脾肾，先天后天同补；当归，白芍养血活血，柔肝养肝；沙参养阴生津，人参大补元气，双补阴阳；捣碎生枣仁养心安神；丹皮清热凉血；炒黑杜仲甘温补肝肾；柴胡疏肝解郁，升举阳气。全方以补通之，以散开之。心肝脾之气充盛，肾水得补，则精溢而经水自通。

4.根据患者症状体征与现代医学内分泌检查结果，患者卵巢功能早衰会出现年未老经水断，在采用中西医结合诊治中，除补肾填精，养血调经外，还可心肝脾肾四脏同治，疏散心肝脾三脏之郁，以大补其肾水，则精溢而经水自通。益精汤是启迪后世标本兼治的典范。

【医案选录】

王某，女，35岁。初诊日期1981年12月28日。

患者1978年下半年起月经紊乱，每月两行或2～3个月一行，经量减少，色黯，夹有小血块，3～4天净。1979年1月后，月经2～4个月一行，量更少，色褐，2天即净，伴经期乳房胀痛，性急易怒。1979年12月起闭经，服中药十余剂未效。1980年9月起用西药做人工周期，行经3次，量少，停药后，月经仍不来潮。患者初潮14岁，周期正常。孕3次，正产1次，人工流产1次，自然流产1次，末次怀孕于4年前。未服过避孕药。

查体：T 36.4℃，血压正常。外阴、阴道（－），宫体后位，较小，质及活动度正常。1981年10月外院做蝶鞍摄片，未发现异常。

患者末次人工月经为1980年11月2日。症见形体瘦弱，怕冷，面色白，头晕失眠，心悸气短，纳差便溏，晨起面浮，入夜足肿，无白带，偶有齿衄，苔薄白，质略淡，脉滑无力。基础体温为单相。诊断为肝肾不足闭经（继发性闭经）。治宜补益肝肾，佐以活血通经。药用紫河车、山萸肉、当归、香附各10g，菟丝子、女贞子、枸杞子、何首乌、山药各20g，砂仁3g，益母草15g。服上方两月余，见少腹胀、有少量白带，但基础体温未见上升。治以前法加补肾之品，原方去女贞子，加仙灵脾、仙茅各10g。十余剂后，基础体温上升至36.6℃，带下增多，改以活血通经剂助之。药用当归20g，川芎、仙灵脾、益母草各

15g，肉桂心 6g，桃仁、红花、䗪虫、生牛膝各 10g，10 剂。

复诊时，基础体温上升至 36.9℃，白带反见减少。精血复而未充，仍应补虚。予补肾养肝、活血通经方。

十余剂后复查，高温相持续 10 天，改用活血通经法。1982 年 4 月 26 日月经来潮，量色正常，行经 5 天，诸证亦除。经后，上述两方交替服用，即经前通，经后补，以补为主，以巩固疗效。启用 1981 年 12 月 28 日方加川芎、茺蔚子制丸常服，至 10 月经行恢复正常。

【按语】

患者肝肾亏损，血海空虚，冲任无资，血海遂枯，故月经未来潮。治疗以补肾为主，在用补肾药物时，可参照基础体温（BBT）曲线进行药量调整，如基础体温高相上升迟缓，或高温相持续日期较短，需重用或加用补肾阳之品。通过全身调节，使卵巢功能得到恢复，表现为 BBT 出现双相，阴道脱落细胞出现周期性变化，月经如期而至。（肖承悰，吴熙．中医妇科名家经验心悟·傅方珍医案．北京：人民卫生出版社，2009．）

种子

身瘦不孕　二十九

【原文】

妇人有瘦怯身躯，久不孕育[1]，一交男子，即卧病终朝。人以为气虚之故，谁知是血虚之故乎。或谓血藏于肝，精涵于肾，交感乃泄肾之精，与血虚何与？殊不知肝气不开，则精不能泄，肾精既

种子

种子

种子

种子

65

泄，则肝气亦不能舒。以肾为肝之母，母既泄精，不能分润以养其子，则木燥乏水，而火且暗动以铄精，则肾愈虚矣。况瘦人多火，而又泄其精，则水益少而火益炽，水虽制火，而肾精空乏，无力以济，成火在水上之卦，所以倦怠而卧也。此等之妇，偏易动火。然此火因贪欲而出于肝木之中，又是偏燥之火，绝非真火也。且不交合则已，交合又偏易走泄，此阴虚火旺不能受孕。即偶尔受孕，必致逼干男子之精，随种而随消者有之。治法必须大补肾水而平肝木，水旺则血旺，血旺则火消，便成水在火上之卦。方用养精种玉汤。

大熟地一两，酒蒸　当归五钱，酒洗　白芍五钱，酒洗　山茱萸五钱，蒸熟

水煎服。三月便可身健受孕，断可种子。此方之用，不特补血而纯于填精，精满则子宫易于摄精，血足则子宫易于容物，皆有子之道也。惟是贪欲者多，节欲者少，往往不验。服此者果能节欲三月，心静神清，自无不孕之理。否则不过身体健壮而已，勿咎方之不灵也。

服药三月后不受孕，仍照原方加杜仲二钱（炒断丝），续断二钱，白术五钱（土炒焦），云苓三钱，服数剂后必受孕。

【注解】

［1］不孕育：指育龄妇女，配偶生殖功能正常，有正常性生活，未避孕同居1年而未孕者，为原发性不孕。古人称之为"全不产""无子"。曾经受孕而后1年未避孕未孕者，为继发性不孕，古人称之为"断绪"或"断续"。不育是指可以受孕且有过妊娠史，但因流产（包括习惯性流产）、异位妊娠、葡萄胎、早产、死胎或死产等而未获得活婴者。

【评议】

1. 不孕症的病因病机错综复杂，历代医家从不同角度论述了"肾主生殖"以及不孕与肾、天癸、冲任、子宫、脏腑气血、胞脉胞络功能的关系。对病因病机的认识，或因先天肾气不足；或因后天失调；或因六淫外侵；或因情志内伤；或因气血失调；或因经络不畅；或因

肝郁脾虚；或因痰湿；或因湿热；或因瘀血等导致冲任病变以致不孕。

西医学的不孕症可由排卵障碍、输卵管因素、子宫因素及免疫因素等所致。

2. 本病病位在下焦，与肾、肝、脾等脏腑功能有关。以虚为本，虚实夹杂。

3. 治疗重点是温养肾气，填精益血，调理冲任、胞宫气血，使经调病除，则胎孕可成。

4. 本条系身瘦不孕，缘由瘦妇多素体阴虚，肾阴亏虚，经血不足，冲任血海匮乏，阴虚血少，不能摄精成孕；若阴虚生内热，冲任胞宫蕴热，也不能摄精成孕。治疗以滋肾养血，调补冲任为主。方用养精种玉汤。方中重用熟地黄滋肾水为君，山萸肉滋肝肾为臣，当归、白芍补血养肝调经为佐使。全方共奏滋肾养血、调补冲任之功。傅青主认为："此方之用，不特补血，而纯于填精，精满则子宫易于摄精，血足则子宫易于容物，皆有子之道也。"本方即四物汤去川芎辛温，加山萸肉滋肾益精。

【医案选录】

宋某，28岁。1974年9月26日初诊。婚后四年，未曾有子。自13岁月经初潮起，即先期而下，血量偏多，经前面热潮红。近3年来，月经一月两行，血量益多。诊见形体羸瘦，面颊微红，舌赤乏津，苔白中黄，脉象弦滑稍数。脉证合参，其不孕者，乃阴亏热扰，胞宫被灼之故。处方：生地黄30g，藕节30g，白芍15g，麦冬15g，牡丹皮12g，茜根12g，地骨皮12g，阿胶（烊化）9g，胡黄连9g，黄芩9g。嘱于经前连服6剂。药后月经周期延至21天，经前面热已解，血来依然量多，宗原意略事增损，去胡连、地骨皮，加生龙牡各30g、墨旱莲30g。嘱每于经前连进5剂。又服药两次，月经周期恢复为27天，血量基本正常。再拟下方，清除余邪，以冀冲任相资，举之成孕。处方：生龙牡各30g，熟地30g，墨旱莲30g，山药15g，莲子15g，白芍15g，女贞子15g，阿胶（烊化）12g，茺蔚子12g，黄芩12g，枸杞子12g。患者服药22剂后，诸恙蠲除，继即有孕。

【按语】

形体消瘦者，阴虚内热也。治疗以滋阴清热为主。方中熟地、旱莲草、女贞子、阿胶、枸杞子滋补阴液，黄芩等清解内热。（肖承悰，吴熙. 中医妇科名家经验心悟·郑长松医案. 北京：人民卫生出版社，2009.）

【注】

肾气旺盛，精血充沛，任通冲盛，气血调和，月经如期而至，两精相搏方可受孕。若肾气虚，精血不足，则冲任脉虚，胞脉失养，乃至不孕。肾虚不孕分为肾阴虚不孕，肾阳虚不孕，肾虚夹瘀不孕，肾虚夹痰湿不孕。现代医学所指继发性卵巢功能失调所致不孕症属此型，包括排卵功能障碍、黄体功能不健全等。本病肾阴亏虚，精血不足，阴亏热灼，素体消瘦，虚火灼阴，水不涵木，用熟地，山萸肉，白芍，配以当归滋肾养血，调补冲任，傅氏言"服此者果能节欲三月，心静神清，自无不孕之理"。临床常用生、熟地黄、山萸肉、旱莲草、麦冬、白芍、阿胶、鹿角胶、紫河车、牡丹皮、地骨皮、胡黄连等滋肾益精，清内热，养阴血，使得阴平阳秘，水能涵木，冲任和资，经脉调畅，则胎孕有期。

胸满不思食不孕　三十

【原文】

妇人有饮食少思，胸膈满闷，终日倦怠思睡，一经房事，呻吟不已。人以为脾胃之气虚也，谁知是肾气不足乎。夫气宜升腾，不宜消降。升腾于上焦则脾胃易于分运，降陷于下焦则脾胃难于运化。人乏水谷之养，则精神自尔倦怠，脾胃之气可升而不可降也明甚。然则脾胃之气虽充于脾胃之中，实生于两肾之内[1]。无肾中之水气，则胃之气不能腾；无肾中之火气，则脾之气不能化。惟有肾之水火二气[2]，而脾胃之气始能升腾而不降也。然则补脾胃之气，可不急补肾中水火之气乎？治法必以补肾气为主，但补肾而不兼补脾胃之品，则肾之水火二气不能提于至阳^[3]之上也。方用并提汤。

大熟地一两，九蒸　巴戟一两，盐水浸　白术一两，土炒　人参五钱　黄芪五钱，生用　山萸肉三钱，蒸　枸杞二钱　柴胡五分

水煎服。三月而肾气大旺。再服一月，未有不能受孕者。此方补气之药多于补精，似乎以补脾胃为主矣。孰知脾胃健而生精自易，是脾胃之气与血，正所以补肾之精与水也。又益以补精之味，则阴气自足，阳气易升，自尔腾越于上焦矣。阳气不下陷，则无非大地阳春，随遇皆是化生之机，安有不受孕之理与！

胸满不孕，人每误为脾胃虚寒，不能克食。用扶脾消导之药，肾气愈虚，何能受孕。妙在立方不峻补肾火，所以不用桂附等药，但专补肾气，使脾胃之气不复下陷，则带脉气充，胞胎气暖，自然受孕无难矣。

【注解】

［1］两肾之内：明·赵献可提出"命门在两肾之间"说，认为命门的功能，主要是真火的作用，主持人体一身之阳气。"命门为肾间动气"说，认为这种动气，乃生生不息之气，是人身先天之太极，造化之枢纽，阴阳之根蒂，脏腑之根本，生命之源。命门一词，最早见于《灵枢·根结》："命门者，目也"。将命门作为内脏提出，则始于《难经·三十六难》："……命门者，诸神精之所舍，原气之所系也；故男子以藏精，女子以系胞。"强调肾阴肾阳的重要性。

［2］肾之水火二气：肾之水火二气与命门的生理功能有密切关系。命门和肾是一而二，二而一，不可分割。有学者认为命门可诠注为"性命之门户"，主要是突出强调肾在生命活动中的重要性。"考越人两呼命门为精神之舍，元气之系，男子藏精，女子系胞者，岂漫语哉！是极归重于肾为言，谓肾间原气，人之生命，故不可不重也。"命门之火（阳气），为人身阳气之根本，能温化肾水，蒸蕴脾胃膀胱，使水谷运化，津液输布。命门之火主生殖，火旺则性欲亢进，火衰则性功能减退。对于命门功能看法之分歧，主要在于主火与主水火之争，即主火说认为肾主水，命门主火；而主水火说则认为命门为水火之宅，其

实质即是肾阴、肾阳。然就临床应用而言，多提命门之火，很少提到命门之水。另有学者提出两仪命门说，指出两仪命门之元阴、元阳者，男为纯阳命门，内藏元阳，位居于外，名曰睾丸；女为纯阴命门，内藏元阴，位于内，名曰卵巢。两者各藏一息真阴真阳之气，为生命之根源，造化之枢纽，为熏育之主，为藏精系胞之器。

[3] 至阳：指至阳穴，位于背部第七胸椎处。

【评议】

1. 此条文论述了胸满不思食，脾肾气虚之不孕的辨证论治。患者胸满不思食，终日倦怠思睡，一经房事呻吟不已为肾气虚所致。补肾气肾精，使得肾阴自足，肾（阳）气易升，温煦中焦脾胃，脾胃之气不陷，脾胃和，带脉充，胞胎暖，故能自然受孕。若认为脾胃虚寒，用扶脾消导之品，徒治脾胃，犯虚虚实实之过，则效果不佳，因为脾胃之气之升降源于肾中水火之气的生发，故脾肾二脏兼治，方用并提汤。

2. 并提汤方中巴戟，白术，人参，黄芪，补肾气健脾胃，脾胃健则肾精生；肾精生则脾胃气血充盛；熟地、枸杞、山萸肉补肾精助肾阳；妙乎五分柴胡，在脾胃之气充盛，助阳气自升功不可没！故胸满不思食之症可缓解，孕育自然。

【医案选录】

刘某，26 岁，农民。

初诊于 1997 年 4 月 17 日。主诉：停经 4 个月，未避孕亦未妊娠 2 年余。现病史：患者初潮 14 岁，5 天 /30 天，量色正常。3 年前结婚，婚后不久人流一次，现未避孕 2 年一直未妊娠，盼子心切，精神紧张，婆媳为此不和。今大怒之后月经 4 个月不潮。末次月经 1997 年 1 月 10 日，3 天血净，上次月经 1996 年 12 月 2 日，患者平素心情乖僻，语少，常烦躁易怒，两胁胀满，乏力多梦，纳差，大便时干时溏，舌质淡红，苔白，脉弦细。妇科检查：外阴阴道正常，子宫正常大小，质中，活动，双附件（－），宫颈黏液结晶（＋＋），阴道脱落细胞检查以表层细胞为主，大小不等，可见中层细胞，CI 为 30%，B 超未见异常，尿 HCG（－），中医诊断：①闭经；②不孕症。辨证肝郁不舒，心脾两虚。西医诊断：①继发闭经；②继发不孕。治以疏肝健脾，养血行经。方用逍遥散加减：柴胡 10g，当归 10g，白芍 10g，茯苓 15g，白术 15g，炒薄荷 6g（后下），柏子仁 15g，茺蔚子 10g，鸡血藤 12g，郁金 10g，川楝子 10g，制香附 10g，生甘草 3g，服药 6 剂再诊两胁胀痛，烦躁易怒明显减轻，多梦乏力未除，食纳不香，舌质淡。苔白，脉细。上方加党参 15g，合欢皮 15g，鸡内金 10g，远志 6g，再进 10 剂。二诊诸证均减轻，小腹隐隐作痛，似有来月经之兆，再查尿 HCG（－），于原方加益母草 15g，川牛膝 12g，去薄荷再进 3 剂月经来潮，量中，色红，4 天血净。继用逍遥散加减治疗，并加以心理治疗，患者月经渐渐恢复正常，并妊娠且产出一健康男婴。

【按语】

患者盼子心切，婆媳不和加之秉性乖僻，其心情抑郁可知，肝郁伤及脾胃，化源日少，冲任不滋，血海空虚，今大怒伤及气血，冲任失和，故闭经不行。蔡师首先抓住"肝郁""脾虚"的病机，治以疏肝养血，健脾行气之逍遥散治之，并加以心理疏导，使患者减除焦虑，肝气得疏，脾气得健，心神得安，经血得下。患者本次闭经 4 个月为一过性下丘脑-垂体-卵巢功能失调，为精神因素引起，经过调理恢复正常，说明疏肝解郁，调理心脾可调节性腺轴的功能。（肖承悰，吴熙.中医妇科名家经验心悟·蔡连香医案. 北京：人民卫生出版社，2009.）

【注】

患者胸满不思食，为肝气郁滞，克脾（胃气）之象，导致脏腑、焦虑心神难安，冲任不调，因而受孕困难。治疗逍遥散加载化裁以疏肝养血，健脾行气为主，以达气血和，冲任调，精气旺，孕子而成。

下部冰冷不孕　三十一

【原文】

妇人有下身冰冷，非火不暖，交感之际，阴中绝无温热之气。人以为天分之薄也，谁知是胞胎[1]寒之极乎！夫寒冰之地，不生草木；重阴之渊，不长鱼龙。今胞胎既寒，何能受孕。虽男子鼓勇力战，其精甚热，直射于子宫之内，而寒冰之气相逼，亦不过茹之于暂，而不能不吐之于久也。夫犹是人也，此妇之胞胎，何以寒凉至此，岂非天分之薄乎？非也。盖胞胎居于心肾之间，上系于心而下系于肾。胞胎之寒凉，乃心肾二火之衰微也。故治胞胎者，必须补心肾二火[2]而后可。方用温胞饮。

白术一两，土炒 巴戟一两，盐水浸 人参三钱 杜仲三钱，炒黑 菟丝子三钱，酒浸，炒 山药三钱，炒 芡实三钱，炒 肉桂三钱，去粗，研 附子二分，制 补骨脂二钱，盐水炒

水煎服。一月而胞胎热。此方之妙，补心而即补肾，温肾而即温心。心肾之气旺，则心肾之火自生。心肾之火生，则胞胎之寒自散。原因胞胎之寒，以至茹而即吐，而今胞胎既热矣，尚有施而不受者乎？若改汤为丸，朝夕吞服，尤能摄精，断不至有伯道无儿之叹也。

今之种子者多喜服热药，不知此方特为胞胎寒者设，若胞胎有热则不宜服。审之。

【注解】

［1］胞胎：此处非指胎，而是指胎所居之处，即子宫是也。

［2］心肾二火：心肾二脏多从水火既济而论，心肾水火源出于阴阳五行，其理论雏形形成于《内经》，确立于《千金方》。朱丹溪《格致余论》以升降理论明确指出："人之有生，心为之火居上，肾为之水居下，水能升而火能降，一升一降，无有穷也"。

本节"心肾二火"是指君火与命火。心主君火，肾主命火，二者相得益彰。君火在上为阳气之用，命火在下为阳气之根。君火为命火之统帅，命火为君火之根基。人体五脏六腑功能正常，一靠君火统率，二靠命火的温煦激发。心肾之气旺，心肾之火生，则子宫之寒自散。

【评议】

1. 患者下焦冰冷，胞宫寒至极，影响受孕，乃是心肾之君火与命火衰微所致。肾阳不足，命门火衰，阳虚气弱，肾失温煦，不能触发

氤氲乐育之气；君火不足，人体五脏六腑正常功能失常，胞宫得不到君火命火温煦，难以摄精成孕。

2. 治疗以温补心肾，调补冲任，暖宫促孕，方用温胞饮补君火与命火。

3. 温胞饮中盐水浸巴戟、盐水炒补骨脂、炒黑杜仲、酒浸后炒菟丝子、炒肉桂温补命门，助肾阳益精；制附子补益君火益命门，温肾助阳以化阴；人参、山药、白术益气健脾益生化之源并除寒湿，芡实补肾涩精。全方共奏温君火与命火而不燥，助阳暖宫，填精助孕之效。

【医案选录】

韩某，35岁。1952年11月6日初诊。结婚20年，未曾受孕。月事四旬一行，经行期约1～4天，血量偏少。平素小腹冰凉，腰腿酸楚不堪，气短身疲，白带绵绵。舌淡红、苔薄白，脉象沉弱，尺肤清冷。证属肾虚宫寒，法当温肾暖宫。因肾虚积年，气血无不受累，故立法温肾助阳，暖煦胞宫为主，稍佐益气养血之品。处方：菟丝子30g，桑螵蛸30g，熟地黄30g，党参30g，黄芪30g，杜仲12g，当归12g，补骨脂9g，白芍12g，白术12g，沙苑蒺藜12g，茯苓9g，鹿角霜9g，川芎6g，炮附子6g，肉桂1.5g。水煎服，每日一剂。连服四旬后，诸苦已去十七，尺肤转温，舌渐红润。按初诊方加桑寄生18g，山药18g，何首乌12g，巴戟天9g。更方未及两旬，遂已有孕。

【按语】

肾为先天之本，禀赋不足或早婚耗伤，致肾气虚惫，命门火衰，胞宫失于温煦，宫寒不能摄精。方中菟丝子、补骨脂、鹿角霜、杜仲补肾助阳，熟地、党参、黄芪健脾益气，从而达到温肾助阳，暖煦胞宫之效。（肖承悰，吴熙. 中医妇科名家经验心悟·郑长松医案. 北京：人民卫生出版社，2009.）

【注】

1. 心肾之间上下交通水火相济，方能维持机体的协调平衡。

（1）经络相连：心肾同为少阴经所属，经络循行路线上心肾互相交通。足少阴肾经循行，一分支从肺出入心注胸中，足少阴肾经夹舌本，舌为心之苗，肾经连心，肾阴可靠元阳温煦气化，通过经脉上升至心。唐容川云："足少阴肾，其支出入心，以见心肾相交坎离互济之易耳。"手少阴心经循行上看不出心肾有直接关系，但手少阴之脉从心系上肺，足少阴之脉入肺中，心肾两脉在肺中呼吸升降清浊交换时，则心肾水火阴阳得以交流。

（2）气化相通：心肾为有形脏器，功能活动表现在气化上。心血为体，心气为用，肾水为体，肾气为用。心气入下焦，肾水上济，在下的水须肾阳蒸动才能上腾；在上的火热须水津滋润制约其偏亢。上下交换的关系即气化表现形式。

（3）三焦场所：唐容川曰"三焦根于肾系，上连肺系，下入为心包络"，肾中元阴可依靠元阳的帮助，从下焦上升至心为心阴。三焦下络心包络，心包络为心之臣使，心火沿此路入肾，生肾中精气。

2. 心肾二火的意义。

心主血藏神，肾主骨生髓藏精，心肾二脏功能正常维持人体正常生命活动。心肾精血同源互化；心神肾精相互为用；君火命火相得益彰；心火肾水相互制约；元气与心血相互为助。肾中元气是维持人体生命活动的原动力，有赖于心阳（气）的推动激发。心肾水火相济，气血相济，阳气相济，阴精相济，阴阳调节等多方面的内容，是整个心与肾的相互交通。

3. 此患者属心肾阳（气）虚宫寒型不孕症，心肾阳虚，君火命门火均衰，胞宫胞脉失于温煦，宫寒不能摄精成孕。治疗常用紫河车、胡芦巴、菟丝子、桑螵蛸、淫羊藿、熟地黄、巴戟天、鹿角霜、补骨脂、附子、肉桂等温肾助阳，暖煦胞宫，方可成孕。

胸满少食不孕　三十二

【原文】

妇人有素性恬淡，饮食少则平和，多则难受，或作呕泄，胸膈胀满，久不受孕。人以为赋禀之薄也，谁知是脾胃虚寒乎。夫脾胃之虚寒，原因心肾之虚寒耳。盖胃土非心火不能生，脾土非肾火不能化。心肾之火衰，则脾胃失生化之权，即不能消水谷以化精微矣。既不能化水谷之精微，自无津液以灌溉于胞胎之中。欲胞胎有温暖之气以养胚胎，必不可得。纵然受胎，而带脉无力，亦必堕落。此脾胃虚寒之咎，故无玉麟之毓也。治法可不急温补其脾胃乎？然脾之母原在肾之命门[1]，胃之母原在心之包络[2]。欲温脾胃，必须补二经之火。盖母旺子必不弱，母热子必不寒，此子病治母[3]之义也。方用温土毓麟[4]汤。

巴戟一两，去心，酒浸　覆盆子一两，酒浸，蒸　白术五钱，土炒　人参三钱　怀山药五钱，炒　神曲一钱，炒

水煎服。一月可以种子矣。此方之妙，温补脾胃而又兼补命门与心包络之火。药味不多，而四经并治。命门心包之火旺，则脾与胃无寒冷之虞。子母相顾，一家和合，自然饮食多而善化，气血旺而能任。带脉有力，不虞落胎，安有不玉麟之育哉！

少食不孕与胸满不思饮食有间，一补肾中之气，一补命门与心包络之火。药味不多，其君臣佐使之妙，宜细参之。

【注解】

[1]脾之母原在肾之命门：按照五行相生的次序为火生土，即"心生脾"，心功能正常，能够帮助脾行使正常功能，因此心为脾之母。本节所述"脾之母原在肾之命门"指脾阳虚衰，是肾阳不能温养而致；脾主运化水谷精微，须借助肾阳的温煦，肾脏精气亦有赖于水谷精微的不断补充与化生。脾与肾是相互资生、相互影响的。《医宗必读·虚劳》："……脾肾者，水为万物之元，土为万物之母，两脏安和，一身皆治，百疾不生。夫脾具土德，脾安则肾愈安也。肾兼水火，肾安则水不挟肝上泛而凌土湿，火能益土运行而化精微，故肾安则脾愈安也。"

[2]胃之母原在心之包络：脾胃与心为相生关系、母子关系。脾失健运和胃气虚弱，源于心阳虚衰，不能温濡脾胃，使中焦积寒运化不利，称其为"火不生土"。另外胃络通心，胃失心阳濡养，出现腹满食少纳呆、运化滞塞等症。

［3］子病治母：子病及母是指五行中的某一行异常，影响到其母行，导致子母两行皆异常的变化。子病及母的一般规律是：①子行亢盛，引起母行也亢盛，结果是子母两行皆亢，即所谓"子能令母实"，一般可称为"子病犯母"。如临床上可见心火过亢引起肝火亦旺，结果导致心肝火旺的病理变化。②子行亢盛，劫夺母行，导致母行虚衰，一般可称为"子盗母气"。如临床上可见肝火太盛，下劫肾阴，导致肝阴肾阴皆虚的病理变化。③子行虚弱，上累母行，引起母行亦不足，也称"子盗母气"。如临床上可见心血亏虚引起肝血亦不足，终致心肝两虚的病理变化。"子病治母"主要适用于母子关系失调的证，基本原则是补母或泻子。即"虚则补其母，实则泻其子"（《难经》）。

［4］毓麟：毓同育，麟，麒麟。此为育子之意。

【评议】

1. 胸满少食，久不受孕者，乃脾胃虚寒也，究其根本，是由于心肾之火衰，不能消化水谷之精微所致。

2. 傅青主认为脾之母原在肾之命门，胃之母原在心之包络。故治疗以温补脾胃兼顾补命门与心包络之火。

3. 温土毓麟汤中重用去心酒浸巴戟天、酒浸蒸覆盆子温补命门之火，壮肾阳；炒怀山药、土炒白术、人参健脾益气，神曲理气消食。诸药合用，既能温补先天命门，肾气以化生肾精，又能培补后天脾胃以化生气血，使精血旺盛，冲任得养，带脉有力，胎孕可成。

【医案选录】

闫某，女，1982年10月21日出生。初诊日期：2013年8月31日。

主诉：月经后期1年余。

现病史：患者14岁初潮，周期7天/30～180天。2011年1月妊娠因胎停育行清宫术。2011年3月积水潭医院诊断为多囊卵巢综合征。LMP：2013年8月16日。此周期中药治疗。此周未测BBT，无明显透明带下。尿排卵试纸弱阳性。刻下症：平素急躁易怒，经前胸胁胀满，现一侧腹痛及腰酸，纳呆食少，呕恶嗳气，大便不畅，2天/次。小便正常。舌体大边有齿痕，苔薄，脉弦。

检查：2013 年 8 月 31 日 B 超示：子宫内膜（Em）0.75cm，双侧未见优势卵泡。

中医诊断：月经后期。

西医诊断：多囊卵巢综合征。

治则：补肾养血调冲任，疏肝健脾和胃气。

处方：菟丝子 20g，覆盆子 20g，紫石英 15g，蛇床子 6g，紫河车 12g，仙灵脾 10g，女贞子 12g，当归 10g，白芍 12g，熟地 12g，川芎 6g，茯苓 15g，竹茹 12g，柴胡 10g，天麻 10g，红花 6g，麦冬 12g，炙甘草 6g。7 剂水煎服，早晚二次温服。

二诊：LMP：8 月 16 日，停经 72 天。刻下症：腰酸，矢气频，无小腹疼痛，恶心纳少，食多呕吐，乳房胀痛，纳可，夜眠多梦，小便调，大便不成形。舌嫩红边有齿痕，苔薄，脉沉滑。

检查：2013 年 10 月 23 日，HCG 512.5mIU/ml，P 62.2nmol/L。诊断：妊娠。

辨证为脾肾不足，心血亏虚。治以补肾健脾，养血宁心，固冲安胎。处方：菟丝子 20g，覆盆子 15g，川断 20g，阿胶 10g(烊化)，太子参 15g，莲子肉 12g，炒扁豆 12g，苏梗 10g，佛手片 10g，白芍 12g，百合 10g。7 剂水煎服，温热频服。（选自蔡连香教授临证医案）

【按语】

多囊卵巢综合征中医并无此病名，文献记载有"窠囊，为痰挟瘀血，遂成窠囊"。"窠囊"如同现代医学的卵巢多囊样改变，本病治以补肾养血调冲任，疏肝健脾和胃气。确诊妊娠时，又以补肾安胎之法为主。并加入调和脾胃，疏肝行气之品。

【注】

1. 多囊卵巢综合征中医辨证多属痰湿瘀阻。治疗多健脾化湿，活血祛瘀治法。根据患者症状表现，患者肝气郁结，故佐以疏肝行气。方中当归、白芍、熟地、川芎为四物汤，养血调经。菟丝子、女贞子、覆盆子、紫河车、仙灵脾可补肾助阳益精。红花活血化瘀。天麻平抑肝阳。柴胡疏肝行气解郁。竹茹调和脾胃。紫石英有镇心安神，温养暖宫之效。

2. 患者已诊断妊娠，故治疗以补肾安胎为主，方中菟丝子、覆盆子、川断补肾助阳。阿胶养血补血。太子参益气养阴。莲子肉健脾除湿。扁豆补脾和中。苏梗调和营卫，并有安胎之效。白芍养血和血。佛手片疏肝行气，与百合并用可行气养阴安神定志。

少腹急迫不孕　三十三

【原文】

妇人有少腹之间自觉有紧迫之状，急而不舒，不能生育。此人人之所不识也，谁知是带脉之拘急[1]乎。夫带脉系于腰脐之间，宜弛而不宜急。今带脉之急者，由于腰脐之气不利也。而腰脐之气不利者，由于脾胃之气不足也。脾胃气虚，则腰脐之气闭[2]，腰脐之气闭，则带脉拘急。遂致牵动胞胎，精即直射于胞胎，胞胎亦暂能茹纳[3]，而力难负载，必不能免小产之虞。况人多不能节欲，安得保其不坠乎？此带脉之急，所以不能生子也。治法宜宽其带脉之急。而带脉之急，不能遽宽[4]也，宜利其腰脐之气。而腰脐之气，不能遽利也，必须大补其脾胃之气与血，而腰脐可利，带脉可宽，自不难于孕育矣。方用宽带汤。

白术一两，土炒　巴戟五钱，酒浸　补骨脂一钱，盐水炒　人参三钱　麦冬三钱，去心　杜仲三钱，炒黑　大熟地五钱，九蒸　肉苁蓉三钱，洗净　白芍三钱，酒炒　当归二钱，酒洗　五味三分，炒　建莲子二十粒，不去心

水煎服。四剂少腹无紧迫之状，服一月即受胎。此方之妙，脾胃两补，而又利其腰脐之气，自然带脉宽舒，可以载物而胜任矣。或疑方中用五味、白芍之酸收，不增带脉之急，而反得带脉之宽，殊不可解。岂知带脉之急，由于气血之虚，盖血虚则缩而不伸，气虚则挛而不达。用芍药之酸以平肝木，则肝不克脾。用五味之酸以

生肾水，则肾能益带。似相妨而实相济也，何疑之有。

凡种子治法，不出带脉、胞胎二经。数言已泄造化之秘矣。

【注解】

［1］拘急：出自《素问·六元正纪大论》，本指肢体牵引不适有紧缩感，屈伸不利之症。常见于四肢及腹部。四肢拘急，系因外感六淫、伤及筋脉，或血虚不能养筋所致。少腹拘急，多因肾阳不足，膀胱之气不化，常伴见腰痛、小便不利。本节指腰脐之气不利，脾胃之气不足的带脉之急。

［2］气闭：①气闭作为病名，如癃闭。因气虚或气滞而使小便不通。当分虚实寒热而治之。凡气实者，因气结于小肠膀胱之间而壅闭不通，多属肝强气逆之证，暴怒郁结者多有之，宜以破气行气为主。②便秘由气滞所致者的气闭。③病机病理名词。气机阻滞。《兰台轨范·厥门》："尸厥，脉动而无气，气闭不通。"④又名气闭耳聋。系指因气郁气逆而致之听力下降者。《景岳全书》卷二十七："有气逆之闭，肝滞强也。"又云："气闭者，多因肝胆气逆，其证非虚非火，或因恚怒，或因忧郁，气有所结而然。"本节指腰脐之气机闭塞不通。

［3］暂能茹纳：茹为忍也，纳为受纳。此处应为子宫暂时忍受接纳。

［4］遽宽：遽（jù）急，仓促；此处应为不能急于缓解拘急之意。

【评议】

1. 本节为带脉拘急，脾肾气血虚弱所致不孕者。

2. 治疗以"宽带汤"脾胃双补，兼补肾益带，胜载受胎。

3. 宽带汤中白术，建莲子，熟地，人参，麦冬，当归补脾胃，益气血之虚；巴戟天，杜仲，肉苁蓉，补骨脂，补肾气益带脉。方中用药之殊为五味子酸以生肾水，以益肾助带，缓腰脐之闭气；白芍之酸以平肝木，扶脾土，肝不克脾，脾胃健，气血充，带脉宽，胞宫方可胜任载物矣！

【医案选录】

饶某，女，36岁，医生，于1978年4月15日初诊。

患者婚后同居 5 年余，未有子嗣。丈夫检查正常。本人经全面检查亦大致正常，四处求医，未见疗效。今年初曾在广州某医院取子宫内膜（来经 3 小时）活检，病例报告为"分泌期子宫内膜，腺体分泌欠佳"。月经 15 岁初潮，周期尚准。但自 1973 年婚后出现月经先后不定，以后期为多，有二三月始一潮，经量少，甚则点滴 1 天即净，色黯红，经前乳胀。曾用人工周期几个月，用时有效。但停药后依然如故。平素头晕，疲倦不耐劳，腰酸痛，尿清长，四肢不温，胃纳一般，白带较多。面色晦黯，有黯斑，舌淡黯苔白，脉沉细尺弱。

辨证为脾肾两虚兼肝郁。治法拟补肾健脾为主，佐以疏肝解郁。方药：菟丝子 25g，覆盆子 10g，枸杞子 10g，金樱子 25g，当归 12g，川芎 6g，何首乌 25g，党参 20g，香附 10g。每天 1 剂。

4 月 26 日二诊：自服上方加减 10 多剂，腰痛稍减，余症同前。处方：菟丝子 25g，淫羊藿 10g，党参 20g，白术 15g，鸡血藤 30g，白芷 6g，香附 10g。每天 1 剂。

5 月 3 日三诊：药后经来无乳胀，精神较前好转。仍以补肾健脾养血治之。处方：菟丝子 25g，淫羊藿 12g，续断 20g，狗脊 20g，党参 20g，白术 15g，制何首乌 30g，白芷 10g。

6 月 25 日四诊：回单位自行照上方服食后月经较准，本次月经 6 月 3 日，1 天干净，量比前稍多，头晕腰痛减，四肢较暖，纳可，舌淡红苔白，脉沉细。处方：菟丝子 25g，覆盆子 10g，党参 20g，枸杞子 15g，金樱子 25g，制何首乌 25g，川芎 6g，当归 12g，香附 10g。嘱经净后每周服 4 剂，复查。连服二三个月后复诊。

9 月 23 日五诊：遵医嘱服上方，诸证均见好转，月经准时于 7 月 23 日经潮，经量增多，4 天干净。经后仍依上方上法服药至 8 月 20 日。现停经两个月，头晕欲呕，纳差，疲乏，在当地查尿妊娠试验阳性。舌淡红，苔白略腻，脉沉细滑。

妇检：外阴、阴道正常，子宫颈软、着色，子宫体前倾、软、增大如孕两个月，双侧附件正常，诊为早孕。治宜补肾健脾安胎，拟寿胎丸合四君子汤加减。

追踪至今，已妊娠 6 个月矣。

【按语】

本例之不孕，其根本原因是由于肾虚不能摄精成孕，同时，脾肾两虚之中，兼有肝郁之经前紧张症，故宜以补肾健脾为主，佐以疏肝解郁，使肝气条达，则血气和调，肾、脾、肝相互协调，月经准期，自易成孕。（罗元恺. 罗元恺医著选. 广州：广东科技出版社，1979.）

【注】

本案为脾肾两虚兼肝郁不孕，患者脾胃虚，受纳、腐熟、运化不足，不能输布精微物质充养任带和胞胎，气机闭塞拘急，难于摄精成孕；即使受孕也不能茹纳载胎。通过脾胃双补，益肾宽带，疏肝解郁，使气血调畅，带任二脉，经调胜胎。

嫉妒不孕　三十四

【原文】

妇人有怀抱素恶不能生子者，人以为天心厌之也，谁知是肝气郁结乎。夫妇人之有子也，必然心脉流利而滑，脾脉舒徐而和，肾脉旺大而鼓指，始称喜脉[1]。未有三部脉郁而能生子者也。若三部脉郁，肝气必因之而更郁，肝气郁则心肾之脉必致郁之极而莫解。盖子母相依，郁必不喜，喜必不郁[2]也。其郁而不能成胎者，以肝木不舒，必下克脾土而致塞。脾土之气塞，则腰脐之气必不利。腰脐之气不利，必不能通任脉而达带脉，则带脉之气亦塞矣。带脉之气既塞，则胞胎之门必闭，精即到门[3]，亦不得其门而入矣。其奈之何哉？治法必解四经之郁，以开胞胎之门，则几矣。方用开郁种玉汤。

白芍一两，酒炒　香附三钱，酒炒　当归五钱，酒洗　白术五钱，土炒　丹皮三钱，酒洗　茯苓三钱，去皮　花粉二钱

水煎服。一月则郁结之气开，郁开则无非喜气之盈腹，而嫉妒

之心亦可以一易，自然两相合好，结胎于顷刻之间矣。此方之妙，解肝气之郁，宣脾气之困，而心肾之气亦因之俱舒，所以腰脐利而任带通达，不必启胞胎之门，而胞胎自启。不特治嫉妒者也。

方似平平无奇，然却能解妒种子，不可忽视。若怀娠而仍然嫉妒，必致血郁堕胎。即幸不堕胎，生子多不能成。方加解妒饮合煎之，可保无虞，必须变其性情始效。解妒饮：黍、谷各九十粒，麦（生用）、小黑豆各四十九粒（豆炒熟），高粱五十五粒。

【注解】

[1] 喜脉：本节言之妊娠脉象。《素问·平人气象论》中说"妇人手少阴脉动甚者，妊子也"，《素问·阴阳别论》谓"阴搏阳别，谓之有子"，凡妇人怀孕，其血留气聚，胞宫内实，故尺阴之脉必滑利，故心脉流利而滑，脾脉舒徐而和，肾脉旺大而鼓指，为妊娠脉象。

滑脉是脉体与脉势的组合体。脉体光滑流利，脉势短促聚集，脉来时，脉波动从指下瞬息而过，脉形光滑如珠者，便是滑脉。古人亦云滑脉主怀孕。

[2] 郁必不喜，喜必不郁：喜乃妊娠之意。"妇人之病，多起于郁，诸郁不离于肝""女子以肝为先天"。妇女孕育以血为用，肝为血脏，冲任相连，肝又为风木之脏，将军之官，喜条达恶抑郁，情志不遂则肝失条达，肝经气血不能畅达则气血不和，冲任不能相资，故"郁必不喜"。《妇科切要》说："妇人无子皆由经水不调，经水所以不调者，皆由内有七情伤，外有六淫之感，或气血偏盛，阴阳相乘所致。"朱丹溪谓："求子之道，莫如调经"。临床上也有"不孕先调经，调经先理气"之说，因此，肝气调畅，气血和调，冲任得养，胎孕乃成。

[3] 精即到门：门指子宫颈口，一解是精子无法通过子宫颈口；二解是受精卵无法在子宫内种植。

【评议】

1. 本节论述了善嫉妒者，易肝气郁结，再克脾土，气血失调，任带失约，冲任不能相资，故致不孕。

2. 开郁种玉汤以疏肝解郁，调畅气血，使心肾相济，任带通达，胞胎自启。

3．开郁种玉汤中重用白芍，养肝调肝，解其郁为君；当归、香附养血疏肝，解郁柔肝为臣；白术培土健脾，制约肝克脾土；佐以茯苓健脾宁心，丹皮清泻郁火；配天花粉滋阴生津，再助养肝阴为最妙。全方开郁疏肝贯彻始终。

【医案选录】

陈某，31岁，已婚。1973年9月12日初诊。

患者婚后5年未孕，屡经治疗无效，近又经妇产科检查亦无异常发现。据诉月经周期正常，量中等，色黯红。末次月经：1973年9月9日。经前心烦不安，经期少腹痛甚。平素情志抑郁，经常恶心呕吐。舌淡红，苔薄白，脉细弦。参合脉证，系肝郁不舒，气血不调，冲任不能相资，以致不孕。法以疏肝解郁，调和气血。方取傅氏开郁种玉汤加减。

处方：杭白芍6g，牡丹皮6g，川抚芎6g，秦当归9g（后入），制香附9g，结茯苓9g，煮半夏6g，泡吴茱萸6g，旧艾叶3g，小桂枝6g（后入）。3剂。

次诊：药后腹痛大减，呕恶亦少，本日月经将净。舌脉如上。仍照上方，续服6剂，隔日进1剂。

三诊：此次月经于10月7日来潮，并无腹痛，四肢乏力，仍有恶心呕吐。舌苔薄白，脉象弦细。治仍以疏肝养血。

处方：杭白芍6g，牡丹皮6g，川抚芎9g，秦当归9g（后入），制香附9g，结茯苓9g，煮半夏6g，小桂枝6g（后入），旧艾叶3g，吴茱萸6g，熟地黄9g，潞党参9g。15剂。

四诊：末次月经10月7日。现已逾期2个月。觉眩晕腰酸，恶心呕吐，口干憎寒，四肢无力，舌苔薄白，脉象弦滑。经妇检：子宫增大如妊娠2个月大小。治以疏肝和胃，佐以安胎。

处方：紫苏梗4.5g，结茯苓9g，煮半夏6g，盐陈皮3g，杭白芍6g，漂白术6g，枯黄芩3g，盐砂仁3g（后入），生杜仲9g，桑寄生9g。3剂。并嘱其细心调养。

【按语】

本例患者系情志不畅，经期腹痛，脉象细弦，纯属肝气郁结，气血不和，经疏肝解郁，调和气血后诸证消失，冲任充盛，不久孕成。方中煮半夏为妊娠禁忌药，孙浩铭应取"有故无损，亦无损也"之意。（肖承悰，吴熙. 中医妇科名家经验心悟·孙浩铭医案. 北京：人民卫生出版社，2009.）

【注】

妇人素有怀恶者，多有情怀不畅，忧思郁怒，肝失调达，气机郁结，疏泄失常，气血不和；肝体阴用阳，肝血不足，肝阴亏损；均可导致冲任失和，不能摄精成孕。或盼子心切，情绪烦躁焦虑，肝郁不舒，久不受孕。正如《景岳全书妇人规子嗣》篇中"产育由于气血，气血由于情怀，情怀不畅则冲任不充，冲任不充则胎孕不受"。本节妇人善嫉妒，致使心脉不流利，脾脉不舒和，肾脉不健旺，郁闭之极，任脉不通，带脉气塞，胎门不开，不能受孕。虽以平平疏肝解郁散结之剂，却能解郁妒，化脾运，舒心肾，调任带，则胞门自开，胎孕乃成。

肥胖不孕 三十五

【原文】

妇人有身体肥胖，痰涎甚多，不能受孕者。人以为气虚之故，谁知是湿盛之故乎。夫湿从下受[1]，乃言外邪之湿也。而肥胖之湿，实非外邪，乃脾土之内病也。然脾土既病，不能分化水谷以养四肢，宜其身躯瘦弱，何以能肥胖乎？不知湿盛者多肥胖，肥胖者多气虚，气虚者多痰涎，外似健壮而内实虚损也。内虚则气必衰，气衰则不能行水，而湿停于肠胃之间，不能化精而化涎矣。夫脾本湿土，又因痰多，愈加其湿。脾不能受，必浸润于胞胎，日积月累，则胞胎[2]竟变为汪洋之水窟矣。且肥胖之妇，内肉必满，遮隔子宫，不能受精，此必然之势也。况又加以水湿之盛，即男子甚健，阳精直达子宫，而其水势滔滔，泛滥可畏，亦遂化精成水矣，又何能成妊哉。

治法必须以泄水化痰为主。然徒泄水化痰，而不急补脾胃之气，则阳气不旺，湿痰不去，人先病矣。乌望其茹而不吐乎！方用加味补中益气汤。

人参三钱　黄芪三钱，生用　柴胡一钱　当归三钱，酒洗　白术一两，土炒　升麻四分　陈皮五分　茯苓五钱　半夏三钱，制

水煎服。八剂痰涎尽消，再十剂水湿利，子宫涸出[3]，易于受精而成孕矣。其在于昔，则如望洋观海；而至于今，则是马到成功也。快哉！此方之妙，妙在提脾气而升于上，作云作雨，则水湿反利于下行。助胃气而消于下，为津为液，则痰涎转易于上化。不必用消化之品以损其肥，而肥自无碍；不必用浚决之味以开其窍，而窍自能通。阳气充足，自能摄精，湿邪散除，自可受种。何肥胖不孕之足虑乎！

再十剂，后方加杜仲一钱半（炒断丝），续断钱半（炒），必受孕矣。

【注解】

［1］湿从下受：《素问·太阴阳明论》云：阴气从足上行至头，而下行循臂至指端；阳气从手上行至头，而下行至足。故曰：阳病者，上行极而下，阴病者，下行极而上。故伤于风者，上先受之，伤于湿者，下先受之。

本节"湿从下受"是指外感湿邪的特性。

［2］胞胎：此处指女性内生殖器的子宫。

［3］子宫涸出："涸（hé）出"为枯竭后露出之意。本节指水湿退去后子宫显露。

【评议】

1. 本节论述了素体痰湿肥胖者，为脾气虚不能运化水湿，一则痰涎壅盛，水湿泛滥，二则脾失运化，水谷精微也化成水，子宫为水湿所困，难以受精成孕。

2. 治以加味补中益气汤，补脾运，助胃气，化水湿，使脾健散精，通调水道后，四布水精，调理脏腑阴阳，以为常度，脾阳足，水

湿散，摄精成孕。方中白术、茯苓、制半夏健脾利水；人参、黄芪大补元气，以助脾运；当归活血养血，为"血为气之母"意；佐以柴胡、陈皮行气助利水湿，升麻有疏通三焦，升提气机之义。再十剂后，加杜仲（炒断丝），续断（炒），补生殖之本，为受孕做好充分准备矣。

【医案选录】

李某，女，25岁。

初诊日期：1972年12月23日。主诉：结婚5年同居未孕，月经错后，量少色淡，常感腰痛，面色㿠白，形体肥胖，胸脘痞闷，有时泛恶，末次月经1972年12月20日，量少，现未净，舌苔薄白腻，脉沉小滑。

西医诊断：原发性不孕。

中医诊断：不孕症。

辨证分型：脾肾两虚，痰湿内蕴。

治法：健脾化湿益肾。

处方：启宫丸加减。生地黄、熟地黄各12g，苍术、白术各9g，茯苓12g，厚朴9g，党参9g，白芍9g，当归10g，陈皮6g，半夏9g，枳壳6g，炒山楂、炒麦芽、炒神曲各9g。4剂，水煎服。

二诊：1972年12月31日。月经5天干净，胸脘痞闷，恶心已好。舌苔薄白，脉沉小。妇科检查：子宫体稍小，后位，附件（-）。服上方8剂。痰湿渐化，今拟健脾益肾，佐以疏肝。

处方：党参9g，生地黄、熟地黄各12g，茯苓12g，柴胡9g，白芍9g，当归9g，女贞子9g，山药9g，菟丝子9g，首乌9g，淫羊藿9g。4剂，水煎服。

三诊：1973年1月4日。现正值月经中期，自觉手足心发热。舌苔薄白，脉沉小。阴道细胞检查：角化40%～50%，形小角圆，结晶（++），未见卵圆体。再拟健脾益肾活血调经。

处方：党参9g，当归9g，川芎3g，益母草12g，赤芍9g，牛膝9g，鸡血藤12g，菟丝子12g，女贞子9g，枸杞子9g，木香3g，青皮、陈皮各3g。

以上方为主加减，服药 20 剂，1973 年 2 月 8 日来诊，月经未行，恶心呕吐，尿妊娠试验阳性。诊断为早孕。

【按语】

本患者结婚五年不孕，月经错后，量少，面色㿠白，腰痛，均属脾肾两虚之证，但患者又有形体肥胖，胸脘痞闷，泛恶，舌苔腻，脉滑等痰湿之象，故先以健脾化湿为主，佐以益肾。二诊时除形体肥胖外，其他痰湿之证已除，治疗以健脾益肾为主。三诊正值月经中期，在健脾益肾的基础上，加以活血调经，以促进排卵。（肖承悰，吴熙.中医妇科名家经验心悟·傅方珍医案. 北京：人民卫生出版社，2009.）

【注】

"脾者，土也，治中央……生万物而法天地"，《五常政大论》云："土平曰备化，不及曰卑监"；又云："其动疡涌分溃痈肿，其发濡滞，其病留满否塞。"素体形体肥胖者，多为痰湿内困，湿困脾土，水湿不运，水湿泛滥，脾阳虚难化水谷精微，以濡养机体；仲景云"人受气于水谷以养神，水谷尽而神去，故云安谷则昌，绝谷则亡。水去则荣散，谷消则卫亡，荣散卫亡，神无所依。又云：水入于经，其血乃成，谷入于胃，脉道乃行。故血不可不养，卫不可不温，血温卫和，荣卫乃行，得尽天年"。故补脾运，助胃气，化水湿，肾窍通，自能摄精受孕。

骨蒸夜热不孕　三十六

【原文】

妇人有骨蒸夜热[1]，遍体火焦，口干舌燥，咳嗽吐沫，难于生子者。人以为阴虚火动也，谁知是骨髓内热[2]乎。夫寒阴之地固不生物，而干旱之田岂能长养？然而骨髓与胞胎何相关切，而骨髓之热，即能使人不嗣，此前贤之所未言者也。山一旦创言之，不几为世俗所骇乎。而要知不必骇也，此中实有其理焉。盖胞胎为五脏外之一脏耳，以其不阴不阳，所以不列于五脏之中。所谓不阴不阳者，以胞胎上系于心包，下系于命门。系心包者通于心，心者阳也；系命门者通于肾，肾者阴也。是阴之中有阳，阳之中有阴，所以通于变化。或生男或生女，俱从此出。然必阴阳协和，不偏不枯，始能变化生人，否则否矣。况胞胎既通于肾，而骨髓亦肾之所化也。骨髓热由于肾之热，肾热而胞胎亦不能不热。且胞胎非骨髓之养，则婴儿无以生骨。骨髓过热，则骨中空虚，惟存火烈之气，又何能成胎？治法必须清骨中之热。然骨热由于水亏，必补肾之阴，则骨热除，珠露有滴濡之喜矣。壮水之主，以制阳光，此之谓也。方用清骨滋肾汤。

地骨皮一两，酒洗　丹皮五钱　沙参五钱　麦冬五钱，去心元参五钱，酒洗　五味子五分，炒，研　白术三钱，土炒　石斛二钱

水煎。连服三十剂而骨热解，再服六十剂自受孕。此方之妙，补肾中之精，凉骨中之热，不清胞胎而胞胎自无太热之患。然阴虚内热之人，原易受妊，今因骨髓过热，所以受精而变燥，以致难于育子，本非胞胎之不能受精。所以稍补其肾，以杀其火之有余，而益其水之不足，便易种子耳。

治骨髓热所以不用熟地，方极善。用者万勿加减。凡峻药病去七分即止，不必拘泥三十剂、六十剂之数。三元生人不一，余类推。

【注解】

［1］骨蒸夜热：骨蒸，病名也。五蒸之一，因形容其发热自骨髓蒸发而出，故名。《外台秘要》卷十三："骨髓中热，称为骨蒸"。《诸病源候论·虚劳骨蒸候》："蒸病有五，一曰骨蒸，气根在肾，旦起体凉，日晚即热，烦躁，寝不能安，食无味，小便赤黄，忽忽烦乱，细喘无力，腰疼，两足逆冷，手心常热，蒸胜过伤，内则变为疳，食人五藏"。骨蒸多由阴虚内热所致，夜晚发热是其特征。

［2］骨髓内热：其发热自骨髓蒸发而出。

【评议】

1. 骨蒸夜热消灼阴液，耗竭真阴，骨髓被灼，由于胞胎上系于

心，下系命门，骨髓内热者，心肾失济，孕卵难以生成，胞胎无所养，故不易受孕。

2. 骨蒸劳热者，乃是肾阴亏虚所致。本节所述类似于生殖器结核。根据王冰注"壮水之主，以制阳光"的原则，采用滋肾阴，清骨热之法。

3. 清骨滋肾汤方中地骨皮、丹皮清骨蒸夜热为君；沙参、麦冬、元参滋阴清热，益水之源为臣；佐以白术、石斛健脾运益气血，以后天补先天；配以五味子益气生津，补肾养心，为使药，是阴中有阳，阳中有阴，通于变化，协调阴阳，以达摄精成孕。

【医案选录】

李某，女，34岁，初诊日期：1995年3月6日。

主诉：胎停育后，未避孕2年不孕。2年前曾有两次妊娠40多天胎死宫中，清宫手术顺利，均给抗感染治疗。平素腰酸疲乏，头晕耳鸣，夜间烦热，口干，多梦，白带减少，舌红苔净，舌尖有溃疡，脉细数无力。双方染色体无异常，基础体温呈不典型双相，黄体期短于11天，上升缓慢。诊为：继发不孕症。证属肝肾阴虚，阴虚内热，冲任不能相资。治法：滋阴清热，调补冲任。方用：炙鳖甲10g，生地黄30g，地骨皮12g，沙参15g，山药15g，山萸肉15g，玉竹15g，百合15g，酸枣仁15g，麦冬15g，黄柏6g，莲子心6g，丹皮6g。14剂水煎服，每日1剂，每次200ml，每日2次。

二诊：上药服后口干，骨蒸潮热，梦多症状减轻，服药期间月经来潮3天，量同前，周期25天，上方加银柴胡10g，胡黄连3g滋阴清热，减黄柏6g，莲子心6g，续服21剂。

三诊：月经周期28天，量稍增多，4天净，头昏耳鸣，腰酸症状减轻，未现口腔溃疡，上方去玉竹、百合，熟地黄20g易生地黄，加菟丝子15g补肾助孕，续服中药，门诊调理。在停经50天时，查尿HCG（＋），B超示宫内单活胎。（肖承悰，吴熙. 中医妇科名家经验心悟·傅方珍医案. 北京：人民卫生出版社，2009.）

【按语】

此患者肾阴虚，骨蒸内热，热伏冲任胞宫而致不能摄精成孕。故治疗以滋补肾阴为主，配以泻热除烦。炙鳖甲、生地黄、沙参、山药、山萸肉、玉竹、黄柏，丹皮滋阴清骨蒸之热，引邪外出；莲子清心除烦；百合、酸枣仁养心安神；诸药合用滋肾水泻虚火，水火互济，阴阳调和，故能调经助孕。

腰酸腹胀不孕　三十七

【原文】

妇人有腰酸背楚，胸满腹胀，倦怠欲卧，百计求嗣不能如愿。人以为腰肾之虚[1]也，谁知是任督之困[2]乎。夫任脉行于前，督脉行于后，然皆从带脉之上下而行也。故任脉虚则带脉坠于前，督脉虚则带脉坠于后，虽胞胎受精亦必小产。况任督之脉既虚，而疝瘕[3]之症必起。疝瘕碍胞胎而外障，则胞胎缩于疝瘕之内，往往精施而不能受。虽饵以玉燕，亦何益哉！治法必须先去其疝瘕之病，而补其任督之脉，则提挈天地，把握阴阳，呼吸精气，包裹成形，力足以胜任而无虞矣。外无所障，内有所容，安有不能生育之理！方用升带汤。

白术一两，土炒　人参三钱　沙参五钱　肉桂一钱，去粗，研　荸荠粉三钱　鳖甲三钱，炒　茯苓三钱　半夏一钱，制　神曲一钱，炒

水煎。连服三十剂，而任督之气旺。再服三十剂，而疝瘕之症除。此方利腰脐之气，正升补任督之气也。任督之气升，而疝瘕自有难容之势。况方中有肉桂以散寒，荸荠以祛积，鳖甲之攻坚，茯苓之利湿，有形自化于无形，满腹皆升腾之气矣。何至受精而再坠乎哉！

此方为有疝瘕而设，故用沙参、荸荠粉、鳖甲以破坚理气。若无疝瘕，去此三味加杜仲一钱半（炒黑），泽泻一钱半（炒），甘枸

杞二钱，三味服之，腰酸腹胀自除矣。鳖甲破气，不可误服，惟有疝瘕与木郁者宜之。

【注解】

[1] 腰肾之虚：腰为肾之府，《素问·脉要精微论》："腰者，肾之府，转摇不能，肾将惫矣"。马莳注："肾附于腰之十四椎间两旁，相去脊中各一寸半，故腰为肾之府"。故本节中腰酸为肾虚使然。

[2] 任督之困：困，为陷在艰难痛苦里面，引申为"包围住"。任，指任脉，奇经八脉之一。《素问·上古天真论》王冰注：主女子的胞宫与胎孕。《素问·骨空论》："任脉为病，女子带下瘕聚。"督，指督脉，奇经八脉之一。《素问·骨空论》："督脉为病……其女子不孕。"本节中指任督二脉陷在病痛里面。

[3] 疝瘕：病名，《素问·玉机真脏论》："脾传之肾，病名曰疝瘕"，又名瘕疝、蛊。因风邪化热传于下焦，与湿相合而致。

【评议】

1. 此条文论述了由于任督二脉亏虚，腰酸腹胀，所致（疝瘕）不孕。任脉行于身体前，督脉行于身体后，皆从带脉之上下而行，受其约束，故任督二脉亏虚，影响受精和孕育。

2. 治疗以升带汤益气健脾，散寒化湿，软坚散结。方中白术、沙参、人参，升补任督二脉之气；研莥荑粉、炒鳖甲、茯苓祛积攻坚，化湿散结；肉桂，温阳散寒；制半夏、炒神曲，燥湿化痰，助其消痞散结。使任督二脉气旺，疝瘕自除，摄精成孕。

【医案选录】

吴某，女，31 岁，已婚。

初诊日期：1994 年 8 月 14 日。

主诉：结婚 5 年不孕，近 2 年月经稀发，甚或闭经。

现病史：月经 14 岁初潮，1 年后周期正常。5 年前结婚，未避孕不孕，近 2 年无明显原因出现月经稀发甚或闭经。在西医院诊断原发不孕症，继发性闭经，人工周期月经来潮，停药后月经稀发再至闭经，末次月经 1994 年 4 月 5 日（乙烯雌酚＋安宫黄体酮来潮）。刻下症：

种子

腰酸怕冷，胃脘胀满，食欲不振，带下量多，色或黄或白，口干胁痛，大便偏干，舌质淡胖嫩，舌苔薄白腻，脉沉细无力。B超提示：双侧卵巢偏大，囊形结构，超过 10 个以上 0.7～0.8cm 大小的卵泡。子宫内膜 0.5cm。

中医诊断：不孕症；闭经。

西医诊断：原发不孕症；继发性闭经。

辨证分型：脾肾阳虚，肝郁湿阻，任督失司。

治法：温补脾肾，舒肝化湿，调补任督。

处方：淡附片 6g，肉桂 3g；淫羊藿 9g，党参 15g，炒白术 12g，肉苁蓉 12g，川牛膝 9g，丹参 10g，陈皮 6g，法半夏 10g，砂仁 3g，茯苓 10g，赤芍 10g，神曲 10g。7～14 剂，水煎服。

二诊：1994 年 8 月 28 日，月经于 8 月 24 日来潮，经量很少，色黯红，质稀薄，2 天干净，腰酸，腹怕冷喜暖，舌质淡嫩，苔薄白微腻，脉沉细无力。再拟原法继治。上方减牛膝，丹参；加当归 10g，川续断 10g，14 剂，水煎服。

三诊：1994 年 9 月 15 日。末次月经 8 月 24 日，2 天净，畏寒倦怠，少腹胀痛或刺痛，夜热盗汗早凉，舌质淡嫩边有齿痕，舌苔薄白，脉沉细。拟脾肾两补，活血调经。

处方：淡附片 6g，淫羊藿 10g，巴戟天 10g，龟甲 10g，鳖甲 10g，党参 12g，炒白术 10g，赤白芍各 10g，当归 10g，紫丹参 15g，泽兰叶 10g，川牛膝 10g，益母草 15g。

四诊：1994 年 11 月 15 日，服上方 1 个月余，月经未来潮，畏寒消失，抑郁急躁，检查宫颈黏液有明显的卵圆体，继续用补肾活血调经法，上方减龟甲，鳖甲，加鹿角霜 12g，生地 10g，7 剂。

五诊：1994 年 12 月 28 日。患者月经仍未来潮，近半月感恶心偏食，倦怠嗜睡，讨厌异味，脉象滑数。妊娠试验阳性，诊断早孕。

【按语】

本患者结婚 5 年余，未避孕不孕，近 2 年月经稀发甚或闭经，表现腰酸怕冷，舌质淡嫩，脉沉细无力，辨证属脾肾阳虚，任督亏虚；

胃脘胀满，口干胁痛，带下量多或黄或白，大便偏干，为长期不孕，肝气不舒，湿滞中焦，化热伤阴。治以温补脾肾，舒肝化湿，调补任督。用附子、肉桂、淫羊藿、巴戟天温补肾阳；党参，炒白术，陈皮，法半夏健脾化湿；当归，赤白芍，丹参，泽兰活血养血调补任督二脉；龟甲、鳖甲为血肉有情之品，滋补肾中真阴，取"壮水之主以制阳光"之意，助其卵子发育；川牛膝，益母草活血化瘀，引药下行，以促成熟卵子排出。服药后月经来潮，脾肾任督功能恢复正常，湿（热）邪清利，故能受孕。傅老常用此法加减治疗闭经、带下和不孕症，她认为既有促进排卵恢复月经的作用，也可以提高患者受孕机会。（肖承悰，吴熙．中医妇科名家经验心悟·傅方珍医案．北京：人民卫生出版社，2009．）

便涩腹胀足浮肿不孕　三十八

【原文】

妇人有小水艰涩，腹胀脚肿，不能受孕者。人以为小肠之热也，谁知是膀胱之气不化乎。夫膀胱原与胞胎相近，膀胱病而胞胎亦病矣。然水湿之气必走膀胱，而膀胱不能自化，必得肾气相通，始能化水[1]，以出阴器[2]。倘膀胱无肾气之通，则膀胱之气化不行，水湿之气必且渗入胞胎之中，而成汪洋之势矣。汪洋之田，又何能生物也哉？治法必须壮肾气以分消胞胎之湿，益肾火以达化膀胱之水。使先天之本壮，则膀胱之气化[3]；胞胎之湿除，而汪洋之田化成雨露之壤矣。水化则膀胱利，火旺则胞胎暖，安有布种而不发生者哉！方用化水种子汤。

巴戟一两，盐水浸　白术一两，土炒　茯苓五钱　人参三钱
菟丝子五钱，酒炒　芡实五钱，炒　车前二钱，酒炒　肉桂一钱，去粗，研

水煎服。二剂膀胱之气化，四剂艰涩之症除，又十剂虚胀脚肿之病形消。再服六十剂，肾气大旺，胞胎温暖易于受胎而生育矣。

此方利膀胱之水，全在补肾中之气。暖胞胎之气，全在壮肾中之火。至于补肾之药，多是濡润之品，不以湿而益助其湿乎？然方中之药，妙于补肾之火，而非补肾之水，尤妙于补火而无燥烈之虞，利水而非荡涤之猛。所以膀胱气化，胞胎不湿，而发荣长养无穷与。

便涩、腹胀、足浮肿，此病极多。不惟不能受孕，抑且渐添杂症，久而不愈，甚有成劳瘵不治者。此方补水而不助湿，补火而使归原，善极，不可加减一味。若无好肉桂，以破故纸一钱（炒）代之。用核桃仁二个，（连皮烧黑去皮，用仁）作引。若用好肉桂，即可不用核桃引。

【注解】

［1］化水：亦化气利水，此处指阳气被水寒阻遏而致得小便艰涩，腹胀脚肿。

［2］阴器：指外生殖器。为足厥阴肝经所过之处，其功能和发育情况与肾的盛衰有关。阴器病多从肝肾论治。《素问·热论》说："厥阴脉循阴器而络于肝。"

［3］膀胱之气化：指津液代谢后剩余的水液，贮存于膀胱，并在肾阳蒸化作用的促进下，膀胱具有排泄尿液的功能。

【评议】

1. 妇人有小便艰涩、腹胀、足浮肿不能受孕者，乃是由于膀胱气化不利所致。而膀胱不能气化，却因于肾气虚所致。

2. 治疗以化水种子汤，用盐水浸巴戟，土炒白术为君有温补肾火，健脾利水，助膀胱气化之功；菟丝子，茯苓，芡实，人参壮肾气暖胞宫化甘露，再以酒炒车前，去粗肉桂，拯救汪洋退尽的胞宫，以助其成孕。

【医案选录】

刘某，33 岁。1995 年 11 月 21 日诊。

患者原发不孕 5 年，月经基本正常。近半年经常小便不利，受凉或生气后复发。开始小便点滴而下，渐致闭塞不通，小腹胀急疼痛。伴有腰腿沉重，指按有凹陷。西医诊为原发不孕，膀胱麻痹。常用抗感染利尿等药，或放置导尿管以缓解小腹胀痛，小便不利之苦。就诊时语言低弱，少气懒言；观其面色少华，舌质淡胖嫩，苔薄白水滑；脉缓弱。处方：巴戟天15g，炒白术15g，茯苓15g，泽泻10g，川牛膝15g，菟丝子15g，车前子30g，党参30g，黄芪30g，附子3g。7剂服后，小便即畅通自如，小腹亦无胀急疼痛感。因疗效颇显，患者经调理3个月，自然受孕。

【按语】

妇人不孕，小便短涩，腹胀脚肿，有医者以为小肠湿热困阻，其实为膀胱气化不利而致。因为膀胱与胞宫相邻，膀胱气化功能障碍，必引起小便不利，三焦气化不利，而致腹胀脚肿。胞宫与膀胱相邻，水湿之气必闭阻膀胱，膀胱不能自化，影响肾中阳气功能，不能化水以出阴气。故膀胱无肾阳气温通，则膀胱气化不行，水湿之气必渗入胞胎之中而成汪洋之势矣，遂难以摄精成孕。（肖承悰，吴熙. 中医妇科名家经验心悟·傅方珍医案. 北京：人民卫生出版社，2009.）

种子

女科下卷

妊娠

妊娠恶阻　三十九

【原文】

妇人怀娠之后，恶心呕吐，思酸解渴，见食憎恶，困倦欲卧。人皆曰妊娠恶阻[1]也，谁知肝血太燥乎。夫妇人受妊，本于肾气之旺也，肾旺是以摄精。然肾一受精而成娠，则肾水生胎，不暇化润于五脏。而肝为肾之子，日食母气以舒，一日无津液之养，则肝气迫索，而肾水不能应，则肝益急，肝急则火动而逆也。肝气既逆，是以呕吐恶心之症生焉。呕吐纵不至太甚，而其伤气则一也。气既受伤，则肝血愈耗。世人用四物汤治胎前诸症者，正以其能生肝之血也。然补肝以生血，未为不佳，但生血而不知生气，则脾胃衰微，不胜频呕，犹恐气虚则血不易生也。故于平肝补血之中，加以健脾开胃之品，以生阳气，则气能生血，尤益胎气耳。或疑气逆而用补气之药，不益助其逆乎？不知妊娠恶阻，其逆不甚，且逆是因虚而逆，非因邪而逆也。因邪而逆者，助其气则逆增；因虚而逆者，补其气则逆转。况补气于补血之中，则阴足以制阳，又何虑其增逆乎。

宜用顺肝益气汤。

亦有肝郁气滞，胸膈膨闷，见食不恶，不能多食，虽系妊娠而非恶阻，宜分别治之。后另有方。

人参一两　当归一两，酒洗　苏子一两，炒，研　白术三钱，土炒　茯苓二钱　熟地五钱，九蒸　白芍三钱，酒炒　麦冬三钱，去心　陈皮三分　砂仁一粒，炒，研　神曲一钱，炒

水煎服。一剂轻，二剂平，三剂全愈。此方平肝则肝逆除，补肾则肝燥息，补气则血易生。凡胎病而少带恶阻者，俱以此方投之无不安，最有益于胎妇，其功更胜于四物焉。

方极效。但苏子一两，疑是一钱之误。然国初上元生人，禀赋最壮，或非用一两不效。今当下元，用一钱可也，万不可用一两。

疏肝化滞汤：全当归（酒洗）六钱　杭芍（酒炒）三钱　党参（去芦）三钱　白扁豆（去皮）四钱　云苓二钱　香附（炒焦）二钱　砂仁（炒，研）钱半　条芩（炒焦）八分　神曲（炒焦）钱半　广皮八分　薄荷六分　甘草五分　水煎服。

【注解】

[1] 妊娠恶阻：妊娠早期出现恶心呕吐，头晕倦怠，甚至食入即吐者，称为"妊娠恶阻"。亦称为"子病""病儿""阻病"。

【评议】

妊娠恶阻的病因病机多因脾胃虚弱或肝胃不和导致冲气上逆、胃失和降。若呕吐日久，浆水不入，伤及气阴，可继发气阴两虚的恶阻重症。傅青主认为肝血太燥，肝气既逆所致，治以平肝和胃，降逆止呕，方用顺肝益气汤。方中人参、白术、茯苓健脾养胃，益气和中；当归身、白芍、熟地养血平肝以降逆；麦冬滋阴清热、益胃生津；苏子降气；陈皮、砂仁调中理气；炒神曲消食和胃。全方养血平肝，降逆和胃，呕吐自平而胎安。

疏肝化滞汤紧扣肝郁气滞之病机，方中以当归身、白芍养血平肝降逆；党参、茯苓、白扁豆、甘草健脾和胃；香附、薄荷疏肝理气；

陈皮、砂仁调中理气；黄芩清热安胎；神曲消食和胃。全方疏肝理气，调补脾胃，顺降逆气，呕吐自平而胎安。

妊娠浮肿[1]　四十

【原文】

妊妇有至五个月，肢体倦怠，饮食无味，先两足肿，渐至遍身头面俱肿。人以为湿气使然也，谁知是脾肺气虚乎。夫妊娠虽有按月养胎之分，其实不可拘于月数，总以健脾补肺为大纲。盖脾统血，肺主气，胎非血不荫，非气不生，脾健则血旺而荫胎，肺清则气旺而生子。苟肺衰则气馁，气馁则不能运气于皮肤矣；脾虚则血少，血少则不能运血于肢体矣。气与血两虚，脾与肺失职，所以饮食难消，精微不化，势必至气血下陷，不能升举，而湿邪即乘其所虚之处，积而成浮肿症，非由脾肺之气血虚而然耶。治法当补其脾之血与肺之气，不必祛湿，而湿自无不去之理。方用加减补中益气汤。

人参五钱　黄芪三钱，生用　柴胡一钱　甘草一分　当归三钱，酒洗　白术五钱，土炒　茯苓一两　升麻三分　陈皮三分

水煎服。四剂即愈，十剂不再犯。夫补中益气汤之立法也，原是升提脾肺之气似乎益气而不补血，然而血非气不生，是补气即所以生血。观当归补血汤用黄芪为君，则较著彰明矣。况湿气乘脾肺之虚而相犯，未便大补其血，恐阴太盛而招阴也。只补气而助以利湿之品，则气升而水尤易散，血亦随之而生矣。然则何以重用茯苓而至一两，不几以利湿为君乎？嗟！嗟！湿症而不以此药为君，将以何者为君乎？况重用茯苓于补气之中，虽曰渗湿[2]，而仍是健脾清肺之意。且凡利水之品，多是耗气之药，而茯苓与参术合，实补多于利，所以重用之以分湿邪，即以补气血耳。

【注解】

[1] 妊娠浮肿：孕妇在妊娠3～4个月以后出现面目肿胀渐及下肢，有的甚至遍及全身，亦称"子肿"。古人根据肿胀部位或程度不同，分

别称为子气、皱脚、脆脚。

[2] 渗湿：①渗透泄下。《素问·五常政大论》："其气滞，其用渗泄。"②利尿。《素问·至真要大论》："咸味涌泄为阴，淡味渗泄为阳。"

【评议】

妊娠浮肿的病因病机是脾肺气虚。脾虚则血少，血少则不能运血于肢体；肺衰则气馁，气馁则不能运气于皮肤。气与血两虚，脾与肺失职，所以饮食难消，精微不化，势必至气血下陷，不能升举，而湿邪即乘其所虚之处，积而成浮肿症。西医认为妊娠水肿往往是妊娠高血压综合征的早期症状。其主要机制是水钠潴留。重症病人水钠分布特点是组织间隙或细胞内超越正常的扩张，血容量减少，出现血液浓缩；轻症病人只是血容量轻度增加。

加减补中益气汤紧扣脾肺气虚之病机，补其脾之血与肺之气，使水湿自去。方中人参、白术、茯苓、甘草健脾养胃，益气和中；黄芪补益脾肺之气；当归身补血；柴胡、升麻升举脾胃清阳之气；陈皮健脾理气燥湿。全方升提脾肺之气，是补气即所以生血，补气而助以利湿之品，则气升而水尤易散，血亦随之而生矣。加减补中益气汤主要治疗妊娠浮肿，临床多用于治疗早期妊娠高血压综合征，届时需结合全身症状及舌脉加以辨证治疗。

妊娠少腹疼　四十一

【原文】

妊娠小腹作疼，胎动不安[1]，如有下堕之状。人只知带脉[2]无力也，谁知是脾肾之亏乎。夫胞胎虽系于带脉，而带脉实关于脾肾。脾肾亏损，则带脉无力，胞胎即无以胜任矣。况人之脾肾亏损者，非饮食之过伤，即色欲之太甚。脾肾亏则带脉急，胞胎所以有下坠之状也。然则胞胎之系，通于心与肾，而不通于脾，补肾可也，何故补脾？然脾为后天，脾非先天之气不能化，肾非后天之气不能生，补肾而不补脾，则肾之精何以遽生也？是补后天之脾，正所以补先天之肾也；补先后二天之脾与肾，正所以固胞胎之气与血。脾肾可不均补乎！方用安奠[3]二天汤。

人参一两，去芦　熟地一两，九蒸　白术一两，土炒　山药五钱，炒　炙草一钱　山萸五钱，蒸，去核　杜仲三钱，炒黑　枸杞二钱　扁豆五钱，炒，去皮

水煎服。一剂而疼止，二剂而胎安矣。夫胎动乃脾肾双亏之症，非大用参、术、熟地补阴补阳之品，断不能挽回于顷刻。世人往往畏用参、术，或少用，以冀建功，所以寡效。此方正妙在多用也。

人参一两，无力者以党参代之。无上党参者，以嫩黄芪代之。

【注解】

［1］胎动不安：妊娠期出现腰酸腹痛，胎动下坠，或阴道少量流血者，称为"胎动不安"，又称"胎气不安"。本病类似于西医学的先兆流产，即指妊娠28周前出现少量阴道流血，伴下腹痛或腰痛者。妇科检查宫口未开，胎膜未破，子宫大小与孕周相符。

［2］带脉：人体奇经八脉之一。带脉能约束纵行之脉，足三阴、三阳以及阴阳二跷脉皆受带脉之约束，以加强经脉之间的联系。带脉还有固护胎儿和主司妇女带下的作用。带脉循行起于季胁，斜向下行到带脉穴，绕身一周。并于带脉穴处再向前下方沿髋骨缘斜行到少腹。带脉病候主要表现为"带脉不引"，即约束无力所致各种弛缓、痿废诸证。

［3］安奠：安稳之意。

【评议】

妊娠小腹作疼为胞阻，其总的病机为脾肾亏损，带脉无力，胞胎无以胜任。胎动不安相当于西医学之"先兆流产"。一般与胚胎因素、母体因素、免疫因素、创伤与精神刺激、其他因素有关。

安奠二天汤紧扣脾肾亏损，带脉无力，胞胎无以胜任之病机，使先天生后天，后天养先天，补先后二天之脾与肾，而所以固胞胎之气与血，气血旺盛而胎元内有载养，自无不安之患。方中人参、白术、山药、扁豆、甘草健脾养胃，益气和中，使气旺以载胎，以助生化之

源；杜仲固肾安胎；熟地、山萸肉、枸杞滋阴养血、补益肝肾而安胎。全方或益其气，或补其血，双补脾肾，使气血渐旺，冲任带脉得固，其胎可安。

安奠二天汤主要治疗妊娠小腹疼、胎动不安，临床多用于治疗脾肾亏损，带脉无力，胞胎无以胜任之胎动不安，届时需结合全身症状及舌脉加以辨证治疗。

妊娠口干咽痛　四十二

【原文】

妊娠三四个月，自觉口干舌燥，咽喉微痛，无津以润，以至胎动不安，甚则血流如经水。人以为火动之极也，谁知是水亏之甚乎。夫胎也者，本精与血之相结而成。逐月养胎，古人每分经络，其实均不离肾水之养。故肾水足而胎安，肾水亏而胎动。虽然肾水亏又何能动胎，必肾经之火动，而胎始不安耳。然而火之有余，仍是水之不足。所以火炎而胎必动，补水则胎自安，亦既济[1]之义也。惟是肾水不能遽生，必须滋补肺金，金润则能生水，而水有逢源之乐矣。水既有本，则源泉混混矣，而火又何难制乎？再少加以清热之品，则胎自无不安矣。方用润燥安胎汤。

熟地一两，九蒸　生地三钱，酒炒　山萸肉五钱，蒸　麦冬五钱，去心　五味一钱，炒　阿胶二钱，蛤粉炒　黄芩二钱，酒炒

益母二钱

水煎服。二剂而燥息，再二剂而胎安。连服十剂，而胎不再动矣。此方专填肾中之精，而兼补肺。然补肺仍是补肾之意，故肾经不干燥，则火不能灼，胎焉有不安之理乎。

方极妙，用之立应。万不可因咽痛而加豆根、射干等药，亦不可因过润而加云苓。

【注解】

[1] 既济：合也。阴阳配合之象。"水火既济"是指心火必须下降

于肾，肾水必须上济于心，这样心肾之间的生理功能才能协调，而称
为"心肾相交"。

【评议】

妊娠口干咽痛的病因病机是肾水不足，火性炎上。妊娠之后阴血
下注冲任以养胎元，阴血更虚，肾水更加不足，津液不能上承以滋润，
故而出现口干舌燥，咽喉微痛。肾水不足使肾之精血亏乏而不能濡养
胎元，故而出现胎动不安，治以滋肾补肺，方用润燥安胎汤。

润燥安胎汤方中熟地、山萸肉滋补肝肾之精血；生地养阴清热凉
血；麦冬、五味子养阴生津润肺，使津充液盛，上荣舌本，则咽不干、
口不燥；黄芩清金宣肺并能安胎；阿胶养血止血安胎；益母草活血利
水，促进宫缩，故临床应用治疗本病应去掉。全方重在滋养肾水，清
润肺金，使金水相生，阴津充足，虚火自平，则胎安口咽滋润。

润燥安胎汤主要治疗妊娠口干咽疼，临床多用于治疗肾水不足，
火性炎上之胎动不安，届时需结合全身症状及舌脉加以辨证治疗。

妊娠吐泻腹疼　四十三

【原文】

妊妇上吐下泻，胎动欲堕，腹疼难忍，急不可缓，此脾胃虚极
而然也。夫脾胃之气虚，则胞胎无力，必有崩坠之虞。况又上吐下
泻，则脾与胃之气，因吐泻而愈虚，欲胞胎之无恙也得乎。然胞胎
疼痛而究不至下坠者，何也？全赖肾气之固也。胞胎系于肾而连于
心，肾气固则交于心，其气通于胞胎，此胞胎之所以欲坠而不得也。
且肾气能固，则阴火[1]必来生脾；心气能通，则心火必来援胃。脾
胃虽虚而未绝，则胞胎虽动而不堕，可不急救其脾胃乎！然脾胃当
将绝而未绝之时，只救脾胃而难遽生，更宜补其心肾之火，使之生
土，则两相按续，胎自固而安矣。方用援土固胎汤。

人参一两　白术二两，土炒　山药一两，炒　肉桂二钱，去粗，
研制　附子五分　续断三钱　杜仲三钱，炒黑　山萸一两，蒸，去

核　枸杞三钱　菟丝子三钱，酒炒　砂仁三粒，炒，研　炙草一钱

　　水煎服。一剂而泄止，二剂而诸病尽愈矣。此方救脾胃之土十之八，救心肾之火十之二也。救火轻于救土者，岂以土欲绝而火未甚衰乎？非也。盖土崩非重剂不能援，火衰虽小剂而可助。热药多用，必有太燥之虞，不比温甘之品也。况胎动系土衰而非火弱，何用太热。妊娠忌桂附，是恐伤胎，岂可多用。小热之品计之以钱，大热之品计之以分者，不过用以引火，而非用以壮火也。其深思哉！

　　白术多伪，肉桂更无佳者。用者若有真药固妙，如无真药，白术以白扁豆代之，肉桂以破故纸代之。

【注解】

　　[1] 阴火：关于"阴火"理论历代医家有不同解释。经分析认为"阴火"是指饮食不节、劳逸过度、精神刺激三因素综合作用引起脾胃气虚而导致的内伤发热。

【评议】

　　妊娠吐泻腹疼的病因病机是脾胃气虚，肾气不固。妇女怀娠之后，肾中精血下注冲任以养胎元，若上吐下泻，则脾胃之气愈虚，胞胎失养，则见腹痛。治以健脾补气，益肾安胎，方用援土固胎汤。

　　援土固胎汤中人参、白术、山药健脾益气以滋化源，使源盛流畅，则血有所生，胎有所养；肉桂、附子补其心肾之火，使之生土，温肾暖胞以养胎；续断、杜仲、山萸、菟丝子补肾固冲安胎；枸杞养肝滋血安胎；砂仁理气调中安胎；炙甘草健脾益气、调和诸药。全方益脾胃之气，补心肾之火，则胎自安。

　　援土固胎汤主要治疗妊娠吐泻腹疼，临床多用于治疗脾胃气虚，肾气不固之胎动不安，届时需结合全身症状及舌脉加以辨证治疗。

妊娠子悬胁疼　四十四

【原文】

　　妊娠有怀抱忧郁，以致胎动不安，两胁闷而疼痛，如弓上弦。

人止知是子悬[1]之病也，谁知是肝气不通乎。夫养胎半系于肾水，然非肝血相助，则肾水实有独力难支之势。故保胎必滋肾水，而肝血断不可不顾。使肝气不郁，则肝之气不闭，而肝之血必旺，自然灌溉胞胎，合肾水而并协养胎之力。今肝气因忧郁而闭塞，则胎无血荫，肾难独任，而胎安得不上升以觅食，此乃郁气使然也。莫认为子之欲自悬，而妄用泄子之品则得矣。治法宜开肝气之郁结，补肝血之燥干，则子悬自定矣。方用解郁汤。

人参一钱　白术五钱，土炒　白茯苓三钱　当归一两，酒洗　白芍一两，酒炒　枳壳五分，炒　砂仁三粒，炒，研　山栀子三钱，炒　薄荷二钱

水煎服。一剂而闷痛除，二剂而子悬定，至三剂而全安。去栀子，再多服数剂不复发。此乃平肝解郁之圣药，郁开则木不克土，肝平则火不妄动。方中又有健脾开胃之品，自然水精四布，而肝与肾有润泽之机，则胞胎自无干燥之患，又何虑上悬之不愈哉。

【注解】

[1] 子悬：亦名"胎上逼心"。妊娠胸胁胀满，甚或喘急，烦躁不安者，称为"子悬"。

【评议】

妊娠子悬胁疼的病因病机是肝气闭郁，郁结不通。妊娠之后有赖于肾水养胎，养胎一半系于肾水，一半系于肝血相助，若肝气闭郁乘脾，气血化生乏源，肝血亦不足，脾胃气壅，升降失调，故胸腹胀闷疼痛，烦躁不安。治宜开肝气之郁结，补肝血之燥干。方用解郁汤。

解郁汤紧扣肝气闭郁，郁结不通之病机，使肝气不闭，而肝血必旺，自然灌溉胞胎，合肾水而并协养胎之力。方中人参、白术、茯苓健脾益气以滋化源，使源盛流畅，则血有所生，胎有所养；当归身、白芍养血柔肝；枳壳、薄荷疏肝理气；砂仁理气调中安胎；山栀子清热除烦。全方重在养血疏肝，健脾和中，以达到胎安之目的。

解郁汤主要治疗妊娠子悬胁疼，临床多用于治疗肝气闭郁，郁结不通之胎动不安，届时需结合全身症状及舌脉加以辨证治疗。

妊娠跌损 四十五

【原文】

妊妇有失足跌损[1]，致伤胎元，腹中疼痛，势如将堕者。人只知是外伤之为病也，谁知有内伤之故乎。凡人内无他症，胎元坚固，即或跌扑闪挫，依然无恙。惟内之气血素亏，故略有闪挫，胎便不安。若止作闪挫外伤治，断难奏功，且恐有因治而反堕者，可不慎欤[2]！必须大补气血，而少加以行瘀之品，则瘀散胎安矣。但大补气血之中，又宜补血之品多于补气之药，则无不得之。方用救损安胎汤。

当归一两，酒洗　白芍三钱，酒炒　生地一两，酒炒　白术五钱，土炒　炙草一钱　人参一钱　苏木三钱，捣碎　乳香一钱，去油　没药一钱，去油

水煎服。一剂而疼痛止，二剂而势不下坠矣，不必三剂也。此方之妙，妙在既能祛瘀而不伤胎，又能补气补血而不凝滞，固无通利之害，亦痊跌闪之伤。有益无损，大建奇功，即此方与。然不特治怀孕之闪挫也，即无娠闪挫，亦可用之。

【注解】

[1] 跌损：主要是指跌打损伤，包括刀枪、跌仆、殴打、闪挫、刺伤、擦伤、运动损伤等，伤处多有疼痛、肿胀、出血或骨折、脱臼等，也包括一些内脏损伤。在此主要以软组织损伤为主。

[2] 可不慎欤：能不谨慎吗！

【评议】

妊娠跌损的病因病机是跌扑伤胎，气血受损。妊妇气血素亏，妊娠之后阴血下注冲任以养胎，阴血更亏，失足跌损，更加损伤气血、冲任，胎气受损而又有少量瘀血存留，治以大补气血，行瘀安胎。方用救损安胎汤。

救损安胎汤补气血，少加以行瘀之品，使瘀散胎安。方中当归、

白芍、生地滋阴养血安胎；人参、白术、炙甘草益气健脾；苏木、乳香、没药消散瘀血。全方大补气血之中，又宜补血之品多于补气之药，且少加以行瘀之品，则瘀散胎安矣。

救损安胎汤主要治疗妊娠跌损，临床多用于治疗失足跌损、气血两虚之胎动不安，届时需结合全身症状及舌脉加以辨证治疗。详观病情，慎用活血化瘀之品。

妊娠小便下血[1]病名胎漏　四十六

【原文】

妊妇有胎不动腹不疼，而小便中时常有血流出者。人以为血虚胎漏也，谁知气虚不能摄血乎。夫血只能荫胎[2]，而胎中之荫血，必赖气以卫之，气虚下陷，则荫胎之血亦随气而陷矣。然则气虚下陷，而血未尝虚，似不应与气同陷也。不知气乃血之卫，血赖气以固，气虚则血无凭依，无凭依必燥急，燥急必生邪热。血寒则静，血热则动，动则外出而莫能遏，又安得不下流乎。倘气不虚而血热，则必大崩，而不止些微之漏矣。治法宜补其气之不足，而泄其火之有余，则血不必止而自无不止矣。方用助气补漏汤。

人参一两　白芍五钱，酒炒　黄芩三钱，酒炒黑　生地三钱，酒炒黑　益母草一钱　续断二钱　甘草一钱

水煎服。一剂而血止，二剂再不漏矣。此方用人参以补阳气，用黄芩以泄阴火。火泄则血不热而无欲动之机，气旺则血有依而无可漏之窍。气血俱旺而和协，自然归经而各安其所矣，又安有漏泄之患哉。

【注解】

[1]妊娠小便下血：妊娠后阴道少量流血，即"胎漏"。阴道流血也混于小便之中流出，限于时代傅山只见于小便下血，实际是从子宫颈口经过阴道流出的，非从尿道口而出。

[2]荫胎：滋养胚胎。荫：此处为保护之意。

【评议】

妊娠小便下血病名胎漏实为妊娠期小便时阴道少量出血，而无腰酸腹痛者，称为"胎漏"，亦称"胞漏"或"漏胎"。其病因病机是气虚不能摄血。妊妇平素体弱血虚，或孕后脾胃受损，化源不足，或因故损伤气血，气虚不摄，血虚失养，胎气不固而致胎漏。治以益气摄血，养血安胎。方用助气补漏汤。

助气补漏汤中人参为君药大补元气、补脾调中；白芍、生地为臣药养血滋阴清热而止血；黄芩亦为臣药清热安胎止血；益母草为佐药，因妊娠小便下血可能造成体内有瘀血，新血不能归经，故以少量益母草活血祛瘀使新血归经而止血；续断亦为佐药固肾壮腰以系胎；甘草为使药以调和诸药。

助气补漏汤主要治疗气虚不能摄血之胎漏，临证需结合全身症状及舌脉加以辨证治疗。

妊娠子鸣　四十七

【原文】

妊妇怀胎至七八个月，忽然儿啼腹中，腰间隐隐作痛。人以为胎热之过也，谁知是气虚之故乎。夫儿之在胞胎也，全凭母气以化成。母呼儿亦呼，母吸儿亦吸，未尝有一刻之间断。至七八个月，则母气必虚矣。儿不能随母之气以为呼吸，必有迫不及待之势。母子原相依为命，子失母之气，则拂子之意而啼于腹中，似可异而究不必异。病名子鸣[1]，气虚甚也。治宜大补其气，使母之气与子气和合，则子之意安而啼亦息矣。方用扶气止啼汤。

人参一两　黄芪一两，生用　麦冬一两，去心　当归五钱，酒洗　橘红五分　甘草一钱　花粉一钱

水煎服。一剂而啼即止，二剂不再啼。此方用人参、黄芪、麦冬以补肺气，使肺气旺则胞胎之气亦旺，胞胎之气旺，则胞中之子气有不随母之气以为呼吸者，未之有也。

妊娠

【注解】

[1] 子鸣：妊妇怀胎至七八个月，儿啼腹中，腰间隐隐作痛。

【评议】

妊娠子鸣的病因病机是气虚较甚。妊妇怀胎至七八个月，母气必虚。而母子原相依为命，儿之在胞胎，全凭母气以化成。母呼儿亦呼，母吸儿亦吸，未尝有一刻之间断。今母气亏虚，胎儿不能随母之气以为呼吸，子失母之气，则拂子之意而啼于腹中，治以大补其气，使母之气与子之气和合，则子之意安而啼亦息矣。

扶气止啼汤方中人参、黄芪、麦冬为君药大补脾肺之气，肺主一身之气，肺气旺则胞胎之气亦旺，胞胎之气旺，则胞中之子气亦随母之气以为呼吸而啼亦息矣；当归为臣药补血，血足则气旺而能扶气；橘红为佐药理气而顺其子母呼吸；花粉亦为佐药滋阴润肺；甘草为使药以益气补中、调和诸药。

扶气止啼汤临床多用于治疗气虚甚之妊娠子鸣，结合现代医学，本条明言妊娠七八个月，此时是孕妇心脏负担较重的时期，由于血容量的增加引起心排出量增加和心率加快，出现心悸气短等症，临床需严格检查，除外妊娠合并心脏病。

妊娠腰腹疼渴汗躁狂　四十八

【原文】

妇人怀妊有口渴汗出，大饮冷水，而烦躁发狂，腰腹疼痛，以致胎欲堕者。人莫不谓火盛之极也，抑知是何经之火盛乎。此乃胃火炎炽，熬煎胞胎之水，以致胞胎之水涸，胎失所养，故动而不安耳。夫胃为水谷之海，多气多血之经，所以养五脏六腑者。盖万物皆生于土，土气厚而物始生，土气薄而物必死。然土气之所以能厚者，全赖火气之来生也；胃之能化水谷者，亦赖火气之能化也。今胃中有火，宜乎生土，何以火盛而反致害乎？不知无火难以生土，而火多又能烁水。虽土中有火，土不死，然亦必有水方不燥。使胃火太旺，必致烁干肾水，土中无水，则自润不足，又何以分润胞胎。土烁之极，火热炎蒸，犯心越神，儿胎受逼，安得不下坠乎。经所谓二阳之病发心脾[1]者，正此义也。治法必须泄火滋水，使水气得旺，则火气自平，火平则汗狂躁渴自除矣。方用息焚安胎汤。

生地一两，酒炒　青蒿五钱　白术五钱，土炒　茯苓三钱　人参三钱　知母二钱　花粉二钱

水煎服。一剂而狂少平，二剂而狂大定，三剂而火尽解，胎亦安矣。此方药料颇重，恐人虑不胜，而不敢全用，又不得不再为嘱之。怀胎而火胜若此，非大剂何以能蠲，火不息则狂不止，而胎能安耶？况药料虽多，均是滋水之味，益而无损，勿过虑也。

【注解】

[1] 二阳之病发心脾：见于《素问·阴阳别论篇第七》，是指足阳明胃与手阳明大肠之病是因为心脾有病而影响到胃肠而发病的。因隐曲而肝郁，因肝郁影响到心脾气郁不舒，即木克土、母病及子；脾胃相表里，以致二阳胃病。此处是因心脾先病影响到胃病，因胃火太旺而烁水。

【评议】

妊娠腰腹疼渴汗躁狂总的病因病机是胃火炎炽，熬煎胞胎之水，以致胞胎之水涸，胎失所养而致胎动不安。胃中有火，必然煎熬肾水，消灼阴液，阴液不足自不能滋润胞胎，亦使火热炎蒸，心火亢盛，心主神明，火旺则神明不安而烦躁发狂；火热内炽，耗损津液，不能润肺则口干咽燥；火热内炽，迫津外泄故见汗出；火热内炽，肾阴不足，腰为肾之府，肾虚不能濡养腰部故见腰腹疼。

息焚安胎汤治以泄火滋水，水气得旺，则火气自平，火平则汗狂躁渴自除。方中生地为君药滋肾益阴以济心火；青蒿亦为君药滋阴清热；人参为臣药益气生津；白术、茯苓亦为臣药健脾益气使气血生化之源充足使中焦无火而宁心安神；知母为佐药清泻肾火，滋阴润燥，使水火既济；花粉亦为佐药清胃除烦，润肺生津。全方共奏清泻胃火、滋阴润燥、宁心安神之效。

息焚安胎汤主要治疗妊娠腰腹疼渴汗躁狂，临床多用于治疗胃火炎炽、肾水不足之妊娠腰腹疼渴汗躁狂，届时需结合全身症状及舌脉加以辨证治疗。

妊娠中恶 四十九

【原文】

妇人怀子在身，痰多吐涎，偶遇鬼神祟恶，忽然腹中疼痛，胎向上顶。人疑为子悬之病也，谁知是中恶[1]而胎不安乎。大凡不正之气，最易伤胎。故有孕之妇，断不宜入庙烧香与僻静阴寒之地，如古洞幽岩，皆不可登。盖邪祟多在神宇潜踪，幽阴岩洞亦其往来游戏之所，触之最易相犯，不可不深戒也。况孕妇又多痰饮，眼目易眩，目一眩如有妄见，此招祟之因痰而起也。人云怪病每起于痰，其信然与。治法似宜以治痰为主，然治痰必至耗气，气虚而痰难消化，胎必动摇。必须补气以生血，补血以活痰，再加以清痰之品，则气血不亏，痰亦易化矣。方用消恶安胎汤。

当归一两，酒洗　白芍一两，酒炒　白术五钱，土炒　茯苓五钱　人参三钱　甘草一钱　陈皮五分　花粉三钱　苏叶一钱　沉香一钱，研末

此方大补气血，辅正邪自除之义也。

【注解】

[1]中恶：病名。又称客忤、卒忤。因触冒感受秽毒或不正之气或卒见怪异而大惊恐，突然呈现手足逆冷、面色发青、精神恍惚、头目昏晕，或错言妄语，甚则口噤、昏厥等症。出《肘后备急方》卷一。

【评议】

妊娠中恶的病因病机是触冒感受秽毒或不正之气而致胎动不安。大凡不正之气，最易伤胎。况孕妇又多痰饮，眼目易眩，目一眩如有妄见，此招祟之因痰而起也。故妊妇断不宜入庙烧香与僻静阴寒之地。若万一中恶，必当补气以生血，补血以活痰，再加以清痰之品，则气

血不亏，痰亦易化矣而无妄见，治以大补气血，扶正祛邪。

消恶安胎汤方中当归、白芍为君药养血滋阴；白术、茯苓、人参、甘草为臣药，亦是四君子汤起益气健脾之效，君臣相伍而大补气血；陈皮、苏叶为佐药理气化痰、和中安胎；花粉亦为佐药清热润肺化痰；沉香为使药芳香辛散以除冷气、逆气、气结等不正之气。临证用时要去掉天花粉，天花粉蛋白用于中期引产；当归活血，沉香下气需慎用。

妊娠多怒堕胎　五十

【原文】

妇人有怀妊之后，未至成形，或已成形，其胎必堕。人皆曰气血衰微，不能固胎也，谁知是性急怒多，肝火大动而不静乎。夫肝本藏血，肝怒则不藏，不藏则血难固。盖肝虽属木，而木中实寄龙雷之火[1]，所谓相火[2]是也。相火宜静不宜动，静则安，动则炽。况木中之火，又易动而难静。人生无日无动之时，即无日非动火之时。大怒则火益动矣，火动而不可止遏，则火势飞扬，不能生气养胎，而反食气伤精矣。精伤则胎无所养，势必下坠而不已。经所谓少火[3]生气，壮火[4]食气，正此义也。治法宜平其肝中之火，利其腰脐之气，使气生夫血而血清其火，则庶几矣。方用利气泄火汤。

人参三钱　白术一两，土炒　甘草一钱　熟地五钱，九蒸　当归三钱，酒洗白芍五钱，酒炒　芡实三钱，炒　黄芩二钱，酒炒

水煎服。六十剂而胎不坠矣。此方名虽利气，而实补气也。然补气而不加以泄火之品，则气旺而火不能平，必反害其气也。故加黄芩于补气之中以泄火，又有熟地、归、芍以滋肝而壮水之主，则血不燥而气得和，怒气息而火自平，不必利气而气无不利，即无往而不利矣。

【注解】

[1] 龙雷之火：即心肾之火。龙火是肾火，雷火是肝火。

[2] 相火：出自《素问·天元纪大论》："君火以明，相火以位。"

与君火相对而言。李经纬、邓铁涛《中医大辞典》："君火与相火相互配合，以温养脏腑，推动人体的功能活动。一般认为，肝、胆、肾、三焦均内寄相火，而其根源则在命门。"亦即命门之火。

［3］少火：人体阳气在正常的情况下，有温煦脏腑经络等作用，称之为少火。为生理之火。与壮火相对而言。见于《素问·阴阳应象大论》："壮火之气衰，少火之气壮；壮火食气，气食少火；壮火散气，少火生气。"

［4］壮火：在病理情况下，阳气过盛，功能亢奋，必然使物质的消耗增加，以致伤阴耗液。此种阳气过亢称之为"壮火"，中医学又称之为"气有余便是火。"为病理之火。与少火相对而言。

【评议】

妊娠多怒堕胎的病因病机是肝火炽盛。妊娠时七情所伤，多怒伤肝，肝气郁结日久化火，火动不能生气养胎，而反食气伤精。精伤则胎无所养，火旺导致冲任不固，而致胎动不安，治以补气补血，滋肝壮水。

利气泄火汤方中人参、白术、甘草为君药健脾益气，是四君子汤去掉茯苓以防渗利滑胎；熟地、当归、白芍亦为君药滋阴养血，是四物汤去掉川芎之走而不守特性，以滋肝而壮水之主，使血不燥而气得和，怒气息而火自平；黄芩为佐药，清热安胎；芡实亦为佐药补脾益肾。全方气血双补、平肝泻火，肝火清则精气足，胞胎自然安稳矣。

利气泄火汤临床多用于治疗肝火炽盛之胎动不安，届时需结合全身症状及舌脉加以辨证治疗。

【医案选录】

王某，女，33岁，已婚。

初诊2009年1月6日。

主诉：停经48天，阴道少量出血伴小腹隐痛2天。

现病史：患者平素月经规律4～5天/30天，量中，无痛经，末次月经2008年11月19日。停经43天时自查尿妊娠试验阳性。近2天因工作劳累出现阴道少量出血。一年前曾自然流产2次，未生育。刻下症：阴道少量出血，小腹隐痛，腰酸痛，轻度恶心，乏力，纳食不香，寐可，二便调。形体消瘦。舌淡红，苔白，脉细滑。查雌二醇（E_2）：400pg/ml；孕酮（P）：26ng/ml；人类绒毛膜促性腺激素（HCG）：5 230mIU/ml。

经孕产史：月经规律4～5天/30天，量中，无痛经，末次月经2008年11月19日。

诊断：中医：胎动不安；西医：先兆流产。

辨证：脾肾不足，冲任不固。

治法：健脾益肾，固摄冲任。

处方：川断15g，炒杜仲15g，桑寄生15g，白术15g，党参15g，菟丝子15g，阿胶珠15g，旱莲草15g，女贞子15g，白芍15g，生黄芪15g，莲房炭15g，苏梗12g，生甘草6g，砂仁6g（后下）。

二诊：2009年1月13日。7剂后，阴道流血及腹痛逐渐停止，仍腰酸，纳差，恶心，二便调。舌黯红，苔白，脉细滑。查E_2：650pg/ml；P：32ng/ml；HCG：56 300mIU/ml。

处方：川断15g，炒杜仲15g，桑寄生15g，白术15g，党参15g，菟丝子15g，阿胶珠15g，怀山药15g，女贞子15g，白芍15g，生黄芪15g，莲房炭15g，苏梗12g，生甘草6g，砂仁6g（后下）。

三诊：2009年1月20日。孕62天。7剂后，诸症基本消失，纳寐可，恶心，二便调。舌淡红，苔薄白，脉细滑。查E_2：1 346pg/ml；P：36ng/ml；HCG：123 000mIU/ml。B超：子宫7.5cm×6.7cm×5.6cm，胎囊3.5cm×2.7cm×3.6cm，可见胎心。超声提示：早孕活胎。

处方：继服上方14剂，以巩固疗效。

【按语】

分析本病例特点：①患者女性，停经48天，阴道少量出血伴小腹隐痛2天。②自查尿妊娠试验阳性。③查雌二醇（E_2）：400pg/ml；孕酮（P）：26ng/ml；人类绒毛膜促性腺激素（HCG）：5 230mIU/ml。根据四诊辨证为脾肾不足、冲任不固。肾主生殖，肾主胞胎，补肾安胎法是中医传统治法。除应以滋肾补肾为主外，同时必须辅以健脾而调理气血，使肾与脾，先天与后天相互支持、相互促进，以巩固胎元。方中桑寄生、川断、炒杜仲固肾壮腰以系胎；菟丝子补益肾精，固摄冲任，肾旺自能荫胎；阿胶珠养血止血；党参、白术、生黄芪健脾益气，是以后天养先天，生化气血以化精；旱莲草、女贞子补肾滋阴止血；白芍、生甘草缓急止痛；苏梗、砂仁理气安胎；莲房炭固摄止血安胎。诸药合用，共奏补肾健脾、益气固摄安胎之效。先兆流产一病，临床所见以虚证为多。虚者，多因血虚冲任不固，胎失所养；或脾虚气陷，胎失所载；或肾气不固，胎失所系，治疗原则即虚者补之。根据不同主症，或补其血，或益其气，或补肾气，气血渐旺，冲任得固，其胎可安。（选自肖承悰教授临证医案）

【注】

此病例中医诊断应为胎动不安，即青主所言妊娠少腹疼。

胎动不安往往是由于肾气不足引起，因肾主生殖，肾主胞胎，故治疗以补肾为主是其大法。寿胎丸是保胎常用之方，在其基础上，根据辨证常需要增加益气养血、理气安胎之品。根据妊娠后小腹隐痛，考虑西医诊断"先兆流产"可能性大，应结合西医 B 超检查和血 HCG（人类绒毛膜促性腺激素）、P（孕酮）、E_2（雌二醇）的检查，以预知胚胎的预后。

【医案选录】

李某，女，32 岁。

初诊 2008 年 10 月 10 日。

主诉：停经 42 天，腰酸、小腹隐痛 2 天。

现病史：患者平素月经规律 4～5 天 /30 天，量中，无痛经，末次月经 2008 年 8 月 29 日。停经 38 天时自查尿妊娠试验阳性。近 2 天因工作劳累而腰脊酸痛、小腹隐痛，恶心不吐，带下量多，纳寐可，二便调。舌淡红，苔薄白，脉细滑。结婚 8 年，自然流产 4 次，末次流产 2007 年 1 月。未生育。刻下症：腰脊酸痛，小腹隐痛，轻度恶心，乏力，带下量多，纳寐可，二便调。舌淡红，苔白，脉细滑。查 E_2：230pg/ml；P：22ng/ml；HCG：3 330mIU/ml。

经孕产史：平素月经规律 4～5 天 /30 天，量中，无痛经，末次月经 2008 年 8 月 29 日。

诊断：中医：①胎动不安，②滑胎；西医：复发性流产。

辨证：肾气不足，冲任不固。

治法：补益肾气，固摄安胎。

处方：川断 15g，炒杜仲 15g，桑寄生 15g，炙狗脊 15g，白术 15g，党参 15g，菟丝子 15g，阿胶珠 15g，黄精 15g，山萸肉 15g，白芍 15g，生黄芪 15g，莲房炭 15g，苏梗 12g，生甘草 6g，砂仁 6g（后下）。

二诊：2008 年 10 月 24 日。14 剂后，腰脊酸痛、小腹隐痛明显减轻，晨起呕恶，二便调。舌淡红，苔白，脉细滑。查 E_2：850pg/ml；P：28ng/ml；HCG：46 200mIU/ml。

处方：川断 15g，炒杜仲 15g，桑寄生 15g，白术 15g，党参 15g，菟丝子 15g，阿胶珠 15g，怀山药 15g，姜竹茹 15g，白芍 15g，生黄芪 15g，莲房炭 15g，苏梗 12g，砂仁 6g（后下），生甘草 6g。

三诊：2008 年 11 月 4 日。孕 66 天。14 剂后，诸症基本消失，纳寐可，恶心，二便调。舌淡红，苔薄白，脉细滑。查 E_2：1 446pg/ml；P：36ng/ml；HCG：103 000mIU/ml。B 超：子宫 6.5cm×5.7cm×5.6cm，胎囊 2.5cm×2.7cm×3.0cm，可见胎心。

处方：继服上方 14 剂，以巩固疗效。

【按语】

分析本病例特点：①患者女性，停经 42 天，腰酸、小腹隐痛 2 天。②自查尿妊娠试验阳性。③查 E_2：230pg/ml；P：22ng/ml；HCG：3 330mIU/ml。根据四诊辨证为肾气不足、冲任不固。肾主生殖，肾主胞胎，补肾安胎法是中医传统治法。患者屡孕屡堕，现停经 42 天，腰脊酸痛、小腹隐痛，此乃肾气不足，胎元受损之象。胞系于肾，胎成于精，精由血化，秉承元气，保精始能保胎，精亏难以妊育。滑胎之因或为先天不足，受损于肾气，以致不能荫胎系胞；或脾虚中气亏损，化源匮乏，以致不能摄养胎元。方中桑寄生、川断、炒杜仲、狗脊、山萸肉多味补肾之品固肾壮腰以系胎；菟丝子补益肾精，固摄冲任，肾旺自能荫胎；阿胶珠养血止血安胎；党参、白术、生黄芪健脾益气，是以后天养先天，生化气血以化精；白芍、生甘草缓急止痛；苏梗、砂仁理气和中安胎；莲房炭固摄止血，补脾安胎。诸药合用，共奏补肾健脾、益气固摄安胎之效。中医滑胎，即西医之复发性流产，有报道，母-胎同种免疫识别低下或识别过度、识别紊乱是导致反复流产的三种因素。中医采用天然药物防治自然流产具有明显的优势，中医药着重于整体调节，疗效肯定，无明显毒副作用，安全、简便。（选自肖承悰教授临证医案）

【注】

患者屡孕屡堕，自然流产4次，为复发性流产，临床上需考虑患者男女双方的诸多问题，在排除器质性病变后，采用中医药保胎，具有十分明显的优势。注意对待屡孕屡堕患者，在孕前加强检查及调理以防出现再次流产的可能。

小产

行房小产　五十一

【原文】

妊娠因行房颠狂[1]，遂致小产，血崩[2]不止。人以为火动[3]之极也，谁知是气脱之故乎。大凡妇人之怀妊也，赖肾水以荫胎[4]。水源不足，则火易沸腾。加以久战不已，则火必大动，再至兴酣颠狂，精[5]必大泄。精大泄则肾水益涸[6]，而龙雷相火[7]益炽。水火两病[8]，胎不能固而堕矣。胎堕而火犹未息，故血随火而崩下，有不可止遏之势。人谓火动之极，亦未为大误也。但血崩本于气虚，火盛本于水亏。肾水既亏，则气之生源涸矣。气源既涸，而气有不脱者乎？此火动是标，而气脱是本也。经云：治病必求其本。本固而标自立[9]矣。若只以止血为主，而不急固其气，则气散不能速回，而血何由止。不大补其精，则水涸不能遽长[10]，而火且益炽，不揣其本，而齐其末[11]，山未见有能济者也。方用固气填精汤。

人参一两　黄芪一两，生用　白术五钱，土炒　大熟地一两，九蒸　当归五钱，酒洗　三七三钱，研末冲　芥穗二钱，炒黑

水煎服。一剂而血止，二剂而身安，四剂则全愈。此方之妙，妙在不去清火，而惟补气补精。其奏功独神者，以诸药温润，能除大热也。盖热是虚，故补气自能摄血，补精自能止血，意在本也。

小产血崩，多由行房而致。若年逾四十，参、芪宜倍用，熟地宜减半用，以其气虚火衰也，否则每令气脱不救。凡有妊娠者，须忍欲谨避房事，万勿自蹈危途。慎之！

【注解】

[1] 颠狂：此处指过度用力行房事，心性大动。

[2] 血崩：崩为经血非时而暴下，出血量多不止。

[3] 火动：此火乃龙雷相火，居于肝肾二脏的阳火，生于虚无，守位禀命，不可妄动。

[4] 荫胎：养胎，庇佑之意。

[5] 精：精乃有形之物，有广义、狭义之分，前者泛指人体的精微物质；后者则特指生殖之精。房事时，男女皆有精泄之象。这里指后者，肾藏精，主生殖，故精泄则肾水匮乏。

[6] 涸：干枯。

[7] 龙雷相火：龙火属肾，雷火属肝，安于肾水之脏，如龙潜于水中。

[8] 水火两病：肾水亏而胎失养，相火盛则胎易动，所以说水火

两病而胎不能安固。

[9] 本固而标自立：本意树根牢固了，树梢也就稳定了，引申为抓住问题的根本。

[10] 水涸不能遽长：遽为急速、匆忙之意。意思是肾水亏虚，不能迅速补养。

[11] 不揣其本，而齐其末：不能思考和治疗发病的根本原因，只是调整、治理表面症状，意为本末倒置。

【评议】

大凡妇人之怀妊也，赖肾水以荫胎。

妊娠期过度房事容易造成出血，甚至流产，本文意在阐述小产的原因火动为标，肾水匮乏、气虚不固为本。肝藏血，肾藏精，精血同源。火动之极，则肝气大开，血不能藏，精亦不固，随之俱泄，最终水火两病而造成小产。

文中涉及之火，乃妄动之相火，非正常的肾阳肝阳，而妊娠期胚胎的发育需要正常阳气的温煦补养，所以文中进一步阐明此热为虚，治不在清火。不能单纯凉血止血，而应标本兼顾，滋肾水清相火，补气安胎。妊娠早期和晚期应尽量避免房事，以防动胎、堕胎。清代名医叶天士提出"保胎以绝欲为第一要策"。

以诸药温润，能除大热也。

气虚发热，由中气不足，阴火内生所致，宜补中益气，甘温除热；血虚发热，为阴血不足，阴不敛阳所致，宜益气养血，甘温除热。治病必求其本，所谓"有形之血不能速生，无形之气所当急固"，宗甘温除大热之意，补以温润之品，补气摄血，益精固肾。方中人参为君药，大补元气；以黄芪、白术健脾益气，熟地黄、当归养血补血共为臣；三七止血和血为佐；炒黑芥穗升散为使，益气止血。

现代医学认为妊娠期过度房事，容易造成子宫收缩、胎盘剥离等情况，导致异常出血、腹痛、腰酸的症状，临床上主要以平卧静养，给予缓解宫缩以及止血的药物治疗。

跌闪小产　五十二

【原文】

妊妇有跌扑闪挫，遂致小产，血流紫块，昏晕欲绝者。人皆曰瘀血作祟也，谁知是血室[1]损伤乎。夫血室与胞胎相连，如唇齿之相依。胞胎有伤，则血室亦损，唇亡齿寒，理有必然也。然胞胎伤损而流血者，其伤浅；血室伤损而流血者，其伤深。伤之浅者疼在腹，伤之深者晕在心[2]。同一跌扑损伤，而未小产与已小产，治各不同。未小产而胎不安者，宜顾其胎，而不可轻去其血；已小产而血大崩，宜散其瘀，而不可重伤其气。盖胎已堕，血既脱，而血室空虚，惟气存耳。倘或再伤其气，安保无气脱之忧乎。经云：血为营，气为卫。使卫有不固，则营无依[3]而安矣。故必补气以生血，新血生而瘀血自散矣。方用理气散瘀汤。

人参一两　黄芪一两，生用　当归五钱，酒洗　茯苓三钱　红花一钱　丹皮三钱　姜炭五钱

水煎服。一剂而流血止，二剂而昏晕除，三剂而全安矣。此方用人参、黄芪以补气，气旺则血可摄也；用当归、丹皮以生血，血生则瘀难留也；用红花、黑姜以活血，血活则晕可除也；用茯苓以利水，水利则血易归经[4]也。

胎未堕宜加杜仲（炒炭）一钱，续断（炒黑）一钱。若胎已堕服原方。血崩不止，加贯众炭三钱；若血闭心晕，加元胡炭一钱。

【注解】

[1]血室：有三种意思，一为子宫，二为肝脏，三为冲脉。此处应是子宫之意。

[2]伤之深者晕在心：伤损严重的，会出现心窍昏蒙，神志不清。

[3]卫有不固，则营无依：卫气不能固守，营阴无法依存。

[4]水利则血易归经：水停气滞，利水可以帮助肺气宣发肃降，帮助肾的气化，气行则易摄血归经。

【评议】

清《张氏医通》归纳了产后的急危重症"三冲"，所谓冲心、冲胃、冲肺，与现代医学的羊水栓塞有相似之处，同时又有类似于产后抑郁症的精神、神智异常的临床症状，属于治疗存在一定难度的产后并发症。此处阐述妊娠跌扑闪挫，源于瘀血阻滞，伤浅者，在胞胎，痛在腹；深者，在血室，出现神智异常。治疗上，强调根据胞胎是否能继续存活来确定方案，所谓"有故无殒，亦无殒也"。

治法：理气散瘀汤，固护气血，化瘀利水。方中人参、黄芪补气为君；当归、丹皮养血活血为臣；红花、黑姜共增活血之力为佐；茯苓利水使血归于经。

【医案选录】

黄某，女，27岁。

初诊：1975年5月6日。患者末次月经1月28日，现停经3个月余，自述受孕后一般情况尚好，仅感纳差、头昏、乏力，有时有恶心感，大便干结。昨天走路不慎摔了一跤，腰部碰在一块木头上，当时感腰痛不适，后感腹痛，下午5时开始阴道出血，如月经量，并感全身乏力，头昏，精神稍紧张。舌红，舌苔薄白，脉弦细滑。妇检：外阴、阴道：有血迹；宫颈：光滑，宫口未开，无异物嵌顿；宫体：增大如孕3+月大小，软，无压痛。此属冲任受损，胎元不固。治拟益气安胎止血。黄芪15g，党参10g，生地炭30g，旱莲草24g，续断12g，桑寄生12g，白芍15g，侧柏炭12g，甘草4.5g，白术10g，黄芩10g，阿胶12g。

二诊：1975年5月12日。服上方6剂，阴道出血渐减，现血已止2天，无腰腹疼痛，饮食、二便尚可，但仍感全身乏力，带中药3剂出院，以巩固疗效。上方去侧柏炭继服3剂。

【按语】

妇人重身，腰部受伤，致伤胎元，腰腹疼痛，阴道流血势如将堕之状。观患者平时纳差、乏力乃气不足，头昏、便结、脉细乃阴血亏虚。阴道出血虽由外伤所致，但必是素体气血不足，妊娠以后赖血以养胎，气以护胎，气血既虚，则提摄不固，灌溉不周，加之外伤后，致气血紊乱，损伤冲任，扰动胎元。气虚则不能摄血载胎，血虚则生内热，血寒则静，血热则动，迫血妄行。（梅乾茵．黄绳武妇科经验集．北京：人民卫生出版社，2004．）

【注】

本病源于外伤，与妊娠行房所致小产病因有所不同，但其发病亦本于气血不足，诱因为外力伤及胎元，故总以补益气血，固冲安胎为治。方用健脾益气之品提摄胎元，又以养血益肾、清热滋阴之味安固胎元。血止后减炭药，以防壅滞太过，又有碍胃之嫌。

大便干结小产　五十三

【原文】

妊妇有口渴烦躁，舌上生疮，两唇肿裂，大便干结，数日不得通，以致腹疼小产者。人皆日大肠之火热也，谁知是血热烁胎[1]乎。夫血所以养胎也，温和则胎受其益，太热则胎受其损。如其热久烁之，则儿在胞胎之中若有探汤[2]之苦，难以存活，则必外越下奔，以避炎气之逼迫，欲其胎之不坠也得乎。然则血荫乎胎，则血必虚耗。血者阴也，虚则阳亢，亢则害[3]矣。且血乃阴水所化，血日荫胎，取给刻不容缓。而火炽阴水不能速生以化血，所以阴虚火动。阴中无非火气，血中亦无非火气矣。两火相合，焚逼胎儿，此胎之气以下坠也。治法宜清胞中之火，补肾中之精则可已矣。或疑儿已下坠，何故再顾其胞？血不荫胎，何必大补其水？殊不知火动之极，以致胎坠，则胞中纯是一团火气，此火乃虚火也。实火可泄，而虚火宜于补中清之，则虚火易散，而真火[4]可生。倘一味清凉以降火，全不顾胞胎之虚实，势必至寒气逼人，胃中生气萧索[5]矣。胃乃二阳，资养五脏者也。胃阳不生，何以化精微以生阴水乎。有不变为劳瘵[6]者几希[7]矣。方用加减四物汤。

熟地五钱，九蒸　白芍三钱，生用　当归一两，酒洗　川芎一

钱 山栀子一钱 炒山萸二钱，蒸，去核 山药三钱 炒丹皮三钱，炒

水煎服。四五剂而愈矣。丹皮性极凉血，产后用之，最防阴凝之害。慎之。

【注解】

［1］血热烁胎：烁为温度很高，销熔之意。胞中胚胎全赖阴血滋养，血热太甚，必致胚胎受损。

［2］若有探汤："探汤"引自《论语》，孔子曰"见善如不及，见不善如探汤。"宋邢昺注解"人之探试热汤，其去之必速，以喻见恶事去之疾也。"

［3］亢则害："亢则害，承乃制"，语出《黄帝内经·素问·六微旨大论》。亢为盛之极，制者因其极而抑之。过分的亢盛，就会违背规律，失于和谐，故为害。

［4］真火：真火来源于道教的内丹修炼。真火是真阳之气的代称。

［5］萧索：荒凉，冷落，缺乏生机，不旺盛。

［6］劳瘵："瘵"为病之意，劳瘵即劳病，《黄帝内经》中有"虚劳"，《难经》则称"虚""损"。

［7］几希：不多，一丁点，无几。

【评议】

实火可泄，而虚火宜于补中清之，则虚火易散，而真火可生。

实火指邪热，为病态之火；虚火乃相火妄动之火，本应潜藏于肾水之中，因水亏而虚热上炎；真火则为人体正常的真阳之气，属于生理现象，非实火、虚火之类属于病理产物。所以治疗上，邪热的实火可泄，虚火为妄动之火，故补阴抑阳而清火，相火潜藏，虚火清散，则真阳之气就可以正常发挥作用。这是从火热的不同性质来解释治疗原则，不该有的邪热要清除，该有但位置错乱的应归位，正常的真火是必须固护的根本。

治法：加减四物汤，养血益肾，清热活血。所谓加减四物汤，实为四物汤加味，是在四物汤养血活血基础上，加山药、山萸肉益肾健

脾；丹皮、栀子清热凉血安冲。

女人妊娠，血留气聚胞宫，宜气顺血温以养胎，如果出现血热则容易动胎，导致胎动不安、胎漏、小产。现代人的生活习惯中常有嗜食辛辣、环境污染、生活压力较大等，日久常常引起胃肠积热、肺燥肝旺，热伏冲任，伤阴耗血，在怀孕后容易出现血热动胎之证。

【医案选录】

席某，女，27岁，已婚。

初诊1972年8月8日。孕将3个月，胎漏不已。初仅点滴而下，昨日血量增多，颜色鲜红，腰臀酸坠，心烦口渴，面赤头痛，小便黄短，舌红苔黄，脉来滑数。询知素嗜辛辣，几至每餐不辍。既往经期超前，色鲜量多。此热伏冲任，肾阴久虚，血热胎漏，已无疑义。治宜滋肾养胎，凉血止血。炒杜仲15g，桑寄生15g，川续断9g，山萸肉9g，杭白芍12g，苎麻根12g，淡条芩9g，炒地榆9g，生侧柏9g，细生地12g，云茯苓12g，粉甘草6g。2剂，水煎服。

上方基础上加减4诊，诸症消失，后顺产一子，无何异常。

【按语】

本例既往月经先期量多，属阴虚血热所致，孕后热伏冲任，血海不宁，因致胎漏量多，血色鲜红，热邪上扰，津液为伤，则头痛面红，心烦口渴；阴血不足，胎失所养，故腰臀酸楚，小腹下坠。故以固肾安胎、凉血止血，配合养血柔肝之品，使血热得清，胎元得固，遂能化险为夷，足月顺产。（哈孝贤，等. 中国百年百名中医临床家丛书——哈荔田. 北京：中国中医药出版社，2003.）

【注】

现代生活，很多年轻女性嗜食辛辣，造成胃肠积热，热伏冲任，临床上看到不少因此造成的月经先期、量多；而天长日久，热耗阴血，又会逐渐因阴血不足而演变成月经后期、量少，甚至闭经。冲为血海，任主胞胎，而冲任又隶属于阳明，所以女性的很多疾病与不良的饮食习惯和饮食结构有着密切的关系。

【原文】

妊妇有畏寒腹疼,因而堕胎者。人只知下部太寒也,谁知是气虚不能摄胎乎。夫人生于火,亦养于火,非气不充,气旺则火旺,气衰则火衰。人之所以坐胎者,受父母先天之真火也。先天之真火,即先天之真气以成之。故胎成于气,亦摄于气,气旺则胎牢,气衰则胎堕。胎日加长,而气日加衰[1],安得不堕哉!况又遇寒气外侵,则内之火气更微,火气微则长养无资,此胎之不能不堕也。使当其腹疼之时,即用人参、干姜之类补气祛寒,则可以疼止而胎安。无如人拘于妊娠之药禁而不敢用,因致堕胎,而仅存几微[2]之气,不急救气,尚有何法?方用黄芪补气汤。

黄芪二两,生用　当归一两,酒洗　肉桂五分,去粗皮,研

肉桂须用好的,如无佳者,用炮姜代之,或一钱二钱皆可,不可只用五分。

水煎服。五剂愈矣。倘认定是寒,大用辛热,全不补气与血,恐过于燥热,反致亡阳而变危矣。

【注解】

[1] 胎日加长,而气日加衰:日,为太阳之精,真火存之。胎儿需要消耗真火,即真气以长养,所以气衰则无以养胎。

[2] 几微:细微,细小。

【评议】

夫人生于火,亦养于火,非气不充,气旺则火旺,气衰则火衰。

《素问·阴阳应象大论》中:"壮火之气衰,少火之气壮;壮火食气,气食少火;壮火散气,少火生气。"张景岳《类经》注:"火,天地之阳气也。天非此火,不能生物;人非此火,不能有生。"

妊娠期出现畏寒腹痛,不能一味暖宫散寒,还应知道存在气虚火衰的情况,补气摄胎。此时不能拘泥于妊娠禁忌药物的使用,而应有

是证用是药，果断处方，不可贻误时机。

治疗用黄芪补气汤，仅三味药，黄芪补气为君，当归补血为臣，佐肉桂引火归原。

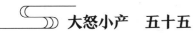 大怒小产　五十五

【原文】

妊妇有大怒之后，忽然腹疼吐血，因而堕胎，及胎堕之后，腹疼仍未止者。人以为肝之怒火未退也，谁知是血不归经[1]而然乎。夫肝所以藏血者也，大怒则血不能藏，宜失血而不当堕胎，何为失血而胎亦随堕乎？不知肝性最急[2]，血门[3]不闭，其血直捣于胞胎。胞胎之系，通于心肾之间，肝血来冲，必断绝心肾之路[4]。胎因心肾之路断，胞胎失水火之养，所以堕也。胎既堕矣，而腹疼如故者，盖因心肾未接，欲续无计，彼此痛伤肝气，欲归于心而心不受，欲归于肾而肾不纳，故血犹未静而疼无已也。治法宜引肝之血，仍入于肝，而腹疼自已矣。然徒引肝之血而不平肝之气，则气逆而不易转，即血逆而不易归也。方用引气归血汤。

白芍五钱，酒炒　当归五钱，酒洗　白术三钱，土炒　甘草一钱　黑芥穗三钱　丹皮三钱　姜炭五分　香附五分，酒炒　麦冬三钱，去心　郁金一钱，醋炒

水煎服。此方名为引气，其实仍是引血也。引血亦所以引气，气归于肝之中，血亦归于肝之内。气血两归，而腹疼自止矣。

【注解】

[1] 血不归经：又称为血不循经。是指血液溢出脉外，不循经脉运行。

[2] 肝性最急：肝属木，其志为怒，性急。

[3] 血门：一则有"血门"穴；二则全身穴位有八门之分，其中之一为血门；此处因肝藏血，故血门应指藏血之门。

［4］心肾之路：心属火，为离，君火内涵阴血；肾属水，为坎，水中潜藏相火。肾中水上济君火，心中火下滋肾水，上离下坎呈水火既济之象，即心肾相交，此为心肾之路。

【评议】

胞胎之系，通于心肾之间，肝血来冲，必断绝心肾之路。胞胎上系于心包，下系于命门。系心包者通于心，心者阳也；系命门者，通于肾，肾者阴也。是阴之中有阳，阳之中有阴，此所以通于变化，不阴不阳者也。肝藏血，主疏泄，本应为交通之枢纽，但此处大怒而肝急，血不归肝而冲于心肾之间，失于输转、交通，必将断绝心肾相交之路，导致胞胎阴阳离合而坠堕。

治法：养肝柔肝，清热散肝。方用引气归血汤，方中白芍、当归养血柔肝；麦冬、丹皮益阴清热；白术、甘草健脾益气；黑芥穗、姜炭、香附温散疏肝；佐醋炒郁金引药入肝。

难产

血虚难产　五十六

【原文】

妊娠有腹疼数日，不能生产。人皆曰气虚力弱，不能送子出产门，谁知是血虚胶滞[1]，胞中无血，儿难转身乎。夫胎之成，成于肾脏之精；而胎之养，养于五脏六腑之血。故血旺则子易生，血衰则子难产。所以临产之前，宜用补血之药。补血而血不能遽生，必更兼补气以生之。然不可纯补其气也，恐阳过于旺，则血仍不足。

偏胜之害，必有升而无降，亦难产之渐也。防微杜渐，其惟气血兼补乎。使气血并旺，则气能推送，而血足以济之，是汪洋之中自不难转身也，又何有胶滞之患乎？方用送子丹。

生黄芪一两　当归一两，酒洗　麦冬一两，去心　熟地五钱，酒蒸　川芎三钱

方妙。若头产交骨不开，加炙龟板尾三钱，生过子妇人顶心发三钱（洗净，用新瓦一个，置火上焙发成灰），入药同煎服下，即效。

水煎服。二剂而生矣，且无横生倒产[2]之患。此补血补气之药也，二者相较，补血之味多于补气之品。盖补气止用黄芪一味，其余无非补血之品，血旺气得所养，气生血得所依，胞胎润泽，自然易产。譬如舟遇水浅之处，虽大用人力，终难推行，忽逢春水泛滥，舟自跃跃欲行，再得顺风以送之，有不扬帆而迅行者乎。

【注解】

[1]血虚胶滞：血脉亏虚，脉道滞涩难畅，形成胶滞之态。

[2]横生倒产：横生本指横竖杂乱生长，此处意为胎位不正。倒产为逆产，即胎儿臀位。

【评议】

偏胜之害，必有升而无降，亦难产之渐也。

亢则害，偏胜必致平衡紊乱，升降失常。此处，如若过于温补其气，阳旺而偏胜，有升无降，不能瓜熟蒂落，也容易造成难产。

所言“妊娠有腹疼数日”应为临产之兆，非胎动不安的腹痛以及妊娠小便不通的转胞之类病症。本文不仅点出难产不唯气虚力弱，鼓动无力；更有血虚血衰，胶滞不运。而气血相生相依，所以产前宜用补气养血之品。治法以养血为主，补气为辅，阴中求阳。血旺，胞胎得以润泽，自然易产。

方用黄芪为君补气；当归、熟地、麦冬养阴补血；川芎三钱，鼓风扬帆之意。

交骨[1]不开难产　五十七

【原文】

妊妇有儿到产门，竟不能下，此危急存亡之时也。人以为胞胎先破，水干不能滑利也，谁知是交骨不开[2]之故乎。盖产门之上，原有骨二块，两相斗合，名曰交骨。未产之前，其骨自合，若天衣之无缝；临产之际，其骨自开，如开门之见山。妇人儿门[3]之肉，原自斜生，皮亦横长，实可宽可窄、可大可小者也。苟非交骨连络[4]，则儿门必然大开，可以手入探取胞胎矣。此交骨为儿门之下关，实妇人锁钥之键[5]。此骨不闭，则肠可直下；此骨不开，则儿难降生。然而交骨之能开能合者，气血主之也。血旺而气衰，则儿虽向下而儿门不开；气旺而血衰，则儿门可开而儿难向下。是气所以开交骨，血所以转儿身也。欲生产之顺利，非大补气血不可。然交骨之闭甚易，而交骨之开甚难。临产交骨不开者，多由于产前贪欲，泄精大甚，精泄则气血失生化之本，而大亏矣。气血亏则无以运润于儿门，而交骨黏滞不开矣。故欲交骨之开，必须于补气补血之中，而加开骨之品。两相合治，自无不开之患。不必催生，而儿自迅下，母子俱无恙矣。方用降子汤。

当归一两　人参五钱　川芎五钱　红花一钱　川牛膝三钱　柞木枝一两

水煎服。一剂儿门必响亮一声，交骨开解，而儿乃降生矣。此方用人参以补气，芎、归以补血，红花以活血，牛膝以降下，柞木枝以开关解骨，君臣佐使同心协力，所以取效如神，在用开于补之中也。然单用柞木枝亦能开骨，但不补气与血，恐开而难合，未免有下部中风之患，不若此方之能开能合之为神妙也。至于儿未临门之时，万不可先用柞木以开其门。然用降子汤亦正无妨，以其能补气血耳。若欲单用柞木，必须候到门而后可。

方为子已临门救急而设。若子未临门，血虚难产，宜服前送子丹，不可遽服此方。

【注解】

[1] 交骨：一则为耻骨联合；一则为穴位名。

[2] 交骨不开：此处应特指耻骨或骶尾关节不开，临产中，耻骨联合处应有较大伸缩弹性，如此才能顺利让胎儿下降通过。

[3] 儿门：因为文中点明交骨为儿门之下关，故儿门应指宫颈口，与产门不同，后者指阴道口。

[4] 交骨连络：指耻骨联合的关节及韧带。

[5] 锁钥之键：指开锁的器件，意为关键部位。

【评议】

现代医学认为决定分娩是否能顺利完成，取决于三个主要因素：产力、产道和胎儿。只要有一个或一个以上的因素异常，影响了分娩进展，就可能造成分娩异常，出现难产。此文中所论的交骨不开之难产应指产道异常以及产力不足，属于产妇骨盆条件不佳，又因气血亏虚导致临产交骨不开，子宫收缩乏力或不协调，造成胎儿无法正常娩出。文中提到的产前贪欲，造成泄精严重，气血亏损，影响分娩，完全符合现代医学提倡孕期最后三个月禁欲的观点。

治法补血补气并以活血降下。

降子汤人参补气；当归养血；川芎、红花、柞木枝活血；加一味川牛膝降下，驱动下行之时，扶助正气，以防脱而不固。虽然目前没有对柞木枝进行深入的药理研究，但现代确有其单味药治疗胎位异常、胎衣不下的相关报道。

〜〜〜 脚手先下难产　五十八

【原文】

妊妇生产之际，有脚先下而儿不得下者，有手先下而儿不得下者。人以为横生[1]倒产[2]，至危之症也，谁知是气血两虚之故乎。夫儿在胞胎之中，儿身正坐，男面向后，女面向前。及至生时，头必旋转而向下生，此天地造化之奇，非人力所能勉强者。虽然先天与后原并行而不悖^[3]，天机之动，必得人力以济之。所谓人力者，非产母用力之谓也，谓产母之气与血耳。产母之气血足，则胎必顺；产母之气血亏，则胎必逆。顺则易生，逆则难产。气血既亏，母身必弱，子在胞中亦必弱。胎弱无力，欲转头向下而不能，此胎之所以有脚手先下者也。当是之时，急用针刺儿之手足，则儿必痛而缩入。急用转天汤以救顺之。

人参二两　当归二两，酒洗　川芎一两　川牛膝三钱　升麻四分　附子一分，制

水煎服。一剂而儿转身矣，再二剂自然顺生。此方之妙，用人参以补气之亏，用芎、归以补血之亏，人人皆知其义。若用升麻，又用牛膝、附子，恐人未识其妙也。盖儿已身斜，非用提挈^[4]则头不易转。然转其身，非用下行则身不易降。升麻、牛膝并用，而又用附子者，欲其无经不达，使气血迅速以催生也。

若服三剂后，以针刺儿手足仍不转身，以针刺产妇合骨穴，儿即下。万不可使稳婆用手探取，以致子母俱危。戒之！

【注解】

[1] 横生：属于现代医学的横产式。胎儿临产横于母体宫中，常常为肩先露或手先露，造成娩出困难而难产。

[2] 倒产：属于现代医学纵产式中的臀先露或足先露，无法正常分娩。

[3] 并行而不悖：指同时进行而不相互违背。

[4] 提挈：提携、扶持、帮助。

【评议】

此文论述了影响分娩的第三个因素：胎儿。妊娠大约30周后，大部分的胎儿都转成了头位，倒立在子宫中，为头先露，为即将到来的分娩做好准备。如果临产时，胎儿仍然处于横产式或倒产式，常常会造成分娩困难而难产。文中提及造成脚手先下难产的原因是母体气血不足，损及胎儿，造成胚胎在宫中自转无力。治法补气、养血为主。方中在补气养血基础上，用升麻与牛膝相伍，一升一降，似一推一拉，门枢转动，胎儿自然转动归位。附子用量仅一分，不似大剂量附子回

阳救逆的作用，而是取其直达快车的效应，加速其他药物起效。

随着现代产科技术的发展，产钳、胎头吸引、剖宫产等助产术已经大幅降低了难产死亡率，但相应的问题也随之而来，如胎儿头皮水肿、面部损伤、颅内出血以及母体软组织损伤等。目前中医药很少参与到分娩过程中，是否能够发挥一定的辅助作用，避免过度助产术的使用，需要今后更进一步的研究探讨。

气逆难产　五十九

【原文】

妇人有生产数日而胎不下者，服催生之药，皆不见效。人以为交骨之难开也，谁知是气逆不行而然乎。夫交骨不开，固是难产，然儿头到产门而不能下者，方是交骨不开之故，自当用开骨之剂。若儿头尚未到产门，乃气逆不行，儿身难转，非交骨不开之故也。若开其交骨，则儿门大开，儿头未转而向下，必致变症非常，是儿门万万不可轻开也。大凡生产之时，切忌坐草[1]太早。若儿未转头，原难骤生[2]，乃早于坐草，产妇见儿许久不下，未免心怀恐惧。恐则神怯，怯则气下而不能升[3]，气既不升，则上焦闭塞，而气乃逆矣。上气既逆，而上焦必胀满，而气益难行，气沮滞于上下之间，不利气而徒催生，则气愈逆而胎愈闭矣。治法但利其气，儿自转身而下矣。方用舒气散。

人参一两　当归一两，酒洗　川芎五钱　白芍五钱，酒炒　紫苏梗三钱　牛膝二钱　陈皮一钱　柴胡八分　葱白七寸

水煎服。一剂而逆气转，儿即下矣。此方利气而实补气。盖气逆由于气虚，气虚易于恐惧。补其气而恐惧自定，恐惧定而气逆者将莫知其何以定也，何必开交骨之多事乎哉！

【注解】

[1] 坐草：古代产妇临产时，或坐于草蓐上分娩，后人多注临产谓之坐草。

［2］骤生：意指产程较短，生产顺利。

［3］恐则神怯，怯则气下而不能升：《素问·举痛论》云："怒则气上，喜则气缓，悲则气消，恐则气下，惊则气乱，思则气结。"神怯意为胆小，没有勇气。恐惧、胆小造成气机下行而不能升举。

【评议】

文中阐述了未到临产之时，过早坐草，容易对产妇心理产生影响，恐惧神怯导致气机逆乱而难产，方用舒气汤。可见在当时的医疗条件下，已经非常重视心理因素对生产过程的作用。现代医学研究表明，精神紧张、焦虑、恐惧会造成大脑皮层功能调节紊乱、肾上腺过度分泌、水盐代谢平衡紊乱、酸碱平衡紊乱等，从而直接影响子宫收缩，降低对疼痛的耐受力，消耗更大的体力、精力，导致产程延长，胎儿宫内窘迫等。

治法：补气补血，活血理气。舒气汤以人参为君药，首当补气；当归、川芎、白芍补血活血为臣，配合君药气血双补；佐以苏梗配陈皮健脾理气，柴胡配牛膝升降气血；葱白为使，引药走于气分，全方调补兼施，重在理气行滞，使胎儿自转而下。

子死产门难产　六十

【原文】

妇人有生产三四日，儿已到产门，交骨不开，儿不得下，子死而母未亡者。服开骨之药不验，当有死亡之危。今幸而不死者，正因其子死而胞胎下坠，子母离开[1]，母气已收，未至同子气俱绝也。治但救其母，而不必顾其子矣。然死子在产门，塞其下口，有致母死之患。宜用推送之法，补血以生水，补气以生血，使气血两旺，死子可出，而存母命也。倘徒用降子之剂以坠之，则死子未必下，而母气先脱矣，非救援之善者也。山[2]亲见此等之症，常用救母丹，活人颇多。故志[3]之。

人参一两　当归二两，酒洗　川芎一两　益母草一两　赤石脂一钱　芥穗三钱，炒黑

水煎服。一剂而死子下矣。此方用芎、归以补血，人参以补气。气旺血旺，则上能升而下能降，气能推而血能送。况益母草又善下死胎，石脂能下瘀血，自然一涌而出，无少阻滞矣。

【注解】

［1］子母离开：意为胚胎虽仍在子宫，但已与母体分离。

［2］山：指作者傅山，字青竹，后改青主。

［3］志：记载。

【评议】

该条指子死而母未亡，主要因交骨不开，胎死腹中。

治但救其母，而不必顾其子矣。

子已亡，就需去胎救母，不必顾及胚胎。但治疗方法不能徒用推送下行、活血化瘀之法，恐伤及母气而不固。治法仍用气血双补，使母体本固而自行下胎。方用救母丹，以人参、当归、川芎补气养血，行气活血；益母草祛瘀利水，活血下胎；配合赤石脂收涩止血的作用，既能使胎去而不留瘀，又可防止母体气随血脱；少少芥穗辛散升提，炒黑减辛散之力，增止血效应。全方固护母体为主，下胎之药，处处顾及母体，防脱防瘀。

现代产科对晚期胎死宫内的处理一般采用引产的方式，但死胎在宫内的分娩机转多不能像活胎一样顺利。作者已明确指出其亲眼见过救母丹的疗效，所以能否采用中药辅助死胎分娩能成为未来研究的课题，当今临证切勿随便应用。

子死腹中难产　六十一

【原文】

妇人有生产六七日，胞衣已破而子不见下。人以为难产之故也。谁知是子已死于腹中乎。夫儿死于儿门之边易辨，而死于腹中难识。

盖儿已到产门之边，未死者头必能伸能缩，已死者必然不动，即以手推之，亦必不动如故。若系未死，用手少拔其儿之发，儿必退入，故曰易辨。若儿死在腹中，何从而知之？然实有可辨而知之者。凡子死腹中而母可救者，产母之面必无煤黑之气，是子死而母无死气也；子死腹中而母难救，产母之面必有烟熏之气[1]，是子死而母亦无生机也。以此辨死生，断断不爽[2]也。既知儿死腹中，不能用药以降之，危道[3]也。若用霸道[4]以泄之，亦危道也。盖生产至六七日，其母之气必甚困乏，乌[5]能胜霸道之治？如用霸道以强逐其死子，恐死子下而母亦立亡矣。必须仍补其母，使母之气血旺，而死子自下也。方用疗儿散。

人参一两　当归二两，酒洗　川牛膝五钱　鬼白三钱，研，水飞　乳香二钱，去油

水煎服。一剂死子下而母生矣。凡儿之降生，必先转其头。原因其母气血之虚，以致儿不能转头以向下。世人用催生之药，以耗儿之气血，则儿之气不能通达，反致闭闷而死于腹中，此实庸医杀之也。所以难产之疾，断断不可用催生之药，只宜补气补血，以壮其母，而全活婴儿之命，正无穷也。此方救儿死之母，仍大补气血，所以救其本也。谁知救本即所以催生哉。

【注解】

[1]烟熏之气：面部有如煤烟熏过，黄褐而黯无光彩，为有寒湿或瘀血之象。

[2]断断不爽：表示确实、绝对没有差错。

[3]危道：指危险的措施或处理方式。

[4]霸道：表示强硬、猛烈的治疗方法。

[5]乌：文言疑问词，何、哪、怎么。

【评议】

本文详细叙述了子死产门和子死腹中的鉴别要点。前者胎头已下，可以根据胎头对外界刺激的反应判断胚胎死活。而后者在当时的医疗条件下，无法通过胎心监护、B超等检查手段了解胚胎情况，因此以中

医望诊的方式，看母体面部的气色。烟熏之气，指黄褐、黯黑，没有光泽，乃寒湿或瘀血，符合腹中死胎导致寒湿瘀阻母体气机之象，体现了中医望诊的临床实践作用。强调催生药的不恰当使用，可能导致胎儿闭闷而死于腹中。现代医学研究表明，过早或不恰当使用催产素，可能导致胎盘早剥，出现胎儿宫内窘迫、新生儿窒息，或发生急产、产道损伤，甚至子宫破裂等严重情况。

对于胎死腹中的治疗，本文采用疗儿散，在补气养血的基础上，加入了鬼臼、乳香两味药。《本草纲目》记载鬼臼有下死胎的作用，乳香则能治疗妇人难产，配合川牛膝引血下行，全方扶正祛邪，下死胎而不伤正。

正产

正产胞衣不下　六十二

【原文】

产妇有儿已下地，而胞衣[1]留滞于腹中，二三日不下，心烦意躁，时欲昏晕。人以为胞衣之蒂[2]未断也，谁知是血少干枯，粘连于腹中乎。世人见胞衣不下，未免心怀疑惧，恐其冲之于心[3]，而有死亡之兆，然而胞衣究何能上冲于心也。但胞衣不下，瘀血未免难行，恐有血晕[4]之虞耳。治法仍宜大补其气血，使生血以送胞衣，则胎衣自然润滑，润滑则易下；生气以助生血，则血生自然迅速，尤易催堕也。方用送胞汤。

当归二两，酒洗　川芎五钱　益母草一两　乳香一两，不去油　没药一两，不去油　芥穗三钱，炒黑　麝香五厘，研，另冲水煎服。立下。此方以芎、归补其气血，以荆芥引血归经，用益母、乳香等药逐瘀而下胞衣。新血既生，则旧血难存；气旺上升，而瘀浊自降，尚有留滞之苦哉。夫胞衣是包儿之一物，非依于子，即依于母。子生而不随子俱下，以子之不可依也，故留滞于腹，若有回顺其母之心。母胞虽已生子，而其蒂间之气原未遽绝[5]，所以留连欲脱而未脱，往往有存腹六七日不下，而竟不腐烂者，正以其尚有生气也。可见胞衣留腹，不能杀人，补之而自降耳。或谓胞衣既有生气，补气补血，则胞衣亦宜坚牢，何以补之而反降也？不知子未下，补则益于子；子已下，补则益于母。益子而胞衣之气连，益母而胞衣之气脱。此胞胎之气关，通则两合，闭则两开矣。故大补气血而胞衣反降也。

有妇人子下地五六日，而胞衣留于腹中，百计治之，竟不能下，而又绝无昏晕烦躁之状[6]。人以为瘀血之粘连也，谁知是气虚不能推送乎。夫瘀血在腹，断无不作祟之理，有则必然发晕。今安然无恙，是血已净矣。血净宜清气升而浊气降，今胞衣不下，是清气下降而难升，遂至浊气上浮而难降。然浊气上升，又必有烦躁之病。今亦安然者，是清浊之气两不能升也。然则补其气不无浊气之上升乎？不知清升而浊降者，一定之理，未有清升而浊亦升者也。苟能于补气之中，仍分其清浊之气，则升清正所以降浊也。方用补中益气汤。

人参三钱　生黄芪一两　柴胡三分　炙草一分　当归五钱　白术五分，土炒　升麻三分　陈皮二分　莱菔子五分，炒，研

水煎服。一剂而胞衣自下矣。夫补中益气汤乃提气之药也，并非推送之剂，何以能降胞衣如此之速也？然而浊气之不降者，由于清气之不升也。提其气则清升而浊降，浊气降则腹中所存之物，即无不随浊气而尽降，正不必再用推送之法也。况又加莱菔子数分，能理浊气，不至两相扦格[7]，所以奏功之奇也。

【注解】

[1]胞衣：是胎盘和胎膜的总称，包含附着于母体子宫的胎盘和包裹着胎儿的羊膜囊。

[2] 胞衣之蒂：指连接胎儿与胎盘的脐带，其中有两条动脉和一条静脉。

　　[3] 冲之于心：《张氏医通·妇人门》云："……大抵冲心者，十难救一……"在当时，属于产后急危重症，类似于现代产科的羊水栓塞。

　　[4] 血晕：指产妇分娩后突然头晕眼花，不能起坐，或心胸满闷，恶心呕吐，痰涌气急，心烦不安，甚则神昏口噤，不省人事。

　　[5] 原未遽绝：原本没有突然断绝。

　　[6] 昏晕烦躁之状：指产妇出现头目昏蒙、情绪烦躁的症状。

　　[7] 扞格：有矛盾，或抵触的意思。

【评议】

　　现代产科中，胎儿娩出后，胎盘应在 15 分钟内排出体外，一般不超过 30 分钟。如果发生胎盘滞留、胎盘粘连、胎盘植入等情况，胎盘不能及时排出体外，需要积极采取措施，如使用缩宫素、手取胎盘等。如果因胎盘植入或粘连发生产后大出血，要考虑结扎盆腔血管或髂内动脉栓塞术以止血，甚至切除子宫。

　　文中所议产后胎盘滞留二三日，考虑是血少干枯，所用药物以养血活血为主，加逐瘀引下之品，佐用黑芥穗升散止血，麝香走窜，能通诸窍之不利，开经络之壅遏，起到开窍醒神，强心防血晕的作用。又议到"往往有存腹六七日不下，而竟不腐烂者"，在目前条件下，已经基本见不到这种情况。为了防止产后出血、产后发热等并发症的出现，及时清除胎盘是非常必要的。送胞汤已不再应用。

　　产后胎盘滞留不下的原因，以是否出现昏晕烦躁等精神症状来判断病因属于瘀血阻滞粘连，还是气虚升降失常。同时，也论及浊气不降，上扰清窍，也会出现神志昏蒙等情况。其鉴别诊断的思路清晰可见。文中所论"今亦安然者，是清浊之气两不能升也"，似有不妥，浊气升浮不降，必然烦躁不宁，不能安然。

　　补中益气汤出自李东垣的《脾胃论》，原方为健脾补气，升阳举陷之剂，此处，妙在加少许莱菔子，顺畅腑气，理气降浊，使清升浊降，气机调畅，故能推陈出新。

目前临证若遇胎盘不下，可以采用现代医学手段清宫治疗，本方可作为辅助用药。

正产气虚血晕　六十三

【原文】

妇人甫[1]产儿后，忽然眼目昏花，呕恶欲吐，中心无主，或神魂外越，恍若天上行云。人以为恶血冲心之患也，谁知是气虚欲脱而然乎。盖新产之妇，血必尽倾，血室[2]空虚，止存几微[3]之气。倘其人阳气素虚，不能生血，心中之血，前已荫胎，胎堕而心中之血亦随胎而俱堕，心无血养，所赖者几微之气以固之耳。今气又虚而欲脱，而君心无护，所剩残血欲奔回救主，而血非正血，不能归经，内庭[4]变乱而成血晕之症矣。治法必须大补气血，断不可单治血晕也。或疑血晕是热血上冲，而更补其血，不愈助其上冲之势乎？不知新血不生，旧血不散，补血以生新血，正活血以逐旧血也。然血有形之物，难以速生。气乃无形之物，易于迅发。补气以生血，尤易于补血以生血耳。方用补气解晕汤。

人参一两　生黄芪一两　当归一两，不酒洗　黑芥穗三钱　姜炭一钱

水煎服。一剂而晕止，二剂而心定，三剂而血生，四剂而血旺，再不晕矣。此乃解晕之圣药，用参、芪以补气，使气壮而生血也；用当归以补血，使血旺而养气也。气血两旺，而心自定矣。用荆芥炭引血归经，用姜炭以行瘀引阳，瘀血去而正血归，不必解晕而晕自解矣。一方之中，药止五味，而其奏功之奇而大如此，其神矣乎。

【注解】

[1] 甫：刚刚，才。

[2] 血室：首见于张仲景的《伤寒杂病论》。多解释为三种意思，一子宫，二肝脏，三冲脉。此处应指子宫。

[3] 几微：细微、细小。

［4］内庭：内部的庭院，此处引申指君心所居之处所。

【评议】

产后血晕是指产妇分娩后突然头晕眼花，不能起坐，或心胸满闷，恶心呕吐，痰涌气急，心烦不安，甚则神昏口噤，不省人事。可与西医产后出血引起的虚脱、休克或羊水栓塞等病互参。导致产后血晕的病机有虚、实之分。虚者多因气血暴亡，心神失守；实者多有瘀血上攻，扰动心神。虚者为脱，实者为闭，所以治疗需要鉴别清楚，明确病因，分别处理。

本文强调阴不内守，虚阳外越的脱症，虽然没有指出产中出血情况，但究其病因，应为出血量较多，气随血脱，心失所养。治疗应本着急则治标，缓则治本的原则。临床常用独参汤或参附汤大补元气，固脱安神，或更加温里散寒，回阳救逆。此处用补气解晕汤，除大补气血的参、芪、归外，加黑芥穗、姜炭以引血归经，祛瘀生新。

产后出血是指胎儿娩出后 24 小时内阴道流血量超过 500ml。产后出血是分娩期严重的并发症，其原因依次为子宫收缩乏力、胎盘因素、软产道裂伤及凝血功能障碍。预防产后血晕的关键是防治产后大出血，所以孕期保健、助产技术的使用、正确处理分娩三个产程是至关重要的。产后出血属于急症，临证多借助现代医学手段紧急处理。

正产血晕不语　六十四

【原文】

产妇有子方下地，即昏晕不语，此气血两脱也。本在不救，然救之得法，亦有能生者。山得岐天师[1]秘诀，何敢隐而不宣乎？当斯之时，急用银针刺其眉心，得血出则语矣。然后以人参一两，煎汤灌之，无不生者。即用黄芪二两，当归一两，名当归补血汤[2]，煎汤一碗灌之亦得生。万不可于二方之中，轻加附子。盖附子无经不达，反引气血之药，走而不守，不能专注于胞胎，不若人参、归、芪直救其气血之绝，聚而不散也。盖产妇昏晕，全是血室空虚，无以养心，以致昏晕。舌为心之苗，心既无主，而舌又安能出声耶？夫眉心之穴[3]，上通于脑，下通于舌，而其系则连于心，刺其眉心，则脑与舌俱通，而心之清气上升，则瘀血自然下降矣。然后以参、芪、当归之能补气生血者，煎汤灌之，则气与血接续，又何至于死亡乎。虽单用参、芪、当归，亦有能生者，然终不若先刺眉心之为更妙。世人但知灸眉心之法，不知刺更胜于灸，盖灸法缓而刺法急，缓则难于救绝，急则易于回生。所谓急则治其标，缓则治其本者，此也。

【注解】

[1] 岐天师：岐伯，远古时代著名的医家。道教始祖轩辕黄帝对老师岐伯尊称天师，故有岐天师之称。

[2] 当归补血汤：原方出自金元名医李东垣的《内外伤辨惑论》，应为黄芪、当归以 5：1 的比例配方。此处作者对原方剂量配比有所修改，着重气血双补。

[3] 眉心之穴：印堂穴，又称曲眉穴，属于人体经外奇穴。有清头明目，通鼻开窍的作用。是道教修炼的三丹田之一的上丹田。

【评议】

论及产后血晕的急救，先针刺印堂穴，并采用放血疗法，可推动督脉气血的运行，调和阴阳，有安神益智，定惊息风之功；随后灌服独参汤，大补元气，固气防脱；再以当归补血汤调补气血善后。产后血晕因气血津液大伤，故采用人参补气生津，文中提到断不可用附子，顾虑附子走而不守，但临证不应拘泥，也要变通，如果确为需要回阳救逆，温补脾肾，非附子不能力挽狂澜。此处所用当为炮附子。

现代临床研究证实，对于眩晕、耳鸣、头痛以及高血压、急性腰扭伤等疾病，针刺、放血印堂穴确有很好的治疗效果。

正产败血攻心晕狂　六十五

【原文】

妇人有产后二三日，发热，恶露不行，败血攻心，狂言呼叫，甚欲奔走，拿提不定。人以为邪热在胃之过，谁知是血虚心不得养而然乎。夫产后之血，尽随胞胎而外越，则血室空虚，脏腑皆无血养，只有心中之血，尚存几微，以护心君。而脏腑失其所养，皆欲取给于心，心包为心君之宰相，拦绝各脏腑之气，不许入心，始得心神安静，是护心者全藉心包之力也。使心包亦虚，不能障心[1]，而各脏腑之气遂直入于心，以分取乎心血。心包情急，既不能内顾其君，又不能外御乎众，于是大声疾呼，号鸣勤王[2]，而其迹象反近于狂悖[3]，有无可如何之势，故病状似热而实非热也。治法须大补心中之血，使各脏腑分取以自养，不得再扰乎心君，则心君泰然，而心包亦安矣。方用安心汤。

当归二两　川芎一两　生地五钱，炒　丹皮五钱，炒　生蒲黄二钱　干荷叶一片，引

水煎服。一剂而狂定，恶露亦下矣。此方用芎、归以养血，何以又用生地、丹皮之凉血，似非产后所宜。不知恶露所以奔心，原因虚热相犯，于补中凉之，而凉不为害。况益之以荷叶，七窍相通，引邪外出，不惟内不害心，且佐蒲黄以分解乎恶露也。但只可暂用以定狂，不可多用以取咎[4]也。谨之！慎之！

服药后狂定，宜服加味生化汤：当归（酒洗）一两一钱，川芎三钱，桃仁钱半（研），荆芥穗（炒炭）一钱，丹皮钱半。服四剂妙。

【注解】

[1]障心：障，阻隔、遮挡。意为防卫心的屏障。

[2]勤王：指君主制国家中君王有难，而臣下起兵救援君王。此处引申为保护心的作用。

[3]狂悖：疯癫。

[4]取咎：得到责备，怪罪。

【评议】

产后败血攻心所致晕狂，类似于现代医学的产褥期抑郁症，多在产后2周内发病。历代医家论及此症认为有因血虚心神失守，有因败血冲心，有因惊恐，但总以产后阴血匮乏为其发病的根本因素。血虚

导致心神失养，而癫狂发作，又有虚热内扰，心神逆乱之象。治法：养血安神，活血行气。

安心汤以当归、炒生地滋阴养血；丹皮凉血清心安神；川芎活血行气；佐生蒲黄活血止血，防止恶露残留不净；少少干荷叶，取其轻轻宣散，清心化湿，止血散瘀的作用。

【医案选录】

贾某，女，28岁，已婚。

初诊：产后逾月，夜难入寐，辗转反侧，心烦不宁。曾服西药镇静，初时尚能入睡，近则罔效，且病情日重，几乎彻夜不眠。伴见日夕潮热，头晕口苦，心中烦悸，惕然易惊，泛恶欲吐，口黏痰多，神疲乏力，下肢微肿，舌质淡，边尖红，苔白腻。此脾虚不运，痰涎沃心。既往有癔病史，拟从心胆论治，亦即沈金鳌所谓"理气顺痰，养心安神为第一义"之旨。处方：清半夏9g，云茯苓15g，广陈皮6g，淡竹茹12g，莲子心3g，淡条芩12g，柏子仁、炒枣仁各12g，远志肉9g，夜交藤、朱寸冬各12g。服药3剂，已能入睡，可睡5个小时。但仍多梦易惊，倦软无力。此痰热虽清，而脾虚未复，元气为伤，烦劳则低热者，乃"劳则气耗"耳。拟甘温益气法，所谓"劳则温之"。处方：野党参15g，炙黄芪、炒白术各9g，云茯苓15g，冬瓜皮12g，广陈皮6g，朱寸冬9g，夜交藤、炒枣仁、柏子仁各12g，远志肉9g，炒神曲12g。连服6剂，诸症悉退，嘱服归脾丸，日服2丸，以为善后。

【按语】

本案脾虚不运，聚湿生痰，痰火扰心，而致失眠。证属本虚标实，治当先治其标而后顾其本。故先用温胆汤加减清热化痰、宁神益智，继用健脾益气再顾其本，遂使诸症悉退。次用丸剂两补心脾，以资巩固。（哈孝贤，谷金红，哈小博．中国百年百名中医临床家丛书——哈荔田．北京：中国中医药出版社，2003．）

【注】

本病例虽是治疗产后失眠，但其发病机制为脾虚血亏，痰热内扰，心神不宁，只是临床症状仅表现为失眠，而没有严重到癫狂的程度。特别将此病例附于后，以补充原著中对本虚标实，痰热致病的论述不足。

正产肠下　六十六

【原文】

产妇肠下[1]，亦危症也。人以为儿门不关之故，谁知是气虚下陷而不能收乎。夫气虚下陷，自宜用升提之药，以提其气。然新产之妇，恐有瘀血在腹，一旦提气，并瘀血升腾于上，则冲心之患，又恐变出非常，是气又不可竟提也。气既不可竟提，而气又下陷，将用何法以治之哉？盖气之下陷者，因气之虚也，但补其气，则气旺而肠自升举矣。惟是补气之药少，则气力薄而难以上升，必须以多为贵，则阳旺力强，断不能降而不升矣。方用补气升肠饮。

人参一两，去芦　生黄芪一两　当归一两，酒洗　白术五钱，土炒　川芎三钱，酒洗　升麻一分

水煎服。一剂而肠升矣。此方纯于补气，全不去升肠，即如用升麻一分，亦不过引气而升耳。盖升麻之为用，少则气升，多则血升也，不可不知。又方用蓖麻仁四十九粒，捣涂顶心[2]以提之，肠升即刻洗去，时久则恐吐血，此亦升肠之一法也。

生产有子未下肠先下者，名盘肠生，勿遽服此方。急取一净盆，用开水洗热，将肠置于盆内，静待勿惧，子下后肠即徐徐收回。若时久盆与肠俱冷，不能速收，急用开水一盆，待温以入得手为度，将温水倾于置肠盆内，肠热气充，即可收起矣。若子先下，急服此方，少迟恐气脱不救。

【注解】

[1] 肠下：指产肠不收，属于子宫脱垂或阴道壁膨出。

[2] 顶心：意为顶部的中央，指脱出的子宫顶端中心位置，应是宫颈口。

【评议】

近年来，人们开始重视盆底功能障碍性疾病给产后妇女带来的身心痛苦。子宫脱垂、压力性尿失禁、阴道壁膨出等会逐渐发展到严重影响女性健康、家庭和睦的疾病，目前可以通过药物性治疗、物理性刺激、手术纠正等方式改善症状。

本文以气虚下陷造成的子宫脱垂为例，阐述了补气升提的中医治疗方法。采用补气升肠饮，就是补中益气汤中减掉了偏于温燥的柴胡、陈皮，加入行气活血的川芎而成。用蓖麻仁捣烂外敷，除可用于脱出的子宫颈部，还有报道贴于下丹田，亦即神阙、气海、石门、关元四个穴位上治疗产肠不收也有奇效。因蓖麻仁有毒，故一般不可口服或外用过久。

产后

产后少腹疼　六十七

【原文】

妇人产后少腹疼痛，甚则结成一块，按之愈疼。人以为儿枕[1]之疼也，谁知是瘀血作祟乎。夫儿枕者，前人谓儿头枕之物也。儿枕之不疼，岂儿生不枕而反疼，是非儿枕可知矣。既非儿枕，何故作疼？乃是瘀血未散，结作成团而作疼耳。凡此等症，多是壮健之妇，血有余而非血不足也，似乎可用破血之药。然血活则瘀自除，血结则瘀作祟，若不补血而反败血[2]，虽瘀血可消，毕竟耗损难免。不若于补血之中，以行逐瘀之法，则气血不耗，而瘀亦尽消矣。方用散结定疼汤。

当归一两，酒洗　川芎五钱，酒洗　丹皮二钱，炒　益母草三钱　黑芥穗二钱　乳香一钱，去油　山楂十粒，炒黑　桃仁七粒，泡，去皮尖，炒，研

水煎服。一剂而疼止而愈，不必再剂也。此方逐瘀于补血之中，消块于生血之内，妙在不专攻疼病而疼病止。彼世人一见儿枕之疼，动用元胡、苏木、蒲黄、灵脂之类以化块，又何足论哉。

妇人产后少腹疼痛，按之即止。人亦以为儿枕之疼也，谁知是血虚而然乎。夫产后亡血过多，血室空虚，原能腹疼，十妇九然[3]。但疼有虚实之分，不可不辨。如燥糠触体[4]光景，是虚疼而非实疼也。大凡虚疼宜补，而产后之虚疼，尤宜补焉。惟是血虚之疼，必须用补血之药。而补血之味，多是润滑之品，恐与大肠不无相碍。然产后血虚，肠多干燥，润滑正相宜也，何碍之有？方用肠宁汤。

当归一两，酒洗　熟地一两，九蒸　人参三钱　麦冬三钱，去心　阿胶三钱，蛤粉炒　山药三钱，炒　续断二钱　甘草一钱　肉桂二分，去粗，研

水煎服。一剂而疼轻，二剂而疼止，多服更宜。此方补气补血之药也，然补气而无太郁之忧，补血而无太滞之患。气血既生，不必止疼而疼自止矣。

【注解】

[1] 儿枕之疼：产妇在产褥期内，发生与分娩或产褥有关的小腹疼痛，称为产后腹痛。其中因瘀血引起者，称为"儿枕痛"，即儿枕之疼。

[2] 败血：此处应为毁坏、损伤阴血。

[3] 十妇九然：意为十分之九的女性是这样。

[4] 如燥糠触体：像干燥的糟糠接触身体的感觉。

【评议】

孕妇分娩后，由于子宫的缩复作用，小腹呈阵阵作痛，多于产后1～2日出现，持续2～3日后自然消失，西医学称"宫缩痛""产后痛"，属于正常生理现象，一般不需要治疗。若腹痛阵阵加剧，难以忍受，

或虽腹痛绵绵，但疼痛不已，则为病态，应予以治疗。其主要病机是气血运行不畅，不通则痛或不荣则痛。

因血瘀引起的产后腹痛，治疗应活血化瘀，但毕竟发生于产后，气血消耗，故活血不能破血，而应补血活血，祛瘀生新。散结定疼汤以当归为君，养血活血；用川芎、山楂、桃仁、益母草加大活血化瘀的作用；佐以丹皮凉血活血，配以黑芥穗消风止血，一清一温相合，增加辛散化瘀之力，又无伤血之弊。

补气而无太郁之忧，补血而无太滞之患。

气为阳，补气宜使气行调达，防止壅涩不疏，抑郁不畅。血为阴，补血宜令血运流通，防止凝结不动，瘀涩阻滞。气血两亏，有物质的不足，更有功能的下降，所以在调补气血时，需要注意药物的选用，不可过于壅滞，而应静中有动，动静结合。

产后腹痛的辨证要以腹痛的性质，恶露的量、色、质、气味的变化为主，结合兼证、舌脉辨其虚实。若小腹隐痛，喜揉按，按之痛减，恶露量少，色淡质稀，伴头晕眼花，心悸怔忡，舌淡，脉虚细者，多属血虚；若小腹胀痛，拒按，或冷痛喜温，得热痛减，恶露量少或不下，色紫黯有块，四肢不温，舌质黯，脉沉紧或弦涩者，多属血瘀。治疗总以"勿拘于产后，亦勿忘于产后"为原则。

肠宁汤中当归、熟地、阿胶、麦冬养血滋阴；人参、山药、甘草扶脾健中；续断补肾养肝；少许肉桂温通血脉。全方合用养血益阴，补气生津。血充胞宫得养，气足血得以行，其痛可除。

产后气喘　六十八

【原文】

妇人产后气喘，最是大危之症，苟不急治，立刻死亡。人只知是气血之虚也，谁知是气血两脱乎。夫既气血两脱，人将立死，何又能作喘？然此血将脱，而气犹未脱也。血将脱而气欲挽之，而反上喘。如人救溺，援之而力不胜，又不肯自安于不救，乃召号[1]同志^[2]以求助，故呼声而喘作。其症虽危，而可救处正在能作喘也。盖肺主气，喘则肺气似盛而实衰。当是之时，血将脱而万难骤生，望肺气之相救甚急，若赤子之望慈母然。而肺因血失，止^[3]存几微之气，自顾尚且不暇，又何能提挈^[4]乎血，气不与血俱脱者几希^[5]矣。是救血必须补气也。方用救脱活母汤。

人参二两　当归一两，酒洗　熟地一两，九蒸　枸杞子五钱　山萸五钱，蒸，去核　麦冬一两，去心　阿胶二钱，蛤粉炒　肉桂一钱，去粗，研　黑芥穗二钱

水煎服。一剂而喘轻，二剂而喘减，三剂而喘定，四剂而全愈矣。此方用人参以接续元阳，然徒补其气而不补其血，则阳燥而狂，虽回生于一时，亦旋得旋失^[6]之道。即补血而不补其肝肾之精，则本原不固，阳气又安得续乎。所以又用熟地、山萸、枸杞之类，以大补其肝肾之精，而后大益其肺气，则肺气健旺，升提有力矣。特虑新产之后，用补阴之药，腻滞不行，又加肉桂以补命门之火，使火气有根，助人参以生气，且能运化地黄之类，以化精生血。若过于助阳，万一血随阳动，瘀而上行，亦非保全之策。更加荆芥以引血归经，则肺气安而喘速定。治几其神^[7]乎。

方妙不可加减。

【注解】

[1] 召号：号召。

[2] 同志：志同道合。

[3] 止：仅，只。

[4] 提挈：提携、扶持。

[5] 几希：不多，一点儿。

[6] 旋得旋失：形容得失很快。

[7] 治几其神：几者，动之微。《周易》有"知几其神"，能够了解细微之人是近乎神了。此处意为治疗细致非常巧妙。

【评议】

"妇人产后气喘，最是大危之症，苟不急治，立刻死亡。"应该与

现代西医学的羊水栓塞类似。羊水栓塞是指在分娩过程中羊水突然进入母体血液循环引起的急性肺栓塞、过敏性休克、弥散性血管内凝血、肾衰竭或猝死的严重分娩并发症。发生于足月妊娠时，产妇死亡率高达 80% 以上，确实是产科的急危重症。

本文论及此症为气欲随血脱，危在旦夕，此时，以补气养血，滋补肝肾为治。妙在加肉桂引火归原，用黑芥穗引血归经，起到协调上下、调和气血的作用。方虽为救脱活母汤，但本病属中医败血冲肺之急症，与现代医学的羊水栓塞类似，故应以全力抢救为主，此方单用不可取。

产后恶寒身颤　六十九

【原文】

妇人产后恶寒恶心，身体颤，发热作渴。人以为产后伤寒也，谁知是气血两虚，正不敌邪而然乎。大凡人之气不虚，则邪断难入。产妇失血既多，则气必大虚，气虚则皮毛无卫[1]，邪原易入，正不必户外之风来袭体也，即一举一动，风即可乘虚而入之。然产后之妇，风易入而亦易出，凡有外邪之感，俱不必祛风。况产妇之恶寒者，寒由内生也；发热者，热由内弱[2]也；身颤者，颤由气虚也。治其内寒，而外寒自散；治其内弱，而外热自解；壮其元阳，而身颤自除。方用十全大补汤。

人参三钱　白术三钱，土炒　茯苓三钱，去皮　甘草一钱，炙
川芎一钱，酒洗　当归三钱，酒洗　熟地五钱，九蒸　白芍二钱，
酒炒　黄芪一两，生用　肉桂一钱，去粗，研

水煎服。一剂而诸病悉愈。此方但补气与血之虚，而不去散风与邪之实，正以正足而邪自除也，况原无邪气乎。所以奏功之捷也。

宜连服数剂，不可只服一剂。

【注解】

[1] 皮毛无卫：《灵枢》云"卫气者，所以温分肉、充皮肤、肥腠

理、司开合者也"，无卫是指皮肤没有了卫气的屏障防卫功能。

[2]热由内弱：指气虚发热。李东垣在其《脾胃论》中解释"脾胃气虚，则下流于肾，阴火得以乘其土位而发热"。

【评议】

产后之妇，风易入而亦易出，凡有外邪之感，俱不必祛风。

产后多百脉空虚，腠理疏松，故风易入亦易出。治疗产后病以调补气血扶正为主，总以补虚不滞邪、攻邪不伤正为原则。文中所论"俱不必祛风"似有偏颇，辨其虚实，不可拘泥于产后，概行大补，以致助邪。但产后用药确应注意"三禁"，即禁大汗以防亡阳，禁峻下以防亡阴，禁通利小便以防亡津液，正所谓亦勿忘于产后。

【医案选录】

金某，女，27岁，已婚。

1992年1月6日初诊。患者产后10余天，周身汗出频仍，每日须换内衣3～4次，汗出背微恶寒、怕风、头痛，以两太阳穴及项颈部为著，神疲易乏，夜寐欠安，口不渴。舌质偏淡，苔薄白，脉浮缓而弱。高师辨证为营卫不和，表卫不固，治拟调和营卫，固表敛汗。用桂枝汤和玉屏风散加味。药用桂枝8g，炒白芍10g，炙甘草5g，苏叶8g，大枣5枚，生黄芪10g，白术8g，防风6g，夜交藤15g，生姜三片。服药1剂后，汗出始减，头痛、恶风寒见轻。2剂药毕，恶寒、怕风、头痛不显，汗虽出少，然感神倦，活动后易汗，心急、寐少，舌淡苔薄白，脉虚缓。再拟原方调整。药用桂枝5g，白芍12g，炙甘草5g，生黄芪15g，太子参10g，白术10g，防风6g，浮小麦15g，煅龙牡各15g，夜交藤15g，大枣5枚。2剂药后，汗症瘥，寐食俱调。后进玉屏风散，当归补血汤合甘麦大枣汤12剂，以资巩固疗效。

【按语】

此病案从脉症看系产后气血耗损，外感风寒以致营卫不和，卫阳失其固密，营阴不能内守，故见汗出、头痛、微恶风寒，脉浮缓而弱等症。高师主以桂枝汤，其人阳气素虚，卫阳不固，故又合玉屏风散，共奏调和营卫，益气固表之功。因药证熨贴，故收效颇捷。终以玉屏

产后

风散、当归补血汤合甘麦大枣汤调理而安。（王发渭，等．高辉远临证验案精选．北京：学苑出版社，1995．）

【注】

本病例虽无发热，总以汗出恶寒为症，但究其病机亦为气血亏虚，营卫不和，外感风寒所致。治用经典之桂枝汤调和营卫，玉屏风散固表止汗，此时虽有阴血不足，但不可过早养血滋阴，以防表卫不固，敛邪入内。待汗出瘥，卫气充，再以玉屏风散、当归补血汤善后。

产后恶心呕吐　七十

【原文】

妇人产后恶心欲呕，时而作吐。人皆曰胃气之寒也，谁知是肾气之寒乎。夫胃为肾之关[1]，胃之气寒，则胃气不能行于肾之中；肾之气寒，则肾气亦不能行于胃之内。是肾与胃不可分而两之[2]也。惟是产后失血过多，必致肾水干涸，肾水涸应肾火上炎，当不至胃有寒冷之虞，何故肾寒而胃亦寒乎？盖新产之余，水乃遽然涸去，虚火尚不能生，火既不生，而寒之象自现。治法宜补其肾中之火。然火无水济，则火在水上，未必不成火动阴虚之症。必须于水中补火，肾中温胃，而后肾无太热之患，胃有既济之欢也。方用温肾止呕汤。

熟地五钱，九蒸　巴戟一两，盐水浸　人参三钱　白术一两，土炒　山萸五钱，蒸，去核　炮姜一钱　茯苓二钱，去皮　白蔻一粒，研　橘红五分，姜汁洗

水煎服。一剂而呕吐止，二剂而不再发，四剂而全愈矣。此方补肾之药多于治胃之品，然而治肾仍是治胃也。所以肾气升腾而胃寒自解，不必用大热之剂，温胃而祛寒也。

服此方必待恶露尽后。若初产一二日之内，恶心欲呕，乃恶露上冲，宜服加味生化汤：全当归一两（酒洗），川芎二钱，炮姜一

钱，东楂炭二钱，桃仁一钱（研），用无灰黄酒一盅，水三盅同煎。

【注解】

[1] 胃为肾之关：《素问·水热穴论》"胃者，肾之关也，关门不利，则聚水而从其类也。"胃为天之雨下于地的第一道关卡。

[2] 不可分而两之：不能一分为二之意。

【评议】

火无水济，则火在水上，未必不成火动阴虚之症。

水火既济，即上坎下离之既济卦。肾中之精分肾阴肾阳，肾阴涵肾阳，肾阳温肾阴，命门之火藏于肾水之中，如蛟龙潜于深潭。产后失血伤精，肾中水火俱亏，命门之火不能温煦后天脾土，肾水又不能上滋胃阴，故两害相加，而成胃纳不降，恶心呕吐之症。治法：温肾健脾，行气止呕。温肾止呕汤方中熟地、山萸补肾填精；人参、白术、茯苓益气健脾；巴戟天温肾壮阳；炮姜、白蔻、橘红温中理气。全方补肾多于治胃，以培元固本，更遵善补阳者，必于阴中求阳，善补阴者，必于阳中求阴之意。

产后血崩　七十一

【原文】

少妇产后半月，血崩昏晕，目见鬼神。人皆曰恶血冲心也，谁知是不慎房帏[1]之过乎。夫产后业逾半月，虽不比初产之二三日，而气血初生，尚未全复，即血路已净，而胞胎之损伤未瘥，断不可轻于一试，以重伤其门户。无奈少娇之妇，气血初复，不知慎养，欲心大动，贪合图欢，以致血崩昏晕，目见鬼神，是心肾两伤，不特[2]胞胎门户已也。明明是既犯色戒，又加酣战，以致大泄其精，精泄而神亦随之而欲脱。此等之症，乃自作之孽，多不可活。然于不可活之中，而思一急救之法。舍大补其气与血，别无良法也。方用救败求生汤。

人参二两　当归二两，酒洗　白术二两，土炒　九蒸熟地一两

山萸五钱，蒸　山药五钱，炒　枣仁五钱，生用　附子一分或一钱，自制

水煎服。一剂而神定，二剂而晕止，三剂而血亦止矣。倘一服见效，连服三四剂，减去一半，再服十剂，可庆更生。此方补气以回元阳于无何有之乡[3]，阳回而气回，自可摄血以归神，生精而续命矣。

亦有中气素虚，产后顷刻血崩不止，气亦随之而脱。此至危之证，十常不救者八九，惟用独参汤尚可救活一二。辽人参（去芦）五钱，打碎，急煎，迟则气脱不及待矣。煎成，徐徐灌之，待气回再煎一服灌之。其余治法参看血崩门。但产后不可用杭芍炭以及诸凉药。然此证皆系临产一二日前入房所致，戒之。

【注解】

［1］房帏：亦作"房闱"，是寝室之意，此处意指男女欢爱。

［2］不特：不仅，不但。

［3］无何有之乡：成语，出自《庄子》，其释义指空无所有的地方，多用以指空洞而虚幻的境界或梦境。

【评议】

现代医学研究表明正常产后子宫复旧需要6～8周，过早性生活对产妇的影响很大。产后本已气血亏虚，又在刚刚恢复初期就交媾癫狂，造成精气大泄，神随精散而欲脱。此时非大补气血不足以回阳救逆，摄精敛神。在人参、当归补气养血的基础上，以熟地、山萸肉、山药三补肾精之阴，加少量附子于阴中求阳，徐徐温动。枣仁有安神定志，收敛固精之用，炒白术则能健中焦以运化，防壅滞不畅。全方补气回阳，益气摄血，固精安神。

【医案选录】

方某夫人，年三十五岁，素患半产。

1923年5月12日，孕五月又堕。初起腰腹坠痛，继则见红胎堕，血崩盈盆成块，小腹扭痛，心慌目眩，气喘欲脱，脉芤虚无力，两寸且短。唇淡红，舌苔白滑，舌质夹青乌。据其夫云，是晚曾昏绝二次。由于素患半产，肾气大亏，气虚下陷，无力摄血，阳气有随血下脱之

势。以气生于肾，统于肺，今肺肾之气不相接，故气喘欲脱。拟四逆当归补血汤加枣艾治之。方中四逆汤扶阳收纳，启坎阳上升，佐以黄芪、当归，补中益气而生过伤之血，干姜、艾、枣制黑，能温血分之寒，引血归经。黑附片160g，炮黑姜50g，炙甘草24g，北口芪60g，当归26g，蕲艾6g（烧黑存性），大枣5枚（烧黑存性）。13日服一剂后，血崩止，气喘平，病状已去六七，精神稍增。仍守原方，14日次剂服完，证遂全廖。（吴佩衡．吴佩衡医案．北京：人民军医出版社，2009．）

【按语】

吴佩衡（1886～1971年），云南四大名医之一，当代火神派的重要传人之一。火神派推重阳气，擅用附子，崇尚经方，独步医林，以其临床屡起沉疴著称。历代虽因火神派用药峻猛，药量惊人而颇多争议，但医学总以治病救人为第一要义，疗效是硬道理。附此病案以开拓读者眼界，意在百家争鸣，百花齐放。提醒注意的是，临床医家需要领会的是其扶阳之理，但心无所恃，不可贸然以原方效仿。

产后手伤胞胎淋漓不止　七十二

【原文】

妇人有生产之时，被稳婆[1]手入产门，损伤胞胎，因而淋漓不止，欲少忍须臾[2]而不能。人谓胞破不能再补也，孰知不然。夫破伤皮肤，尚可完补，岂破在腹内者，独不可治疗？或谓破在外可用药外治，以生皮肤；破在内，虽有灵膏，无可救补。然破之在内者，外治虽无可施力，安必内治不可奏功乎？试思疮伤之毒，大有缺陷，尚可服药以生肌肉，此不过收生不谨，小有所损，并无恶毒，何难补其缺陷也？方用完胞饮。

人参一两　白术十两，土炒　茯苓三钱，去皮　生黄芪五钱
当归一两，酒炒　川芎五钱　桃仁十粒，泡，炒，研　红花一钱
益母草三钱　白及末一钱

用猪羊胞[3]一个，先煎汤，后煎药，饥服[4]十剂全愈。夫胞损宜用补胞之药，何以反用补气血之药也？盖生产本不可手探试，而稳婆竟以手探，胞胎以致伤损，则难产必矣。难产者，因气血之虚也。产后大伤气血，是虚而又虚矣。因虚而损，复因损而更虚，若不补其气与血，而胞胎之破，何以奏功乎。今之大补其气血者，不啻[5]饥而与之食，渴而与之饮也。则精神大长，气血再造，而胞胎何难补完乎？所以旬日[6]之内便成功也。

【注解】

[1]稳婆：此处指旧时以接生为业的妇女，俗称接生婆。

[2]须臾：极短的时间，片刻。

[3]猪羊胞：猪和羊的胎盘，胞衣。

[4]饥服：指空腹服下。

[5]不啻：不只，不止，不仅仅。

[6]旬日：十天，也指较短的时日。

【评议】

现代产科在胎儿娩出后30分钟，胎盘还未自行剥离，在严格消毒后，可以采取手取胎盘术。将一手手指并拢呈圆锥状直接伸入宫腔，手掌面向着胎盘母体面，手指并拢以手掌尺侧缘缓慢将胎盘从边缘开始逐渐自子宫壁分离，另手在腹部按压宫底。待确认胎盘已全部剥离方可取出胎盘。

本文论及接生婆把手伸进阴道内助产，但操作不当，引起淋漓出血不止。究其原因是产妇气血亏虚，又兼外力损伤，导致虚损，故用补气养血之品培护，加桃仁、红花、益母草活血化瘀以祛瘀生新，更加白及一钱收敛止血，使活血不动血，收涩不留瘀。

文章"胞胎"一词应为胞宫为妥。胞胎应为胎盘、胞衣，应是生产尚未结束出现淋漓出血之意，但时间过长，又不似待产。而后文所论产后大伤气血，是虚而又虚，明确已为产后，因而服药修补的应为胞宫即子宫才符合逻辑。从现代医学解释，产后胎盘脱离母体，无需修补，所以此处应指修复子宫。

产后四肢浮肿 七十三

【原文】

产后四肢浮肿，寒热往来，气喘咳嗽，胸膈不利，口吐酸水，两胁疼痛。人皆曰败血[1]流于经络，渗于四肢，以致气逆也。谁知是肝肾两虚，阴不得出之阳乎。夫产后之妇，气血大亏，自然肾水不足，肾火沸腾。然水不足则不能养肝，而肝木大燥，木中乏津，木燥火发，肾火有党[2]，子母两焚[3]，火焰直冲，而上克肺金，金受火刑，力难制肝，而咳嗽喘满之病生焉。肝火既旺，而下克脾土，土受木刑，力难制水，而四肢浮肿之病出焉。然而肝木之火旺，乃假象而非真旺也。假旺之气，若盛而实不足，故时而热时而寒，往来无定，乃随气之盛衰以为寒热，而寒非真寒，热亦非真热，是以气逆于胸膈之间而不舒耳。两胁者，肝之部位也。酸者，肝之气味也。吐酸胁疼痛，皆肝虚而肾不能荣之象也。治法宜补血以养肝，补精以生血。精血足而气自顺，而寒热咳嗽浮肿之病悉退矣。方用转气汤。

人参三钱　茯苓三钱，去皮　白术三钱，土炒　当归五钱，酒洗　白芍五钱，酒炒　熟地一两，九蒸　山萸三钱，蒸　山药五钱，炒　芡实三钱，炒　故纸一钱，盐水炒　柴胡五分

水煎服。三剂效，十剂痊。此方皆是补血补精之品，何以名为转气耶？不知气逆由于气虚，乃是肝肾之气虚也。补肝肾之精血，即所以补肝肾之气也。盖虚则逆，旺则顺，是补即转也。气转而各症尽愈，阴出之阳，则阴阳无扞格之虞[4]矣。

【注解】

[1] 败血：此处指不好的血，非正常的血。

[2] 肾火有党：党为结伙，相助之意，文中指肾火有肝火相助，结伙成党。

[3] 子母两焚：是水木两脏皆火热炎上。

[4] 无扞格之虞：没有产生矛盾、相抵触的忧虑。

【评议】

肝肾为女子之先天，产后气血大亏，肝肾不足。肾水不能上滋而致虚火上炎；肝木体阴而用阳，体不足则其用废，肝失疏泄致气机不利。上克肺金，而咳嗽喘满，下克脾土，则水湿不运。寒热往来，口吐酸水，两胁疼痛为少阳胆经不利之候，故转气汤方中有逍遥散之组成，人参、白术、茯苓益气健脾；当归、白芍、熟地养血和血；山药、山萸补肾填精；少许柴胡疏肝理气；加芡实、故纸于阴中求阳，固肾涩精。补其体，启其用，精血足则气自顺。

产后肉线出　七十四

【原文】

妇人有产后水道[1]中出肉线一条，长二三尺，动之则疼痛欲绝。人以为胞胎[2]之下坠也，谁知是带脉之虚脱乎。夫带脉束于任督[3]之间，任脉前而督脉后，二脉有力，则带脉坚牢；二脉无力，则带脉崩坠。产后亡血过多，无血以养任督，而带脉崩坠，力难升举，故随溺而随下也。带脉下垂，每每作痛于腰脐之间，况下坠者而出于产门之外，其失于关键[4]也，更甚，安得不疼痛欲绝乎？方用两收汤。

人参一两　白术二两，土炒　川芎三钱，酒洗　九蒸熟地二两　山药一两，炒　山萸四钱，蒸　芡实五钱，炒　扁豆五钱，炒　巴戟三钱，盐水浸　杜仲五钱，炒黑　白果十枚，捣碎

水煎服。一剂而收半，二剂而全收矣。此方补任督而仍补腰脐者，盖以任督连于腰脐也。补任督而不补腰脐，则任督无助，而带脉何以升举？惟两补之，则任督得腰脐之助，带脉亦得任督之力而收矣。

此方凡肾虚腰痛、遗尿皆可治，甚勿轻忽。

【注解】

[1]水道：水流的通道，此处指尿道。

[2]胞胎：此处为产后，胎儿及胎盘已经娩出，所以应指子宫。

　　[3]带脉束于任督：带脉为人体奇经八脉之一，能约束纵行之脉，有固护胎儿和主司妇女带下的作用。

　　[4]关键：常指事物最紧要的部分，此处比喻禁约、约束之意。

【评议】

　　限于时代，傅青主所言水道中出肉线，分析应从阴道出，肉线形似脐带。足月妊娠的脐带长约30～100cm，与文中所描述的肉线长二三尺相符，考虑此肉线脱出类似现代的脐带脱垂。

　　产后肉线出，中医认为带脉无升举约束之力所致，现代医学认为其原因有头盆不称、胎头入盆困难、胎位异常、胎儿过小或羊水过多、脐带过长、脐带附着异常及低位胎盘等。经检查胎心正常，胎儿存活，应尽快娩出胎儿。

产后肝痿　七十五

【原文】

　　妇人产后阴户中垂下一物，其形如帕，或有角，或二岐[1]。人以为产颓[2]也，谁知是肝痿之故乎。夫产后何以成肝痿也？盖因产前劳役过伤，又触动怪怒，以致肝不藏血，血亡过多，故肝之脂膜随血崩坠，其形似子宫，而实非子宫也。若是子宫之下坠，状如茄子，只到产门，而不能越出于产门之外。惟肝之脂膜往往出产门外者，至六七寸许，且有粘席干落一片，如手掌大者。如是子宫坠落，人立死矣，又安得而复生乎。治法宜大补其气与血，而少加升提之品，则肝气旺而易生，肝血旺而易养，肝得生养之力，而脂膜自收。方用收膜汤。

　　生黄芪一两　人参五钱　白术五钱，土炒　白芍五钱，酒炒
焦当归三钱，酒洗　升麻一钱

　　水煎服。一剂即收矣。或疑产后禁用白芍，恐伐生气之源，何以频用之而奏功也？是未读仲景之书者。嗟乎！白芍之在产后不可

频用者，恐其收敛乎瘀也。而谓伐生气之源，则误矣。况病之在肝者，尤不可以不用。且用之于大补气血之中，在芍药亦忘其为酸收矣，又何能少有作祟者乎。矧[3]脂膜下坠，正藉酸收之力，助升麻以提升气血，所以奏功之捷也。

【注解】

［1］二岐：岐同歧，分支、分枝。二岐意为有两个分支。

［2］产颓：颓为病证名，即疝，意指产后出现疝气的病证。

［3］矧：音 Shěn，况且。

【评议】

产后脱出于阴道外的，类似产后疝气，但名为肝萎，实系残留的胎膜随恶露而下。与产后脱垂的子宫不同，后者状如茄子，不能完全脱出于阴道外，更不可能粘席即干落如手掌大一片。在鉴别诊断的基础上，辨证仍为气血不足，尤其是肝血不藏，故肝之用失于生发、疏泄，发为肝萎。黄芪、人参、白术益气健脾；当归、白芍养血和血；加升麻少许以升提肝气，肝得生养之力而脂膜自收。强调白芍因其酸敛之性，虽有产后不宜早用，以防收涩成瘀之说，但此处确需借其养血柔肝，故用酒炒稍减其酸性。

产后气血两虚乳汁不下　七十六

【原文】

妇人产后绝无点滴之乳，人以为乳管之闭也，谁知是气与血之两涸[1]乎。夫乳乃气血所化而成也，无血固不能生乳汁，无气亦不能生乳汁。然二者之中，血之化乳，又不若气之所化为尤速。新产之妇，血已大亏，血本自顾不暇，又何能以化乳？乳全赖气之力，以行血而化之也。今产后数日，而乳不下点滴之汁，其血少气衰可知。气旺则乳汁旺，气衰则乳汁衰，气涸则乳汁亦涸，必然之势也。世人不知大补气血之妙，而一味通乳，岂知无气则乳无以化，无血则乳无以生。不几[2]向饥人而乞食，贫人而索金乎？治法宜补气以生血，而乳汁自下，不必利窍以通乳也。方名通乳丹。

　　人参一两　　生黄芪一两　　当归二两，酒洗　　麦冬五钱，去心
木通三分　　桔梗三分　　七孔猪蹄[3] 二个，去爪壳

　　水煎服。二剂而乳汁如泉涌矣。此方专补气血以生乳汁，正以
乳生于气血也。产后气血涸而无乳，非乳管之闭而无乳者可比。不
去通乳而名通乳丹，亦因服之乳通而名之。今不通乳而乳生，即名
生乳丹亦可。

【注解】

　　[1] 涸：水干了。

　　[2] 不几：没有希望，不可希求。

　　[3] 七孔猪蹄：又名七星猪蹄或七星蹄。是猪的前蹄，其内侧线
状排列七个小孔。可以通脉、下乳。

【评议】

　　《景岳全书》云："妇人乳汁，乃冲任气血所化，故下则为经，上
则为乳。"本文论及产后气血不足造成的乳汁不行，宜大补气血，以滋
乳汁生化之源，此处不可一味通乳，反而耗气伤血，弄巧成拙。冲任
隶属于阳明，产后冲任脉虚，亦阳明气血不足，方用通乳丹，也可名
为生乳丹。补气养血基础上，加血肉有情之品七孔猪蹄加强滋补之力，
更配合木通三分通窍利水以助下乳。

【医案选录】

　　汤某，女，24 岁，已婚。

　　1984 年 4 月 24 日初诊：患者于 3 月 13 日顺产一女婴，一直乳汁
甚少，乳房不胀，但触及即漏乳，乳汁清稀；产后出血不多，但恶露
至今已月余未净，量少，色淡红；口干，时感头昏，纳可，二便尚可；
舌淡，苔薄白，脉细。党参 15g，黄芪 15g，当归 12g，炙甘草 6g，白
术 15g，通草 6g，木馒头 10g，炮甲珠 10g，白芷 6g，大枣 3 枚，陈皮
6g，川芎 6g。二诊 4 月 30 日，服上方 6 剂，恶露已净，乳汁增多，乳
房已有胀感，但仍时有漏乳，口干，舌淡，苔薄，脉细。服上方 10 余
剂，乳汁增多，再无漏乳。

方中党参、黄芪、白术、炙甘草、陈皮健脾益气；当归、川芎温和流动之品，活血益血，治恶露；白芷活利血脉，引诸药入多气多血之阳明经；通草性味淡甘平，功能利水道，催生下乳，张山雷谓其"以淡用事，故能通利经络，其性又不似木通之猛，虽能通利又不甚伤阴"；穿山甲味咸性微寒，《本草纲目》谓其"通经脉下乳汁，此物穴山而居，寓水而食，出阴入阳能窜经络达于病所"，故用于通经下乳作用极强；奶母又名木馒头，性味甘平，其用通乳、活血、消肿，治乳汁不下。全方重在健脾滋其化源，佐以通经下乳之药。（梅乾茵. 黄绳武妇科经验集. 北京：人民卫生出版社，2004.）

【注】

以乳汁量少、清稀，乳房不胀，辨其为气血不足，化生无源。漏乳又名产后乳汁自出，如果乳胀甚，乳汁自出，属于阳明气血充盛，乳满自溢。而此患者乳不胀，乳量少，触及即漏乳，乃因气血虚弱，不能固摄。故健脾益气，补血养血以滋化源，佐通络下乳之品助其上为乳汁，气壮则漏乳自停。木馒头又名木莲、水馒头、凉粉子、牛奶子，为桑科植物薜荔的干燥花序托，产于江西、四川等地。

产后郁结乳汁不通　七十七

【原文】

少壮之妇，于生产之后，或闻丈夫之嫌[1]，或听翁姑之谇[2]，遂致两乳胀满疼痛，乳汁不通。人以为阳明之火热也，谁知是肝气之郁结乎。夫阳明属胃，乃多气多血之府也。乳汁之化，原属阳明。然阳明属土，壮妇产后，虽云亡血，而阳明之气实未尽衰，必得肝木之气以相通，始能化成乳汁，未可全责之阳明也。盖乳汁之化，全在气而不在血。今产后数日，宜其有乳，而两乳胀满作痛，是欲化乳而不可得，非气郁而何？明明是羞愤成郁，土木相结[3]，又安能化乳而成汁也。治法宜大舒其肝木之气，而阳明之气血自通，而乳亦通矣，不必专去通乳也。方名通肝生乳汤。

　　白芍五钱，醋炒　当归五钱，酒洗　白术五钱，土炒　熟地三分　甘草三分　麦冬五钱，去心　通草一钱　柴胡一钱　远志一钱

　　水煎服。一剂即通，不必再服也。

【注解】

　　[1]嫌：厌恶、讨厌。

　　[2]谇：音 suì，斥责、责骂。

　　[3]土木相结：意为脾土壅滞不运，肝木郁滞不畅。

【评议】

　　产后缺乳的主要病机是乳汁生化不足或乳络不畅。常见的病因有气血虚弱、肝郁气滞、痰浊阻滞。生化不足为虚，乳络不畅为实，或临床常见两者兼有之虚实夹杂证，其辨证要点就是根据乳汁清稀或稠、乳房有无胀痛，并结合舌脉及其他症状以辨虚实。本条以通肝生乳汤治疗乳络不畅之实证，但总因毕竟在产后，所以仍以白芍、当归、麦冬、熟地滋阴养血为主，补肝体，启肝用，加柴胡引药归经，疏肝解郁，通草通经下乳，远志定志安神，其中炒白术五钱健脾实脾，利中焦运化以助肝木疏泄，阳明之气血自通。

产后编上卷

产后总论

【原文】

凡病起于血气之衰，脾胃之虚，而产后尤甚。是以丹溪先生论产后，必大补气血为先，虽有他症，以末治之，斯言尽治产之大旨。若能扩充立方，则治产可无过矣。夫产后忧惊劳倦，气血暴虚，诸症乘虚易入。如有气毋专耗散，有食毋专消导。热不可用芩连，寒不可用桂附。寒则血块停滞，热则新血崩流。至若中虚外感，见三阳表症之多，似可汗也，在产后而用麻黄，则重竭其阳；见三阴里症之多，似可下也，在产后而用承气，则重亡阴血。耳聋胁痛，乃肾虚恶露[1]之停，休用柴胡。谵语[2]出汗，乃元弱似邪之症，非同胃实。厥由阳气之衰，无分寒热，非大补不能回阳而起弱。痉[3]因阴血之亏，不论刚柔，非滋荣不能舒筋而活络，乍寒乍热，发作无期，症似疟也，若以疟治，迁延难愈。言论无伦，神不守舍，病似邪也，若以邪治，危亡可待。

去血过多而大便燥结，肉苁蓉加于生化[4]，非润肠承气之能通，去汗过多而小便短涩，六君子倍加参，芪，必生津助液之可利。加参生化汤频服，救产后之危；长生活命丹屡用，苏绝谷之人。颓疝[5]脱肛，多是气虚下陷，补中益气之方。口噤拳挛，乃因血燥类风，加参生化之剂。产户入风而痛甚，服宜羌活养荣汤。玉门[6]伤凉而不闭，洗宜蟒儿黄硫散。怔忡惊悸，生化汤加以定志。似邪恍惚，安神丸助以归脾。因气而闷满虚烦，生化汤加木香为佐。因食而嗳酸恶食，六君子加神曲、麦芽为良。苏木、莪术，大能破血；青皮、枳壳，最消满胀。一应耗气破血之剂，汗吐宣下之法，止可施诸壮实，岂宜用于胎产。大抵新产后，先问恶露如何，块痛未除，不可遽加参术；腹中痛止，补中益气无疑。至若亡阳脱汗，气虚喘促，服加参生化汤，是从权也。又如亡阴火热，血崩厥晕，速煎生化原方，是救急也。王太仆云：治下补下，治以急缓，缓则道路达而力微，急则气味厚而为重。故治产当遵丹溪而固本，服法宜效太仆以频加。凡付生死之重寄，须着意于极危；欲求俯仰之无亏，用存心于爱物。此虽未尽产症之详，然所闻一症，皆援近乡治验为据，亦未必无小补云。

【注解】

[1]恶露：产妇分娩后随子宫蜕膜特别是胎盘附着物处蜕膜的脱落，含有血液、坏死蜕膜等组织经阴道排出称为恶露。一般情况下，产后三周以内恶露即可排净，如果超过三周仍然淋漓不绝，即为"恶露不尽"。现也有称产后血性恶露持续10天以上者，为"恶露不尽"。如罗颂平主编《中医妇科学》（卫生部"十二五"规划教材，全国高等中医院校教材。人民卫生出版社2012年7月第2版）。

[2]谵语：是急性热病中病邪热入营血，累及心神出现的一个症状。谵语者，语言狂妄也。如颠倒错乱，语出无伦，妄有所见，神志失常，谓呢喃而语也。

[3]痉：痉挛。有产后痉证一病，始见于《金匮要略》："新产妇人有三病，一者病痉……"，多由产后血虚，汗出过多，风邪乘虚入侵而引起四肢抽搐、痉挛，甚至项背强直，口噤不开，角弓反张等症。

[4]生化：此处当指生化汤。

[5]㿗疝：病名，指阴囊肿大。

[6]玉门：指阴道外口。如《诸病源候论·卷三十七》说："已产

属胞门，未产属龙门，未嫁属玉门。"但《备急千金要方·卷三》又有"妇人阴阳过度，玉门疼痛"和"产劳玉门开而不闭"的记载。可见玉门之称也并非绝对指未嫁之阴道口。

【评议】

一、产后特殊生理：产后多虚、产后多瘀

产后病的发生多是由于气血亏虚，由于分娩用力、出汗、产创和出血，而易使阴血暴亡；另外，分娩是一个持续时间较长的体力持续消耗过程，若产程过长，产时用力耗气，产后操劳过早，或失血过多，气随血耗，而致气虚失摄、冲任不固。所以朱丹溪治疗产后病也以大补气血为先。

另外，分娩创伤，脉络受损，血溢出脉外，而易离经成瘀；产后百节空虚，若起居不慎，感受寒热之邪，寒凝热灼成瘀；或胞衣、胎盘残留，瘀血内阻，败血为病，可致产后腹痛、产后发热、产后恶露不绝、产后抑郁等。

产后忧虑、惊惧、劳伤、倦怠，致气血亏虚过快，各种病邪容易乘虚而入，若有气滞表现不可过于行散；若有食滞表现不可过于消导；有热象也慎用芩、连之类过于苦寒之药；有寒象慎用附、桂之类的大温大热之品。至于产后外感，麻黄汤等发表药物，恐其进一步伤阳气，也要慎用之。大承气汤等攻下药物，恐其进一步损伤阴血，也为禁用、慎用之列。故产后病的治疗用药处处都要注意固护阴血、阳气，扶正而不留瘀。

二、产后病治疗指导思想之一：固本

傅青主认为，产后病的治疗应当遵循丹溪先生主张的"固本"之法：即大补元气，而服用方法宜效法王太仆而频频增加。原文中所述，新产后，先要询问恶露如何？如果块痛没有消除，不可急加人参、白术；若腹中疼痛停止，用补中益气就不要迟疑。如：失血过多导致大便燥结不通，可在生化汤的基础上加用肉苁蓉，不能用承气之类，以免耗伤气阴；出汗过多导致小便短涩不畅，用六君子汤加倍用人参、黄芪，必须生津助液益气才可以通利；产后脱肛多是由于气虚下陷引起，可用补中益气汤。傅山先生对于产后病因病机、辨证论治的精辟认识值得后世学习。

三、生化汤

生化汤是南宋钱氏妇科方（《景岳全书·妇人规》），后在《傅青主女科·产后篇》作了较系统的阐述，被称为"血块圣药"。组成：当归，川芎，桃仁，炮姜，甘草。原方用黄酒、童便各半煎服，现代用法：水煎服，或酌加黄酒同煎。功效为养血祛瘀，温经止血。主治血虚寒凝，瘀血阻滞证。方中重用当归补血活血，化瘀生新，行滞止痛，为君药。川芎活血行气，桃仁活血祛瘀，均为臣药。炮姜入血散寒，温经止痛。黄酒温通血脉以助药力，共为佐药。炙甘草和中缓急，调和诸药，用以为使。全方寓生新于化瘀之内，使瘀血化，新血生，诸症向愈。正如唐宗海所云："血瘀可化之，则所以生之，产后多用"，故名"生化"。

产前后方症宜忌

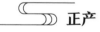 **正产**

【原文】

正产者，有腹或痛或止，腰胁酸痛，或势急而胞未破，名弄胎[1]。服八珍汤加香附自安。有胞破数日而痛尚缓，亦服上药俟[2]之。

【注解】

[1] 弄胎：指妇女怀孕足月腹痛或作或止的一种征兆。《医宗金鉴·妇科心法要诀·生育》："临月腹痛腰不痛，或作或止名弄胎。"

［2］俟：等待。《书·金滕》："尔之许我，我其以璧与珪，归俟尔命。"

【评议】

一、八珍汤

此节论述正产的现象，如有弄胎的表现可以服用八珍汤加香附。提示妊娠若有气血两虚的表现，八珍汤是可以应用的。八珍汤源自《正体类要》，组成：人参，白术，白茯苓，当归，川芎，白芍药，熟地黄，炙甘草。功用益气补血。方中人参与熟地相配，益气养血，共为君药。白术、茯苓健脾渗湿，助人参益气补脾；当归、白芍养血和营，助熟地补益阴血，均为臣药。川芎为佐，活血行气，使地、归、芍补而不滞。炙甘草为使，益气和中，调和诸药。全方八药，实为四君子（《太平惠民和剂局方》）和四物汤（《仙授理伤续断秘方》）的复方。但临床应用于不规律宫缩及分娩先兆时活血之归、芎还当慎重。

二、弄胎与试胎

弄胎指妇女怀孕足月腹痛或作或止、腰不痛的一种征兆，不同于真正分娩。试胎指妊娠中晚期出现胎儿乱动、腹痛等症状，但脉象无分娩征象者。《女科经纶》卷五："有一月前，忽然腹痛，如欲便生，名曰试胎，非当产也。"

此二者虽有不同，但皆指在产程正式发动的前一段时间内，出现间隔与持续时间不恒定、强度不增加的"假阵缩"，有时与真阵缩不易鉴别，临床上应仔细观察，以区分真假。

伤产

【原文】

伤产者，胎未足月，有所伤动，或腹痛脐痛，或服催生药太早，或产母努力太过，逼儿错路，不能正产。故临月[1]必举动从容，不可多睡，饱食饮酒，但觉腹中动转，即正身仰卧，待儿转顺，与其临时费力，不如先时慎重。

【注解】

[1] 临月：怀孕足月，已达产期。《宋书·始安王休仁传》："时廷尉刘矇妾孕，临月，迎入后宫，冀其生男，立为太子。"

【评议】

一、伤产现象和应对措施

此节论述伤产的现象和应对措施。提示孕妇在产前必须心神安定、活动有度，不能多睡饱食饮酒，否则容易造成伤产，所以与其临产时费力，不如先有正确的产时调护。有的产妇在假宫缩时感到痛苦不适甚至喊叫，影响休息和饮食，消耗体力，或用力过早，反而会引起伤产。傅山先生的这段描述，与"睡、忍痛、慢临盆"产时六字真言有相通之处，对产妇的顺利分娩具有一定的临床指导意义。

二、临产"六字"要诀

清代呕斋居士的《达生篇》提出"睡、忍痛、慢临盆"之六字要诀，具有临床指导意义。其中"睡"的意义，一是保养精神，孕妇在临产前要有充足的睡眠，以蓄养分娩过程中的精力体力，此为至关重要；其二是使产妇以泰然的心境面临分娩，消除产前紧张情绪，顺应产程的进展。"忍痛"的意义在于解除产妇对于分娩的恐惧性心理，增强信心和良好的分娩反射，以保证分娩顺利进行。"慢临盆"的主旨是力戒急于临盆，若急于临盆，常是宫口未开而产妇力已用尽，容易造成人为的难产。

调产

【原文】

调产者，产母临月，择稳婆[1]、办器用、备参药，产时不可多人喧闹，二人扶身，或凭物站。心烦，用滚水调白蜜一匙，独活汤更妙。或饥，服糜粥少许，勿令饥渴。有生息未顺者，只说有双胎，或胎衣不下[2]，勿令产母惊恐。

【注解】

[1] 稳婆：是指古代民间以替产妇接生为业的人。

［2］胎衣不下：胎衣指胎盘、胎膜、蜕膜等。此处胎衣不下指产后宫腔内有胎盘、胎膜等组织物排出不畅。

【评议】

此节论述调产的方法和注意事项，强调生产过程中要保持环境安静，可以食用蜂蜜及糜粥以保持体力，避免饥渴，另外，要保持产妇心情放松，宫缩时用力，间歇时不要惊慌，是临产时重要的调护方法。

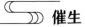 **催生**

【原文】

催生者，因坐草[1]太早，困倦难产，用八珍汤，稍佐以香附、乳香，以助血气。胞衣早破，浆血已干，亦用八珍汤。

【注解】

［1］坐草：指妇女临产。明·郎瑛《七修类稿·辨证上·谚语始》："今谚谓临产曰坐草。"又称"在草""就草""坐蓐"。

【评议】

分娩过程中用力方式及时机不对，导致困倦难产，可以服用八珍汤，以补益气血，帮助生产。

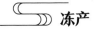 **冻产**

【原文】

冻产者，天寒血气凝滞，不能速生，故衣裳宜厚，产室宜暖，背心、下体尤要。

【评议】

此节论述冻产的原因及对策。强调在天气寒冷的情况下分娩时衣服要厚，产室要暖，尤以背部、胸部和身体下部为要。另外，产妇在月子里如受风寒，或者长期在冷空调环境中容易导致产后身痛诸疾，说明分娩及产后调护的重要性。

热产

【原文】

热产者，暑月宜温凉得宜。若产室人众，热气蒸逼，致头痛、面赤、昏晕等症，宜饮清水少许以解之。然风雨阴凉，亦当避之。

【评议】

此节论述热产的原因及对策。强调暑月生产应该在温凉的环境中，太热易导致中暑，产后中暑起病急，高热，发展迅速，是产后重症疾病之一，同样说明分娩及产后调护的重要性。

横产

【原文】

横产者，儿居母腹，头上足下，产时则头向下，产母若用力逼之，胎转至半而横。当令产母安然仰卧，令其自顺。稳婆以中指挟其肩，勿使脐带羁绊。用催生药，努力即生。

当归、紫苏各三钱，长流水煎服即下。

一方，用好京墨磨服之，即下。

一方，用益母草六两浓煎，加童便一大杯调服，即下。

【评议】

此节论述横产的原因及治疗方法。详细描述了转胎助产的手法及药物，对于现代治疗横产仍具有一定的指导意义。

胎位异常是造成难产的常见因素之一，约占 10%。胎体纵轴与母体纵轴相垂直为横产式，是对母儿最不利的胎位。应根据产次、胎儿大小、胎儿是否存活、宫口扩张程度、胎膜是否破裂、有无并发症等，决定分娩方式。

难产处理方式：

（1）足月活胎，伴有产科指征（如狭窄骨盆、前置胎盘、有难产史等），应于临产前进行择期剖宫产术结束分娩。

（2）初产妇、足月活胎，临产后应行剖宫产术。

（3）经产妇、足月活胎，也可行剖宫产。若宫口开大5cm以上，破膜不久，羊水未流尽，可在乙醚深麻醉下行内转胎位术，转成臀先露，待宫口开全助产娩出。若双胎妊娠第二胎儿为肩先露，可行内转胎位术。

（4）出现先兆子宫破裂或子宫破裂征象，无论胎儿死活，均应立即行剖宫产术。术中若发现宫腔感染严重，应将子宫一并切除。

（5）胎儿已死，无先兆子宫破裂征象，若宫口近开全，在全麻下行断头术或碎胎术。术后应常规检查子宫下段、宫颈及阴道有无裂伤。若有裂伤应及时缝合。注意产后出血，给予抗生素预防感染。

盘肠产

【原文】

盘肠产者，产则子肠[1]先出，然后生子，其肠或未即收，以蓖麻子四十九粒，研碎涂头上，肠收，急急洗去，迟则有害。又方，止用四十粒，去皮研为膏，涂顶中，收即拭之。如肠燥，以磨刀水润之，再用磁石煎汤服之。须阴阳家用过有验者。

【注解】

[1]子肠：当指子宫。这里的"子肠出"当指子宫脱垂。

【评议】

子宫脱垂指子宫从正常位置沿阴道下降，子宫颈外口达坐骨棘水平以下，甚至子宫全部脱出于阴道口外。常伴有阴道前、后壁膨出。Ⅰ度：轻型：宫颈外口距处女膜缘<4cm，未达到处女膜缘；重型：宫颈已达处女膜缘，阴道口可见子宫颈。Ⅱ度：轻型：宫颈脱出阴道口，宫体仍在阴道内；重型：部分宫体脱出阴道口。Ⅲ度：宫颈与宫体全

部脱出阴道口外。

此节论述了一些产后子宫脱垂的治疗方法，用蓖麻子涂于脱出的宫颈口上的方法虽然临床并未见常用，但是说明在当时其对产后子宫脱垂就有了一定的认识和治疗手段。

 难产

【原文】

难产者，交骨[1]不开[2]，不能生产也。服加味芎归汤，良久[3]即下。

小川芎一两　当归一两　败龟板一个，酒炙　妇人发灰一握，须用生过男妇者，为末

水一盏，煎七分服。

【注解】

[1]交骨：现代解剖学一指耻骨联合处，二指骶骨关节部。

[2]交骨不开：指分娩时耻骨联合（耻骨弓状韧带处）不松动，影响胎先露下降所致的难产。本病相当于西医学所说骨产道异常之难产。

[3]良久：很久。《战国策·燕策三》："左右既前斩荆轲，秦王目眩良久。"

【评议】

孕妇难产泛指在分娩过程中出现某些情况，导致婴儿本身产生问题，或因母亲骨盆腔狭窄、子宫或阴道结构异常、子宫收缩无力或异常所导致。胎儿能经阴道顺利分娩，取决于产力、产道、胎儿和精神生理四大因素。如果其中一个或一个以上的因素出现异常，出现分娩迟缓或停滞，即可导致难产，现代医学称之为异常分娩。

此节论述难产的原因为交骨不开，治疗方剂用加味芎归汤。《普济本事方》中有记载佛手散，药物组成为当归2钱，川芎4钱，益母草5钱，主治妊娠6～7个月有先兆流产之征，或子死腹中，恶露下，痛不已，用此方探之，若胎儿未损则痛止，子母俱安，若胎损，即便逐下。

加味芎归汤方中川芎、当归二药合用为佛手散之主要组成，养血活血，增强子宫收缩，以给逐胎增力；龟板滋阴潜阳，补肾健骨。《神农本草经》："龟甲，味咸平。主漏下赤白、破癥瘕痃疟、五痔、阴蚀、湿痹、四肢重弱……一名神屋，生池泽。"现代药理学研究显示：龟板对大鼠、豚鼠、家兔及人的离体子宫均有明显的兴奋作用；对家兔的在体子宫亦有兴奋作用，可使子宫收缩加强。龟板兴奋子宫的特点是：对子宫角和子宫体有明显的选择性；主要增强子宫收缩力，随着剂量的增加，在一定程度上亦增加子宫收缩频率和张力；子宫一般呈节律性收缩，不易引起强直性收缩。

临床上，若交骨不开致难产如采用药物或其他治疗方法效果不佳，产程停滞或胎心出现异常，则应及时进行剖腹产，以保母子平安。

 死产

【原文】

死产者，子死腹中[1]也。验母舌青黑，其胎已死。先用平胃散一服，酒水各一盏，煎八分，投朴硝煎服，即下，用童便亦好。后用补剂调理。

【注解】

[1]子死腹中：即胎死宫内。

【评议】

此节论述死产的诊断、治疗方药及服用方法。妊娠病的治疗原则是治病与安胎并举，若胎元异常，胎殒难留，或胎死不下者，则安之无益，宜从速下胎以益母。

平胃散出自宋代《太平惠民和剂局方》。由苍术、厚朴、陈皮、甘草加姜枣组成，具有燥湿运脾、行气和胃之功效。若子死腹中，先运脾和胃，再投朴硝下胎，胎下后再予补益气血之品调理。可谓处处顾护胃气，此理念对产时产后病的诊治至今仍有很好的指导作用。

下胞

【原文】

胞衣[1]不下[2]，用滚酒送下失笑散一剂，或益母丸，或生化汤送鹿角灰一钱，或以产母发入口作吐，胞衣即出。有气虚不能送出者，腹必胀痛，单用生化汤。

全当归一两　川芎三钱　白术一钱　香附一钱

加人参三钱更妙，用水煎服。

一方，用蓖麻子二两，雄黄二钱，研膏，涂足下涌泉穴。衣下，急速洗去。

平胃散：

南苍术米泔水浸，炒　厚朴姜炒　陈皮、炙草各二钱

共为粗末，或水煎，或酒煎，煎成时加朴硝二钱，再煎一二沸，温服。

失笑散：

五灵脂、蒲黄，俱研为细末，每服三钱，热酒下。

【注解】

[1]胞衣：即今之胎盘与胎膜的总称。

[2]胞衣不下：亦称"息胞"。《诸病源候论·胞衣不出候》："有产儿下，若胞衣不落者，世谓息胞。"指产妇娩出胎儿半小时后，胞衣（胎盘）仍不能自动排出的疾病。多由分娩后元气大虚而无力排出胞衣，或产时感受外寒而气血凝滞所致。大多伴有出血症状，应及时处理，以防出血过多。本病相当于西医学的胎盘稽留。

【评议】

1. 产后胞衣不下之主要病机

（1）血瘀：多因产时产后胞宫、胞脉空虚，寒邪乘虚而入，寒凝血瘀，或七情内伤，气滞血瘀，或素有癥瘕，冲任瘀阻而致。

（2）气虚：素体虚弱，正气不足，或孕期调摄不慎，或产时气随

血耗，冲任气血不足无力运送而致。

2．产后胞衣不下之辨证论治

（1）气虚型

主要证候：产儿后，胞衣久不下，小腹坠胀，有包块，按之不硬，阴道流血量多色淡，或有血块，神倦乏力，头晕眼花，心悸气短，面色㿠白，舌淡，苔薄，脉缓弱。

治疗法则：补气养血，理气下胞。

方药：生化加参汤。

全当归一两　川芎三钱　白术一钱　香附一钱

加人参三钱更妙，用水煎服。

方中人参、白术大补元气，气足以推动血得以下胞；当归、川芎、香附养血活血，理气下胞。全方有补气养血，理气行血下胞之效。

（2）血瘀型

主要证候：产儿后，胞衣久不下，小腹疼痛，有包块，拒按，阴道出血量多，色黯有块，血块下后痛减，舌紫黯，或有瘀斑紫点，苔薄，脉沉弦涩。

治疗法则：活血化瘀，通利下胞。

方药：失笑散。

五灵脂、蒲黄，俱研为细末，每服三钱，热酒下。

本病发生在新产后，辨证要点除了全身症状之外，应注意本病常伴有阴道不同程度的出血。若阴道大量出血，可致血虚气脱而致晕厥。或阴道出血虽少，但子宫内积血甚多，按压腹部或子宫，可有大量血块和血液涌出，产妇同样可因血虚气脱而晕厥。而且由于失血过多，血室正开，处理不当，可致邪毒感染，发生产后发热、产后腹痛等病。因此对胞衣不下及时恰当地处理是十分重要的，必要时可采用手取胎盘等及时有效的方法。

本条文中所言之生化汤药物组成与原生化汤不同，乃因该条文之生化汤主要治疗产后气虚腹胀之胞衣不下，故方中加人参、白术大补元气，气足则推血下胞；加香附养血活血，理气下胞，去桃仁、炮姜以防其动血，更伤已虚之气。

断脐[1]

【原文】

断脐，必以绵裹咬断为妙。如遇天寒，或因难产，母子劳倦，宜以大麻油纸燃，徐徐烧断，以助元气。虽儿已死，令暖气入脐，多得生。切勿以刀断之。

滑胎散：临月常服数剂，以便易生。

当归三五钱　川芎五七钱　杜仲二钱　熟地三钱　枳壳七分山药二钱

水二盅，煎八分，食前温服。如气体虚弱人，加人参、白术，随宜服之；如便实[2]多滞者，加牛膝二钱。

【注解】

[1]断脐：又名脱脐、剪脐。即小儿初生后剪断与胎盘相连之脐带。

[2]便实：指实证便秘。

【评议】

此节论述断脐的方法。这里强调断脐要注意保暖，帮助恢复元气。现代断脐强调无菌操作，以防止新生儿脐风的发生。脐风又称是由破伤风杆菌侵入而引起的一种急性感染性疾病。因大多在生后六七天发病，故民间又称"四六风"或"七日风"。又因细菌是经脐部侵入且首先出现的症状是口紧闭，故又名"脐风"或"锁口风"。本病是由于接生时，脐部消毒处理不当所致。如用未经消毒的剪刀断脐或用不洁的布料包裹脐端，破伤风杆菌可在脐部生长繁殖并产生外毒素，而外毒素对神经组织具有强大的亲和力，可引起全身肌肉痉挛，亦可造成组织局部坏死和心肌损害，是新生儿期一种严重的感染性疾病，病死率较高。因此断脐之法必得重视！傅山先生强调，切勿以刀直接断之，可见其对断脐不当可引起子病的重视。

滑胎散由当归、川芎、杜仲、熟地、枳壳、山药组成，方中当归、川芎养血活血，杜仲温补肾阳，熟地滋补肾阴，二药合用，补肾之阴阳，枳壳行气疏肝，并有收缩子宫之功效，山药健脾益气。全方重养血活血，并补肾疏肝、健脾益气，缩宫助产，产前服用，实为防治难产之良方。

治产秘验良方

【原文】

治横生逆产[1]，至数日不下，一服即下。有未足月，忽然胎动，一服即安。或临月先服一服，保护无虞。更能治胎死腹中，及小产[2]伤胎无乳者，一服即如原体。

全当归、川芎各一钱五分　川贝母一钱，去心　荆芥穗、黄芪各八分　厚朴姜炒　蕲艾、红花各七分　菟丝子一钱二分　白芍一钱二分，冬月不用　枳壳六分，面炒　羌活六分，面炒　甘草五分

上十三味，只用十二味，不可加减。安胎去红花，催生去蕲艾。用井水盅半，姜三片为引，热服。渣用水一盅，煎半盅，热服。如不好，再用水一盅，煎半盅，服之即效，不用二剂。

催生兔脑丸：治横生逆产神效。

腊月兔脑一个　母丁香一个　乳香一钱，另研　麝香一分

兔脑为丸，芡实大，阴干密封，用时以温酒送下一丸。

夺命丹

临产未产时，目反口噤，面黑唇青，口中吐沫，命在须臾。若脸面微红，子死母活，急用。

蛇蜕　蚕故子烧灰不存性　发灰一钱　乳香五分

共为细末，酒下。

加味芎归汤：治子宫不收，产门不闭[3]。

人参二钱　黄芪一钱　当归二钱　升麻八分　川芎一钱　炙草

四分　五味子十五粒

再不收，加半夏八分，白芍八分（酒炒）。

【注解】

［1］横生逆产：即胎位不正。

［2］小产：指妇人妊娠12～28周内，胎儿已形成而自然殒堕者，又称半产。

［3］产门不闭：产门，即玉门，系指阴道口。产门不闭，指产后阴道外口不能闭合。

【评议】

以上收载的四个方子，均是傅青主根据古人记录治疗产科中常见病证的验方，非傅氏原创，但现代临床仍然值得借鉴。治产秘验良方用于产前胎位不正，即横生逆产之象或胎动不安者。催生兔脑丸用治难产，现代药理学研究显示，兔脑中含有催产素的成分，能促进子宫收缩。至于夺命丹，功效为活血祛瘀、消胀下胞，针对瘀血阻滞的产时危证而设，现代产科一般急用手术下死胎。加味芎归汤，以十全大补汤化裁而设，故对子宫脱垂，产后阴道壁膨出的治疗具有一定的临床疗效。

新产治法

【原文】

生化汤先连进二服。若胎前素弱妇人，见危症热症堕胎，不可拘帖数，服至病退乃止。若产时劳甚，血崩形脱，即加人参三四钱在内，频服无虞。若气促亦加人参，加参于生化汤者，血块无滞，不可以参为补而弗用也。有治产不用当归者，见偏之甚。此方处置万全，必无一失。世以四物汤治产，地黄性寒滞血，芍药微酸无补，伐伤生气，误甚。

【评议】

本节提出了新产后或堕胎、小产者，均可服用生化汤，以起到预防及治疗作用。不论产后虚、实之证，皆宜用生化汤，并可于此方加味治疗。傅山先生对四物汤在产后的运用上提出独到见解，以当归为必用之品，地黄、芍药应慎用，其性寒滞血、味酸伐生气为之由。这些对于现代产后病的治疗具有一定的参考价值。

产后用药十误

【原文】

一因气不舒而误用耗气顺气等药，反增饱闷，陈皮用至五分，禁枳实、厚朴。

二因伤气而误用消导，反损胃气，至绝谷[1]，禁枳壳、大黄、蓬、棱、曲、朴。

三因身热而误用寒凉，必致损胃增热，禁芩、连、栀、柏、升、柴。

四因日内未曾服生化汤，勿用参、芪、术，以致块痛不消。

五毋用地黄以滞恶露。

六毋用枳壳、牛膝、枳实以消块。

七便秘毋用大黄、芒硝。

八毋用苏木、棱、蓬以行块，芍药能伐气，不可用。

九毋用山楂汤以攻块定痛，而反损新血。

十毋轻服济坤丹[2]以下胎下胞。

产后危疾诸症，当频服生化汤，随症加减，照依方论。

【注解】

［1］绝谷：此处指不能进食谷物。

［2］济坤丹：《胎产秘书》卷下。又名回生至宝丹。主治气血瘀滞之难产、胎衣不下、死胎不下等。

【评议】

本节论述产后用药的十种错误。如产后虽气郁但不可过用行气耗气之品，如枳实、厚朴，用之反而增添饱闷之症，陈皮用五分即可；产后伤气而过用消导，可损伤胃气，禁用枳壳、厚朴、三棱等破血耗气之品；产后身热而过用寒凉之药，可损伤胃气，因此，产后虽身热，但禁用黄芩、黄连等苦寒之品……归纳起来有两点含义：一是指出产后的用药禁忌。产后气血俱虚，故耗气、消导、攻下、破瘀之药当慎用或禁用；产后多有瘀血停滞，故应顺应其生理特点，常规服用生化汤以祛瘀生新，而少用寒凉、酸敛之品以免滞血伐气。二是对产后出现的证候要辨明虚实，否则会因误诊误治反增新的病证。

产后寒热

【原文】

凡新产后，荣卫俱虚，易发寒热；身痛腹痛，决不可妄投发散之剂，当用生化汤为主，稍佐发散之药。产后脾虚，易于停食[1]，以致身热，世人见有身热，便以为外感，遽然[2]发汗，速亡甚矣，当于生化汤中加扶脾消食之药。大抵产后先宜补血，次补气。若偏补气而专用参、芪，非善也。产后补虚，用参、芪、芎、归、白术、陈皮、炙草，热轻则用茯苓淡渗之药，其热自除。重则加干姜。或云大热而用姜何也？曰此热非有余之热，乃阴虚内生热耳。盖干姜能入肺分，利肺气，又能入肝分，引众药生血，然必与阴血药同用之。产后恶寒发热腹痛者，当主恶血。若腹不痛，非恶血也。

产后寒热，口眼㖞斜，此乃气血虚甚，以大补为主。左手脉不足，补血药多于补气药；右手脉不足，补气药多于补血药。切不可用小续命等发散之药。

【注解】

[1] 停食：指食物积滞不能消化的证候。此指产后脾胃虚损，易发生食滞不消而引起身热之症。

[2] 遽然：急躁，仓促之意。

【评议】

本段论述产后寒热的病因病机。可由新产之后，荣卫俱虚所致；可由伤食而身热；可由血虚而致发；亦可因血瘀而引起；或由外感而发热等。对于各种不同的发热，提出治疗虽不尽相同，但有一点需注意，即均不可妄投发散之品。强调了产后发热疾病的治疗要准确辨证，且要注意产后多虚的病理特点。切不可见热即发汗。

胎前患伤寒疫症[1]疟疾堕胎[2]等症

【原文】

胎前或患伤寒、疫症、疟疾，热久必致堕胎，堕后愈增热，因热消阴血，而又继产失血故也。治者甚勿妄论伤寒，疟疫未除，误投栀子豉汤、柴、芩、连、柏等药。虽或往来潮热，大小便秘，五苓、承气等药断不可用。只重产轻邪，大补气血，频服生化汤。如形脱气脱，加生脉散以防血晕。盖川芎味辛能散，干姜能除虚火，虽有便秘烦渴等症，只多服生化汤，自津液生而二便通矣。若热用寒剂，愈虚中气，误甚。

【注解】

［1］疫症：指传染性较强，病情较重的一类病证。

［2］堕胎：凡妊娠12周内，胚胎自然殒堕者，称为"堕胎"。

【评议】

本节论述妊娠期间伤寒、疫症、疟疾堕胎等症的病因病机及治疗方法。妊娠期间若患伤寒、疫症、疟疾，均可引起发热伤及胎元而致堕胎，针对这种堕胎后的治疗，也当按产后诊治原则对待，胎堕后热势愈增，这是内热消耗阴血引起的，治疗切不可用寒凉、发散、利下之品，否则会使中气更虚，仍须照顾气血，当以补益气血为主，并提出生化汤同样可用于堕胎后因阴血耗伤而出现的发热、便秘、烦渴等症。

产后诸症治法

血块[1] 第一

【原文】

此症勿拘古方，妄用苏木、蓬、棱，以轻人命。其一应散血方、破血药俱禁用。虽山楂性缓，亦能害命，不可擅用，惟生化[2]汤系血块圣药也。

生化汤原方：

当归八钱　川芎三钱　桃仁十四粒，去皮尖，研　黑姜五分　炙草五分　用黄酒、童便各半，煎服。

又益母丸、鹿角灰，就用生化汤送下一钱。外用烘热衣服，暖和块痛处，虽大暑亦要和暖块痛处。有气不运而晕迷厥，切不可妄说恶血抢心[3]，只服生化汤为妙。俗有生地、牛膝行血，三棱、蓬术败血，山楂、砂糖消块；蕲艾、椒酒定痛，反致昏晕等症，切不可妄用。二、三、四日内，觉痛减可揉，乃虚痛也，宜加参生化汤。

如七日内，或因寒凉食物，结块痛甚者，加入肉桂八分于生化汤内。如血块未消，不可加参、芪，用之则痛不止。总之，慎勿用峻利药，勿多饮姜椒艾酒，频服生化汤，行气助血，外用热衣以暖腹。如用红花以行之，苏木、牛膝以攻之则误。其胎气胀，用乌药、香附以顺之，枳壳、厚朴以舒之，甚有青皮、枳实、苏子以下气定喘，芩、连、栀子、黄柏以退热除烦。至于血结更甚，反用承气汤下之而愈结；汗多小便短涩，反用五苓散通之而愈秘。非徒无益，而又害之也。

肉桂一作三分。

凡儿生下，或停血不下，半月外尚痛，或外加肿毒，高寸许，或身热，减饮食，倦甚，必用生化汤加三棱、蓬术、肉桂等，攻补兼治，其块自消。如虚甚，食少泄泻，只服此帖定痛，且健脾胃，进食止泻，然后服消块汤。

加味生化汤　治血块日久不消，半月后方可用之。

川芎一钱　当归三钱　肉姜四分　桃仁十五粒　三棱醋炒，六分　元胡六分　肉桂六分　炙草四分

【注解】

[1]血块：也称血母块、儿枕块、血块痛、儿枕痛等，即产后由瘀血引起的小腹疼痛。《经效产宝》："十月足日，食有余，遂成血块，呼为儿枕。"

[2]生化：瘀血化、新血生之意。因产后恶露存留结之有多瘀之症，乃用生化汤。

[3]恶血抢心：又名产后恶血入心、产后恶血冲心。指产后由于正气亏损，或瘀血阻逆，以致恶血冲心，出现烦闷欲绝，神志昏迷的证候。为产后险症之一，《张氏医通·妇人门下》："大抵冲心者，十难救一"。

【评议】

产后血块，是指新产后，产妇常可出现因子宫自行缩复而见小腹疼痛，或由瘀血排出不畅引起小腹疼痛。治疗产后腹痛禁用破血药，生化汤是治疗产后腹痛的良方。如果腹痛喜按属于虚痛，应服用加参生化汤。外则可用温暖的衣物来保暖腹部。生化汤主治产后血虚寒凝，瘀血阻滞证，产后恶露不行，小腹疼痛皆可用之。方中重用当归补血活血，化瘀生新，行滞止痛，为君药；川芎活血行气，桃仁活血祛瘀，均为臣药；炮姜入血散寒，温经止痛；黄酒温通血脉以助药力，共为佐药；炙甘草和中缓急，调和诸药，用以为使。另用童便同煎（现多已不用）者，取其益阴化瘀，引败血下行之意。全方寓生新于化瘀之内，使瘀血化，新血生，诸症向愈。可见，生化汤是治疗产后血瘀证的良方。

【医案选录】

赵某，女，30岁，已婚。

初诊：1994年秋。患者产后1周时，因天气突然转寒，感受风寒，小腹疼痛，痛势剧烈，喜温拒按，恶露骤止。诊时面色青白，四肢不温，舌质淡，苔薄白，脉沉紧。此乃产后腹痛，证属寒凝血瘀。产后血室正开，百脉空虚，风寒乘虚而入，血为寒凝，滞而成瘀，瘀阻冲任，血行不畅，则小腹疼痛拒按，恶露骤止。治宜温经散寒活血。方用少腹逐瘀汤（《医林改错》）加减。炮姜15g，茴香15g，吴茱萸15g，当归20g，官桂15g，五灵脂15g，延胡索20g，赤芍15g，川芎15g，怀牛膝15g。

5剂后患者腹痛消失，恶露转为正常，四肢转温，嘱其注意保暖防寒。

【按语】

产后腹痛又名儿枕痛。一般产后儿枕作痛为正常生理现象，无须服药，但若在胞宫复原过程中，突然受冷，以致收缩缓慢，则发生疼痛，恶露遇寒则凝，排出乏力、阻滞而骤减或停止，即为瘀血。故治以温经散寒活血。方中小茴香、吴茱萸、炮姜温经散寒；官桂为纯阳之品，性火热，有散寒温经之功；川芎辛温升散，活血通经；五灵脂甘缓不峻，性温能通，既能入血分，又能走气分，活血行气；当归辛温，活血行气；赤芍入血分而散瘀；怀牛膝引药下行，使药直达病所，寒邪得散，瘀血得行，疼痛可除。（韩延华. 百灵妇科传真. 北京：中国中医药出版社，2007.）

血晕[1] 第二

【原文】

分娩之后，眼见黑花，头眩昏晕，不省人事者，一因劳倦甚而气竭神昏，二因大脱血而气欲绝，三因痰火乘虚泛上而神不守。当急服生化汤二三帖，外用韭菜细切，纳有嘴瓶中，用滚醋二盅冲入瓶内，急冲产母鼻中，即醒。若偏信古方，认为恶血抢心，而轻用散血之剂；认为痰火[2]，而用无补消降之方，误甚矣。

如晕厥，牙关禁闭，速煎生化汤，挖开口，将鹅毛探喉，酒盏盛而灌之。如灌下腹中渐温暖，不可拘帖数，外用热手，在单衣上，从心揉按至腹，常热火暖之，一两时。服生化汤，四帖完即神清。始少缓药，方进粥，服至十服而安。故犯此者，速灌药火暖，不可弃而不救。若在冬月，妇人身欠暖，亦有大害。临产时必预煎生化汤，预烧秤锤硬石子，候儿下地，连服二三帖。又产妇枕边行醋韭投醋瓶之法，决无晕症。又儿生时，合家不可喜子而慢母，产母不可顾子忘倦，又不可产讫即卧，或忿怒逆气，皆致血晕。慎之，慎之！

加味生化汤：治产后三血晕症。

川芎三钱　当归六钱　黑姜四分　桃仁十粒　炙草五分　荆芥四分，炒黑　大枣，水煎服。

劳倦甚而晕，及血崩气脱而晕，并宜速灌两服。如形色脱，或汗出而脱，皆急服一帖，即加人参三四钱（一加肉桂四分），决不可疑参为补而缓服。痰火乘虚泛上而晕，方内加橘红四分；虚甚加人参二钱；肥人多痰，再加竹沥七分、姜汁少许。总不可用棱术[3]破血等方。其血块痛甚，兼送益母丸，或鹿角灰，或元胡散，或独胜散、上消血块方，服一服即效，不必易方，从权救急。

加参生化汤　治产后形色脱晕，或汗多脱晕。

人参三钱，有倍加至五钱者　川芎二钱　当归五钱　炙草四分　桃仁十粒　炮姜四分　大枣，水煎服。

脉脱[4]形脱，将绝之症，必服此方，加参四五钱，频频灌之。产后血崩血晕，兼汗多，宜服此方。无汗不脱，只服本方，不必加参。左尺脉脱，亦加参。此方治产后危急诸症，可通用，一昼一夜，必须服三四剂。若照常症服，岂能接将绝之气血，扶危急之变症耶！产后一二日，血块痛虽未止，产妇气血虚脱，或晕或厥，或汗多，或形脱，口气渐凉，烦渴不止，或气喘急，无论块痛，从权用加参生化汤。病势稍退，又当减参，宜服生化汤。

加减法：血块痛甚加肉桂七分；渴加麦冬一钱，五味十粒；汗多加麻黄根一钱。如血块不痛，加炙黄芪一钱以止汗；伤饭食面食，加炒神曲一钱，麦芽五分炒；伤肉食，加山楂五个，砂仁四钱（炒）。

【注解】

［1］血晕：即产后血晕。指产妇分娩后，突然头晕眼花，不能坐起，或心胸满闷，恶心呕吐，痰涌气急，心烦不安，神昏口噤，甚则昏不知人者。

［2］疫火：疫，指疫疠之气，即为有强烈传染性的病邪，病邪感染后常致发热高烧，不省人事。

［3］棱术：此指三棱、莪术。

［4］脉脱：也称脉绝。指脉失去从容和缓及正常的节律，表现出细微或时有时无将断绝之象。

【评议】

1. 产后血晕之病因病机　产后血晕多发生在产后数小时内，属妇产科急危重症之一。或救治不及时，往往危及产妇生命。属西医学之产后出血、羊水栓塞等范畴。主要病机有虚、实两端。

（1）血虚气脱：产妇素体虚弱，气血不足，加之产时耗力，太过劳倦，而致神昏；或者产时失血过多，血液大脱，气随血脱，心神失养而致昏厥。

（2）痰瘀气闭：素体阳气不足，或素有癥瘕顽疾，产时阴血脱失，血阻气闭，痰涌气急，蒙闭心窍而致血晕。

2. 产后大出血概念　指在胎儿娩出后24小时内，产妇子宫出血量超过500ml，剖宫产时超过1 000ml。是分娩期严重并发症，占分娩总数的2%～3%。现代医学认为，子宫收缩乏力是引起产后出血的最主要原因，此外还有胎盘因素、软产道损伤及凝血功能障碍等因素。

3. 产后血晕之辨证论治

（1）血虚气脱证：产时或产后失血过多，或产时耗时用力太过，出现头晕目眩，面色苍白，冷汗淋漓，甚或昏不知人，脉微欲绝。

治法：益气固脱。

方药：加参生化汤或独参汤（见厥症）。频频灌之。

（2）痰瘀气闭证：产后小腹疼痛，胸闷喘促，恶心呕吐，神昏口噤，不省人事，脉细涩。

治法：活血化瘀，祛痰化浊。

方药：生化汤加橘红、竹沥、姜汁。宜速灌服。

4. 产后血晕急救之法

（1）韭菜细切，纳有嘴瓶中，用滚醋二盅冲入瓶内，熏产母鼻。

（2）如晕厥，牙关禁闭，速煎生化汤，挖开口，将鹅毛探喉，酒盏盛而灌之。

5. 生化汤加减应用　产后腹痛甚者，可加肉桂以温经通脉；口渴者，加入麦冬、五味子以滋阴生津；汗多者，可加入麻黄根止汗；伤面食者可加入神曲、麦芽以健脾消食；伤肉食者加入山楂、砂仁以消食化积。

本段论述产后血晕的病因病机以及治疗方法。傅山先生在此节对产后危急重症之产后血晕之病机和诊治作了详尽、形象、有理有据的论述。强调了生化汤在治疗产后病的重要性，对生化汤的加减化裁应用可谓出神入化。值得推崇的是傅山先生对该危急病症的急救方法做了描述，可见中医药不仅大方脉调治疾病，对危重急症也古有论治之法！在此，傅山先生还论及了产后血晕的预防之法，"儿生时，合家不可喜子而慢母，产母不可顾子忘倦""忿怒逆气"。这种预防思想对现今仍有着重要的实际意义。

【医案选录】

王某，女，27岁，已婚。

初诊：患者禀赋怯弱，1959年冬季分娩后，出血颇多，头晕目眩，胸闷心悸，泛泛欲吐，一度昏厥，不省人事，经家人运用土法，以醋烧沸使气熏两鼻，始缓缓苏醒，前来门诊。患者面色㿠白，声音低微，感全身酸软无力，头目昏暗，耳鸣作响，恶露不多，指头麻木。手指微微抖动，如落叶然。按脉虚细无力，舌淡少苔。此乃产后出血太多，血少气弱，血液不能正常供应指梢及脑部，于是出现这种症状，返家后宜卧床休息，调补后当能好转。产后出血过多，暴虚而难能荣灌全身，一度昏厥。刻感畏寒气弱，恶露量少色淡。证属气血不足，治拟充养气血。大黄芪9g，焦白术6g，陈皮6g，炒当归9g，川芎4.5g，白芍6g，杜仲9g，续断9g，熟地9g，砂仁3g（后下），狗脊9g，淮山药9g，桂枝2.4g。

二诊：服药后未再昏厥，刻感头眩心荡，夜寐不安，腰酸殊甚，食欲不振，皆因血亏气弱，冲任受损。治拟健脾益血兼填奇经。巴戟肉8g，狗脊9g，杜仲9g，续断9g，归身9g，川芎4.5g，黄芪9g，熟地9g，白术9g，茯苓9g，陈皮6g。

三诊：服药调理后，精力稍充，指麻亦愈。刻胃口虽已稍开，食后仍有饱满感。脾位中焦属土，为气血之泉源。治拟调补后天，重视充养。潞党参4.5g，白术9g，新会皮6g，白茯苓9g，炒枳壳4.5g，苏梗6g，枸杞子9g，白芍6g，广郁金6g，焦内金9g，带壳砂仁4.5g（后下）。

四诊：诸恙次第就愈，胃纳馨而精神亦佳。治拟宽中健脾。黄芪9g，潞党参4.5g，归身9g，白芍9g，炒枳壳4.5g，广郁金6g，薏苡仁12g，白术6g，茯苓9g，陈皮6g。

【按语】

气为血帅，血为气配，阴血暴脱，气未有不随之而虚者，因此脑部及指梢首当其冲，难以正常供养，头眩指麻，甚至昏厥，治疗当以峻补气血为先。盖如单纯用补血药，新血一时未能到达末梢，唯有稍加有行血功能者，使运行循环加速，上至巅顶，末至指趾，脏腑肌肉，均得充分荣溉而恢复正常功能，头可不晕，指可不麻，本症治疗即根据此原理而定。初诊用芎、归外，复加桂枝，取其温通经络、运行血液之功；有形之血赖无形之气以生，加补气药黄芪，复用术、陈等健脾，以助运化；仲、断、脊等以固肾气，服药调治后，即不再昏厥。二诊时因其腰酸之症较为突出，肾气虚弱，冲任不固，恶露复有崩冲之可能，故治以固肾气为主，复加调养气血药为佐。三诊时诸症均减，但胃肠消化不健，乃用四君子汤（参、术、苓、草）为主，补气益脾，以充气血之源。四诊为调养药，充养精神，恢复健康。（朱南孙. 朱小南妇科经验选. 北京：人民卫生出版社，2005.）

厥症　第三

【原文】

妇人产有用力过多，劳倦伤脾，故逆冷而厥[1]，气上胸满，脉去形脱，非大补不可，岂钱数川芎、当归能回阳复神乎。必用加参生化汤倍参，进二剂则气血旺而神自生矣，厥自止矣。若服药而反渴，另有生脉散、独参代茶饮，救脏之燥。如四肢逆冷，又泄痢类伤寒阴症[2]，又难用四逆汤，必用倍参生化汤加附子一片，可以回阳止逆[3]，又可以行参、归之力。立二方于下分先后。

加参生化汤　治产后发厥，块痛未止，不可加芪、术。

川芎二钱　当归四钱　炙草五分　炮姜四分（一作黑姜）　桃仁十粒，去皮尖，研　人参二钱　枣，水煎。进二服。

滋荣益气复神汤　治产后发厥，问痛块已除，可服此方。

人参三钱　黄芪一两，蜜炙　白术一钱，土炒　当归三钱　炙草四分　陈皮四分　五味十粒　川芎一钱　熟地一钱　麦芽一钱　枣一枚，水煎服。

手足冷，加附子五分；汗多，加麻黄根一钱，熟枣仁一钱；妄言妄见，加益智、柏子仁、龙眼肉；大便实，加肉苁蓉二钱。大抵产后晕厥二症相类，但晕在临盆，症急甚于厥，宜频服生化汤几帖，块化血旺，神清晕止，若多气促形脱等症，必加参、芪；厥在分娩之后，宜倍参生化汤，止厥以复神，并补气血也，非如上偏补气血而可愈也。要知晕有块痛，芪、术不可加；厥症若无块痛，芪、术、地黄并用无疑也。

【注解】

[1]厥：即厥症。泛指突然晕倒。此又指产后四肢厥冷。

[2]阴症：对一般疾病的临床辨证，指阴阳属性归类，分"阴证"与"阳证"。凡属于慢性的、虚弱的、静的、抑制的、功能低下的、代谢减退的、退行性的、向内（里）的证候，都属于阴证，如面色苍白或黯淡，身重倦卧，肢冷倦怠，语声低微，呼吸微弱，气短，饮食减少，口淡无味，不烦不渴，脉象沉、细、迟、无力等。

[3]回阳止逆：也称"回阳救逆"，是救疗亡阳的方法。亡阳表现为汗出不止，汗冷，身冷，手足冷，气息微弱，口鼻气冷，脉微欲绝，多见于休克的病人。

【评议】

本段论述产后厥症的病因病机为产时用力过度劳伤脾气或兼血瘀。其为血晕重在补气血，厥症重在回阳复神。产后厥症兼有血瘀的用加参生化汤，产后厥症腹中痛块已消除者用滋荣益气复神汤。并提出加减应用：手足冷等寒证加入附子以温阳散寒；汗多者，加入麻黄根以止汗；大便秘结者加入肉苁蓉以温阳润肠。同时提出了产后血晕与厥证的鉴别之处："晕在临盆，症急甚厥""厥在分娩之后"。

血崩　第四

【原文】

产后血大来，审血色之红紫，视形色之虚实。如血紫有块，乃当去其败血[1]也，止留作痛，不可论崩。如鲜红之血，乃是惊伤心不能生血，怒伤肝不能藏血，劳伤脾不能统血，俱不能归经耳。当以崩治，先服生化汤几帖，则行中自有补。若形脱汗多气促，宜服倍参生化汤几帖以益气，非棕灰之可止者。如产后半月外崩，又宜升举大补汤治之，此症虚极，服药平稳，未见速效，须二十帖后，诸症顿除。

生血止崩汤　治产后血崩。

川芎一钱　当归四钱　黑姜四分　炙草五分　桃仁十粒　荆芥五分，炒黑　乌梅五分，煅灰　蒲黄五分，炒　枣，水煎。忌姜、椒、热物、生冷。

凡止崩用荆芥，俱宜炒黑。

鲜红血大来，荆芥穗炒黑、白芷各五分。血竭形败[2]，加参三、四钱。汗多气促，亦加参三四钱；无汗，形不脱，气促，只服生化汤，多服则血自平。有言归、芎但能活血，甚误。

升举大补汤　滋荣益气。如有块动，只服前方，芪、术勿用。

黄芪　白术　陈皮各四分　人参二钱　炙草　升麻各四分　当归　熟地各二钱　麦冬一钱　川芎一钱　白芷四分　黄连三分，炒　荆芥穗四分，炒黑

汗多，加麻黄根一钱，浮麦炒一小撮；大便不通，加肉苁蓉一钱，禁用大黄；气滞，磨木香三分；痰，加贝母六分，竹沥姜汁少许；寒嗽，加杏仁十粒，桔梗五分，知母一钱；惊，加枣仁、柏子仁各一钱；伤饭，加神曲、麦芽各一钱；伤肉食，加山楂、砂仁各八分，俱加枣，水煎。身热不可加连、柏，伤食怒气，均不可专用耗散无补药。凡年老虚人患崩，宜升举大补汤。

按：症虚极，注中有身热不可加连柏云云。后三页复神汤项下，注有宜用此汤少佐黄连坠火云云。设无火可坠，此方内并无热药，无须反佐。恐黄连未可轻用，此处最宜详慎。又注中寒嗽加有知母，既系寒嗽，知母亦未可擅用。此条疑原刊"寒"字有误。

【注解】

[1] 败血：指瘀血。

[2] 血竭形败：出血过多用尽耗竭，形体衰败。

【评议】

本段论述产后血崩的临床表现、病因病机以及治疗方法。产后血崩有虚实之分，郁怒伤肝不能藏血，劳伤脾气不能统血，使血不能归经，都能导致产后血崩。无论虚实，治疗时傅山先生处处告诫谨记产后之生理特点，治宜行中有补，非单纯用棕灰之品，临证勿

恐归、芎之用，以防留瘀之弊。用生血止崩汤治疗，气虚下陷者用升举大补汤治疗。并提出了加减方法：血色鲜红加荆芥穗、白芷；气虚者加人参；汗多者，加麻黄根，浮小麦；大便不通者加肉苁蓉，禁用大黄；气滞者，加入木香；痰多者，加入贝母，姜竹沥；咳嗽者，加入杏仁、桔梗、知母等；惊惧者，加入枣仁、柏子仁等；伤面食者，加入神曲、麦芽等；伤肉食者，加入山楂、砂仁等。其辨证思想及治疗方药对于临床治疗血瘀崩漏，产后恶露不绝等，均有一定的参考价值。

气短似喘　第五

【原文】

因血脱劳甚，气无所恃，呼吸止息[1]，达其常度。有认为痰火，反用散气化痰之方，误人性命，当以大补血为主。如有块，不可用参、芪、术；无块，方可用本方去桃仁，加熟地并附子一片；足冷加熟附子一钱，及参、术、陈皮，接续补气养荣汤。

加参生化汤　治分娩后即患气短者。有块不可加芪、术。

川芎二钱　当归四钱　炙草五分　黑姜四分　桃仁十粒，去皮尖，研　人参二钱

引加枣一枚，连进二三帖后，再用后方。

补气养荣汤　治产后气短促，血块不痛，宜服此方。

黄芪一钱　白术一钱　当归四钱　人参三钱　陈皮四分　炙草四分　熟地二钱　川芎二钱　黑姜四分

如手足冷，加熟附子一钱；汗多，加麻黄根一钱，浮麦一小撮；渴，加麦冬一钱，五味子十粒；大便不通，加肉苁蓉一钱，麻仁一撮；伤面饭，加炒神曲一钱，炒麦芽一钱；伤肉食，加山楂、砂仁各五分。

按：麦芽有回乳之害，用者慎之！

黄芪、白术一作各二钱。凡止汗用浮麦宜炒。

【注解】

［1］呼吸止息：指呼与吸均出现短促而不相接续的征象。

【评议】

本段论述产后气短似喘的临床表现、病因病机及治疗方法。病由产时失血过多或用力劳伤过甚，气无所恃而致，因此常同血晕、血崩等症先后并见。治疗产后气短可用加参生化汤或补气养荣汤治疗，而不可因见有气短喘息之症，而误以为有痰火，用散气化痰之品，有悖病机，甚至有可能因误治伤人性命。再次强调了产后病的治疗，要谨守病机，禁攻伐之法。加参生化汤、补气养荣汤加减用法：手足冷者加入附子；汗多者加入麻黄根、浮小麦；口渴者加入麦冬、五味子；大便不通者加入肉苁蓉、麻仁以温阳润肠；伤面食者加入炒神曲、炒麦芽；伤肉食者，加入山楂、砂仁等。临证时需注意，麦芽有回乳之功，用于兼有伤食者宜慎重。

产后气短似喘，并有妄言妄见（见下节）之症者，与现代医学所言产后抑郁有相似之处。

妄言妄见　第六

【原文】

由气血虚，神魂无依也，治当论块痛有无缓急。若块痛未除，先服生化汤二三帖，痛止，继服加参生化汤，或补中益气汤，加安神定志丸调服之。若产日久，形气俱不足，即当大补气血，安神定志，服至药力充足，其病自愈。勿谓邪祟，若喷以法水惊之，每至不救。屡治此症，服药至十数帖方效。病虚似邪，欲除其邪，先补其虚，先调其气，次论诸病。此古人治产后虚症，及年老虚喘[1]，弱人妄言，所当用心也。

安神生化汤　治产后块痛未止，妄言妄见症，未可用芪、术。

川芎一钱　柏子仁一钱　人参一、二钱　当归二、三钱　茯神二钱　桃仁十二粒　黑姜四分　炙草四分　益智八分，炒　陈皮

产后编上卷

192

三分　枣，水煎。

滋荣益气复神汤　块痛已止，妄言妄见，服此方即愈。

黄芪　白术　麦冬　川芎　柏子仁　茯神　益智各一钱　人参
熟地各二钱　陈皮三分　炙草四分　枣仁十粒、一钱　五味子十
粒　莲子八枚　元肉八个　枣，水煎服。

产后血崩、血脱、气喘、气脱，神脱妄言，虽有血气阴阳之
分，其精散神去一也。比晕后少缓，亦危症也。若非厚药频服，失
之者多矣。误论气实痰火者，非也。新产有血块痛，并用加参生化
汤，行中有补，斯免滞血血晕之失也。其块痛止，有宜用升举大补
汤，少佐黄连，坠火以治血脱，安血归经也；有宜用倍参补中益气
汤，少佐附子，助参以治气脱，摄气归渊也；有宜用滋荣益气复神
汤，少佐痰剂，以清心火，安君主之官[2]也。

【注解】

［1］虚喘：多是肺肾之虚，尤以肾不纳气为主。临床表现有呼吸
短促，动则喘甚等症状。

［2］君主之官：君主，指心在脏腑中居首要地位的意思。《素问•灵
兰秘典论》："心者，君主之官也，神明出焉。"

【评议】

本段论述产后妄言妄见的临床表现、病因病机以及治疗。由于产
后血崩、出血过多引起虚脱，气喘急迫，阳气虚脱，出现精神恍惚胡
言乱语等，临证以有无瘀血而辨虚实。如有血瘀导致的块痛未除，当
先服用生化汤，疼痛停止后，继续服用加参生化汤，或是补中益气汤，
同时加安神定志丸调服。或以滋荣益气养血复神汤治疗，加入少量化
痰的药物作为辅佐，用来清心火，安定君主之官。本条特别指出不能
把产后出现的妄言妄见之症当作"邪祟"，而用迷信的方法治疗，"每
至不救"，体现了治病的科学态度。

本文论述类似现代产科"产后抑郁"，本病多在产后两周开始发病，
产后4~6周时症状明显，属于产后精神障碍的一种类型。

伤食 第七

【原文】

新产后禁膏粱[1]，远厚味。如饮食不节，必伤脾胃，治当扶元，温补气血，健脾胃。审伤何物，加以消导诸药。生化汤加神曲、麦芽，以消面食，加山楂、砂仁以消肉食；如寒冷之物，加吴萸、肉桂，如产母虚甚，加人参、白术。又有块，然后消补并治，无有不安者。屡见治者不重产后之弱，惟知速消伤物，反损真气，益增满闷。可不慎哉。

加味生化汤　治血块未消，服此以消食。

川芎二钱　当归五钱　黑姜四分　炙草五分　桃仁十粒

问伤何物，加法如前，煎服。

健脾消食生化汤　治血块已除，服此消食。

川芎一钱　人参　当归各二钱　白术一钱半　炙草五分

审伤何物，加法如前。

如停寒物日久，脾胃虚弱，恐药不能运用，可用揉按，炒神曲熨之更妙。凡伤食误用消导药，反绝粥几日者，宜服此方。

长生活命丹

人参三钱，水一盏半，煎半盏。先用参汤一盏，以米饭锅焦研粉三匙，渐渐加参汤、焦锅粉，引开胃口。煎参汤用新罐或铜勺，恐闻药气要呕也。如服寒药伤者，加姜三大片煎汤。人参名活命草，锅焦名活命丹，此方曾活数十人。

【注解】

[1] 膏粱：泛指肥厚、油腻、精细的食物。

【评议】

本段论述产后伤食的临床表现、病因病机及治疗。产后饮食不节，必然会损伤脾胃，导致食积。治疗应当扶元气，温补气血，健运脾胃。如有瘀血内停的，当消补并治，用加味生化汤治疗，如血块已除，用健脾消食生化汤治疗。并根据所伤何物，进行加味：如伤面食者，加神曲、麦芽以消食；如伤肉食者，加山楂、砂仁以行气化积；如伤寒冷之物，加吴茱萸、肉桂以温胃散寒；如产妇虚弱者，可加入人参、白术以益气健脾。

忿怒[1]　第八

【原文】

产后怒气逆，胸膈不利，血块又痛，宜用生化汤去桃仁。服时磨木香二分在内，则块化怒散，不相悖也。若轻产重气，偏用木香、乌药、枳壳、砂仁之类，则元气反损，益增满闷。又加怒后即食，胃弱停闷，当审何物，治法如前。慎勿用木香槟榔丸、流气引子之方，便虚弱愈甚也。

木香生化汤　治产后血块已除因受气者。

川芎二钱　当归六钱　陈皮三分　黑姜四分

服时磨木香二分在内。此方减桃仁，用木香、陈皮。前有减干姜者，详之。

健脾化食散气汤　治受气伤食无块痛者。

白术二钱　当归二钱　川芎一钱　黑姜四分　人参二钱　陈皮三钱

审伤何物，加法如前。大抵产后忿怒气逆及停食二症，善治者，重产而轻怒气消食，必以补气血为先，佐以调肝顺气，则怒郁散而元不损；佐以健脾消导，则停食行而思谷矣。若专理气消食，非徒无益，而又害之。

陈皮一作三分。又有炙草四分，存参。

【注解】

[1] 忿怒：生气郁怒。

【评议】

产后病的治疗应时刻注意产后多虚的特点，并且要根据瘀血的有无辨证用药。

本段论述产后忿怒，不是病证，而是病因。但可因忿怒这一情志因素引发其他证候。产后愤怒气逆，胸膈不利，又有血瘀者，用生化汤去桃仁。但是注意产后多虚的特点，不能过用散气之药，以免损伤元气，更加重胸满。产后愤怒，瘀血已经消除者用木香生化汤治疗。如果愤怒而伤食，而又无瘀血者可用健脾化食散气汤治疗，即生化汤去桃仁，以防过度活血而伤元气，去炙草以防滋腻，加人参、白术益气健脾，陈皮理气消胀。

类疟[1]　第九

【原文】

产后寒热往来，每日应期而发，其症似疟，而不可作疟治。夫气血虚而寒热更作，元气虚而外邪或侵，或严寒，或极热，或昼轻夜重、或日晡[2]寒热，绝类疟症，治当滋荣益气，以退寒热。有汗急宜止，或加麻黄根之类。只头有汗而不及于足，乃孤阳绝阴之危症，当加地黄、当归之类。如阳明[3]无恶寒，头痛无汗，且与生化汤，加羌活，防风、连须、葱白数根以散之。其柴胡清肝饮等方，常山、草果等药，俱不可用。

滋荣养气扶正汤　治产后寒热有汗，午后应期发者。

人参二钱　炙黄芪　白术　川芎　熟地　麦冬　麻黄根各一钱　当归三钱　陈皮四分　炙草五分　枣，水煎。

加减养胃汤　治产后寒热往来，头痛无汗类疟者。

炙草四分　白茯苓一钱　半夏八分，制　川芎一钱　陈皮四分　当归二钱　苍术一钱　藿香四分　人参一钱　姜引煎服。

有痰，加竹沥、姜汁、半夏、神曲，弱人兼服河车丸。凡久疟不愈，兼服参术膏以助药力。

参术膏

白术一斤，米泔浸一宿，锉[4]焙，人参一两。用水六碗，煎二碗，再煎二次，共计六碗，合在一处，将药汁又熬成一碗，空心米汤化半酒盏。

【注解】

[1] 类疟：疟为发冷发热的传染病之疟疾。此处为症状似疟疾，但不可作疟治。

[2] 日晡：指申时。下午三时至下午五时。

[3] 阳明：经脉名称之一。是阳气发展的最后阶段，也是太阳和少阳两经阳气基础上的继续，这就是取名"两阳合明"的意义。

[4] 锉：研磨。

【评议】

产后寒热更作应当考虑产后多虚的特点，病机以气血两虚为主，而不能视其类疟，便用柴胡清肝饮及常山、草果等药。再次强调了产后病的诊治要谨守产后多虚多瘀的特点。

产后出现寒热往来，每日应期而发，其症似疟，而不可当肝胆之实热或疟疾治疗，气血虚而寒热更作，元气虚而外邪侵，治疗应当滋荣益气，以退寒热。有汗者，用滋荣养气扶正汤，方中人参、炙黄芪、白术益气扶正，当归养血活血，川芎为血中气药，活血行气，熟地、麦冬滋阴养血，麻黄根散寒祛风止汗，陈皮理气健脾，防诸药滋腻，炙草健脾和中，调和诸药。全方共奏益气扶正、滋阴养血之功，针对产后元气虚之病本；无汗者，用加减养胃汤，既益气养血和胃，又有藿香之解表发汗之品。并提出加减方法：有痰者，加用竹沥、姜汁、半夏、神曲祛湿化痰，体质虚弱者兼服河车丸滋补肺肾。病久不愈者，兼服参术膏以助药力。

类伤寒二阳症[1]　第十

【原文】

产后七日内，发热头痛恶寒，毋专论伤寒为太阳症[2]；发热头痛胁痛，毋专论伤寒为少阳症[3]，二症皆由气血两虚，阴阳不和而类外感。治者慎勿轻产后热门，而用麻黄汤以治类太阳症，又勿用柴胡汤以治类少阳症。且产母脱血之后，而重发其汗，虚虚之祸，可胜言哉。昔仲景云：亡血家不可发汗。丹溪云：产后切不可发表。二先生非谓产后真无伤寒之兼症也，非谓麻黄汤、柴胡汤之不可对症也，诚恐后辈学业偏门而轻产，执成方而发表耳。谁知产后真感风感寒，生化中芎、姜亦能散之乎。

加味生化汤　治产后三日内发热头痛症。

川芎　防风各一钱　当归三钱　炙草四分　桃仁十粒　羌活四分

查刊本去桃仁。然必须问有块痛与否，方可议去。服二帖后，头仍痛，身仍热，加白芷八分、细辛四分。如发热不退，头痛如故，加连须葱五个、人参三钱。产后败血不散，亦能作寒作热，何以辨之？曰：时有刺痛者，败血也；但寒热无他症者，阴阳不和也。刺痛用当归，乃和血之药；若乃积血而刺痛者，宜用红花、桃仁、归尾之类。

一本无桃仁，有黑姜四分。

【注解】

［1］二阳症：二阳即阳明，为手阳明大肠经及足阳明胃经。但此处所言二阳症并非《伤寒论》所指的二阳，而是指产后所现之太阳症与少阳症。

［2］太阳症：六经病症之一，太阳为一阳，是足太阳膀胱经、手太阳小肠经。太阳经病主要症状有恶寒、头痛而兼项强，脉浮。因感受风寒，营卫失调所致。

［3］少阳症：六经病症之一，少阳为三阳，即手少阳三焦经及足少阳胆经。少阳病的临床症状为口苦咽干，目眩，往来寒热，胸胁满闷，心烦喜呕、不欲食、脉弦等。

【评议】

本段论述产后类伤寒太阳、少阳症的临床表现、病因病机以及治疗方法。产后发热头痛恶寒，不要误认为是伤寒太阳症；头痛胁痛，不要误认为是伤寒少阳症，其实病机为气血两虚，导致阴阳不和。治疗不可用麻黄汤及柴胡汤。强调产后发热治法不同于常人的外感治法。此观点至今具有重要临床意义，提示我们临床诊治产后外感发热者时刻要注意照顾气血。总之，产后发热头痛应当考虑产后多虚的特点，病机仍以气血两虚为主。

"伤食第七"中有加味生化汤，与本条文之加味生化汤药物组成不同，本条之加味生化汤主要治疗产后类少阳病，故在原生化汤养血活血基础上加防风、羌活，既祛风寒又不伤气血，以顾及产后病之特点。

类伤寒三阴症[1]　第十一

【原文】

潮热有汗，大便不通，毋专论为阳明症；口燥咽干而渴，毋专论为少阴症[2]；腹满液干，大便实，毋专论为太阴症[3]；又汗出谵语便闭，毋专论为肠胃中燥粪[4]宜下症。数症多由劳倦伤脾，运化稽迟，气血枯槁，肠腑燥涸，乃虚症类实，当补之症。治者勿执偏门轻产，而妄议三承气汤，以治类三阴之症也。间有少壮产后妄下，幸而无妨；虚弱产妇亦复妄下，多致不救。屡见妄下成膨[5]，误导反结。又有血少，数日不通，而即下致泻不止者，危哉。《妇人良方》云：产后大便秘，若计其日期，饭食数多，即用药通之，祸在反掌。必待腹满觉胀，欲去不能者，反结在直肠，宜用猪胆汁润之。若日期虽久，饮食如常，腹中如故，只用补剂而已。若服苦寒疏通，反伤中气，通而不止，或成痞满[6]，误矣。

养正通幽汤　治产后大便秘结类伤寒三阴症。

川芎二钱半　当归六钱　炙草五分　桃仁十五粒　麻仁二钱，炒　肉苁蓉酒洗去甲，一钱

汗多便实，加黄芪一钱，麻黄根一钱，人参二钱；口燥渴，加人参、麦冬各一钱；腹满溢便实，加麦冬一钱，枳壳六分，人参二钱，苁蓉一钱；汗出谵语便实，乃气血虚竭，精神失守，宜养荣安

神，加茯神、远志、苁蓉各一钱，人参、白术各二钱，黄芪、白芷各一钱，柏子仁一钱。

以上数等大便燥结症，非用当归，人参至斤数，难取功效。大抵产后虚中伤寒，口伤食物，外症虽见头痛发热，或胁痛腰痛，是外感宜汗，犹当重产亡血禁汗。惟宜生化汤，量为加减，调理无失。又如大便秘结，犹当重产亡血禁下，宜养正助血通滞，则稳当矣。

又润肠粥　治产后日久，大便不通。

芝麻一升，研末，和米二合，煮粥食。肠润即通。

【注解】

［1］三阴症：指太阴、少阴、厥阴病症的简称。

［2］少阴症：六经病症之一，少阴指足少阴肾经、手少阴心经。临床上少阴寒化证的症状为畏寒倦卧，精神萎靡，手足厥冷，下利清谷，欲吐不吐，口不渴，或渴喜热饮，小便清长等；少阴热化证的症状为心烦不寐，口燥咽干，小便黄等。

［3］太阴症：六经病症之一，太阴指手太阴肺经、足太阴脾经。太阴症为三阴病开始的阶段，主要表现为腹胀满，呕吐，食欲不振等。

［4］肠胃中燥粪：指胃肠中结滞的糟粕。肠胃中燥粪宜下症，此指类阳明腑证，阳明腑证为里实证，治宜攻下燥屎。

［5］成膨：导致膨胀。膨指腹部膨胀。

［6］痞满：指脾胃功能升降失司，胃气壅塞，胸脘满闷不舒。

【评议】

本条主要论述了产后出现大便不通为主症的治法原则。产后便闭，兼有潮热汗出、口燥咽干、腹满、谵语等症，是由劳倦伤脾、运化稽迟、气血枯槁、肠腑失润而致，乃虚证类实、真虚假实，不属阳明腑实证，故不能用三承气汤来攻下通腑治疗。若误治，其后果常可导致产妇腹结膨胀痞满，或泻下不止的变证。治疗宜养血通滞，以养正通幽汤治疗。该方药以生化汤加减化裁而成，川芎、当归养血活血，化瘀生新，桃仁活血祛瘀，并有润肠之功，炙甘草益气和中，以资化源，麻仁润汤通便，肉苁蓉补肾益精血，润燥通便，全方共奏养血通便之功。如产后日久大便不通，还可用食疗方法，即芝麻煮米粥的润肠粥来治疗。总之，此处傅山先生再次强调产后勿妄用攻下之品，对产后出现肠燥提出的治疗原则和方药对现今临床有着切实的指导作用。

【医案选录】

于某，女，28岁，已婚，工人。

初诊：1959年10月。患者近生第1胎，流血较多，头眩目花，面色萎黄，分娩后数日间，饮食如常而大便不爽，排出困难，最近3日为甚，舌质淡而有薄苔，脉象细涩，恶露不多，色较淡，腹部并无膨胀感。此乃产后大便难，证属血枯肠燥。治以养血润肠。油当归9g，炒黑芝麻12g，柏子仁9g，制香附6g，炒枳壳4.5g，焦白术6g，甜苁蓉9g，全瓜蒌9g，云茯苓9g，陈皮6g。4剂。随访服后大便得以润下。

【按语】

产后大便难，《金匮要略》谓："新产妇人有三病，一者病痉，二者病郁冒，三者大便难。"盖分娩后气血暴虚，津液不足，肠间干燥，传送无力，故而大便艰难。药治以油当归为主，因其既能补血又能润肠；此外黑芝麻、甜苁蓉均可引用，既补精血又能润肠而不伤正；数日未曾大便，可加全瓜蒌润大肠导积滞；另佐以芳香顺气健脾悦胃之品，如香附、枳壳、白术、陈皮等，健脾气助运化，帮助大肠传导之力。若产后大便难而有口干心烦者，则可用二地（生地黄、熟地黄）、二冬（天冬、麦冬）清虚热，润肠燥，颇效。（朱南孙，朱荣达. 朱小南妇科经验选. 北京：人民卫生出版社，2005.）

类中风[1]　第十二

【原文】

产后气血暴虚，百骸少血濡养，忽然口噤牙紧，手足筋脉拘挛等症，类中风痫痉[2]，虽虚火泛上有痰，皆当以末治之，勿执偏门，而用治风消痰之方，以重虚产妇也。治法当先服生化汤，以生旺新血。如见危症，三服后，即用加参，益气以救血脱也；如有痰火[3]，

产后诸症治法

少佐橘红、炒芩之类，竹沥、姜汁亦可加之，黄柏、黄连切不可并用，慎之。

滋荣活络汤　治产后血少口噤项强筋搐类风症。

川芎一钱半　当归二钱　熟地二钱　人参二钱　黄芪一钱　茯神一钱　天麻一钱　炙草四分　陈皮四分　荆芥穗四分　防风四分　羌活四分　黄连八分，姜汁炒

有痰加竹沥、姜汁、半夏，渴加麦冬、葛根。有食加山楂、砂仁以消肉食，神曲、麦芽以消饭食；大便闭，加肉苁蓉一钱半；汗多，加麻黄根一钱；惊悸，加枣仁一钱。

天麻丸　治产后中风恍惚语涩四肢不利。

天麻一钱　防风一钱　川芎七分　羌活七分　人参一钱　远志一钱　柏子仁　山药　麦冬各一钱　枣仁一两　细辛一钱　南星曲八分　石菖蒲一钱

研细末，炼蜜为丸，辰砂为衣，清汤下六、七十丸。

一本枣仁用一钱，细辛用四分，存参。

【注解】

［1］类中风：又称产后类中风。指产后出现类似风邪致病的证候。症见口噤不开，角弓反张，四肢抽搐等。多由于产后气血大亏，筋脉失养所致。

［2］痫痉：似癫痫抽搐，颈项强直之状。

［3］痰火：指无形之火与有形之痰煎熬胶结贮积于肺的病症。其症颇似哮喘，烦热胸痛，口干唇燥，痰块很难咯出等。

【评议】

产后类中风，乃为产后突然出现口噤，牙关紧闭，手足抽搐，或筋脉拘挛的症状，类似风邪致病。临床表现有轻重之分，重者常在新产之内伴有血脱或津伤的症状，属危急之象；轻者四肢手足时时有挛急之感。治法则不能按内科之中风治疗，而以产后气血亏虚为重，勿犯虚虚之戒。兼有血脱危症的类中风，先以加参生化汤治疗；若血虚筋脉失养而见时时抽动者可用滋荣活络汤；属产后中风四肢不利、神

情恍惚，语言涩滞者则可用天麻丸缓治。滋荣活络汤方中川芎、当归养血活血，祛瘀生新，人参、黄芪益气扶正，熟地补益精血，炙甘草益气和中，茯神健脾安神，陈皮健脾化痰，天麻祛风止痉，荆芥、防风、羌活驱风散寒，姜汁炒黄连去其寒凉而留化痰清心之功，全方共奏养血活血、益气化痰、祛风止痉之功。

类痉[1] 第十三

【原文】

产后汗多，即变痉者，项强而反，气息如绝[2]，宜连服加减生化汤。

加减生化汤：专治有汗变痉者。

川芎、麻黄根各一钱　当归四钱　桂枝五分　人参一钱　炙草五分　羌活五分　天麻八分　附子一片　羚羊角八分

如无汗类痉者中风，用川芎三钱，当归一两酒洗，枣仁、防风俱无份量。

【注解】

[1] 类痉：又称产后病痉、产后痉病、产后痉风。

[2] 气息如绝：指产后发痉时伴有呼吸困难的症状。类似有喉头痉挛之象。

【评议】

产后类痉指产后突然出现颈项强直，四肢抽搐、甚至口噤不开，角弓反张等症状表现。其病多因产后阴血大亏，筋失所养，复为风邪所袭，引动肝风而作，包括现代医学所指破伤风的表现；或严重缺钙；或产后汗出过多，亡血伤津，虚极生风，拘急而痉。治疗方药中既注重产后养血活血，又有麻黄根祛风止汗，桂枝、羌活散风邪，天麻祛痰止痉，羚羊角清热镇痉，平肝息风，并以参、附回阳救逆。产后痉证轻者为阴血亏虚所致，病情较轻，常可治愈，若为感染邪毒之产后破伤风，则属危急重症之一，病情变化迅速，单纯中医难以奏效，当

及时西医抢救。

【医案选录】

某妇人，28 岁，已婚。

初诊：1977 年秋末。产后 7 天，突然大汗淋漓，四肢厥冷，牙关紧闭，口吐白沫，项强抽搐。家人求医往诊。诊查：见其面色苍白，唇周白，舌淡无苔，两目青暗直视，呼吸短促。诊视间，病人又复发抽搐。询之，病人产时失血量多，现恶露仍多，自觉头晕心悸不安。按之腹濡无硬块，脉浮大无力中空，沉取似有似无。此证属气血双亏，表阳不固，外邪虚中致痉。治宜大补气血、益阳固表，方用十全大补汤加味。当归 20g，川芎 10g，酒芍药 15g，熟地 25g，人参 25g，白术 20g，茯苓 20g，炙甘草 10g，黄芪 50g，桂枝 10g，牡蛎 50g，双钩藤 20g。一剂两煎，取汁 300 毫升，4 小时 1 次，1 日服尽。

二诊：前方药服两剂，肢温痉止汗无，六脉转细弱无力。此系气血渐复，卫气固，肝风平之兆。继以生血通阳为法，当归补血汤加味。处方：当归 25g，黄芪 50g，熟地 20g，枸杞 20g，龙眼肉 25g，山药 25g，党参 25g，炙草 10g。一剂两煎，取汁 300 毫升，早、午、晚分 3 次温服。

三诊：前方药服 3 剂，诸证未发，脉缓滑无力，唯觉心悸难寐。此系过汗损伤心阴；汗乃心之液，过汗伤阴，当补心阴，心阴充，神归于舍得安。方取生脉散益气生津，佐以补心安神、通心气之品。处方：党参 25g，麦冬 15g，五味子 15g，节菖蒲 15g，炒枣仁 20g，牡蛎 50g，山药 25g，枸杞 20g，炙草 10g。煎服法同前，服 5 剂，药后病人神爽食佳而愈。

【按语】

本病属产后"三病"之一。本病既可因阴血虚而发病，亦可因产创，感染邪毒而发病。感染邪毒而痉者，属产后"破伤风"，是产后危急重症之一。产后发痉，证有虚实，应根据其痉证特点、全身证候予以辨证。产后四肢抽搐，牙关紧闭，面色苍白者，属血虚证；若四肢抽搐，项背强直，牙关紧闭，角弓反张，苦笑面容者，属感染邪毒证。

治疗原则应以息风镇痉为主。属血虚者，治宜养血息风；属邪毒感染者，治宜解毒镇痉。注意不可过用辛温之品，以防燥血伤津，变生他疾。

本案患者产时失血量多，为血虚筋脉无以濡养，肝风内动所致。方以十全大补汤大补气血、益阳固表，加牡蛎重镇安神，钩藤息风止痉；二诊时气血已渐复，肝风以渐平，方以养血益气为主，固本求源，治病之本；三诊唯觉心悸失眠，以生脉散加炒枣仁、牡蛎、炙草等安心定志。三诊处处谨守产后痉证之病机，养血益气，息风安神，标本同治，获得良效。（董建华. 中国现代名中医医案精华·郑侨医案. 北京：北京出版社，1990.）

出汗[1]　第十四

【原文】

凡分娩时汗出，由劳伤脾，惊伤心，恐伤肝也。产妇多兼三者而汗出，不可即用敛汗之剂，神定而汗自止。若血块作痛，芪、术未可遽加，宜服生化汤二三帖，以消块痛。随继服加参生化汤，以止虚汗。若分娩后倦甚，潍潍然汗出[2]，形色又脱，乃亡阳脱汗也。汗本亡阳，阳亡则阴随之，故又当从权[3]，速灌加参生化汤，倍参以救危，毋拘块痛。妇人产多汗，当健脾以敛水液之精，益荣卫以嘘血归源[4]，灌溉四肢，不使妄行。杂症虽有自汗、盗汗之分，然当归六黄汤不可治产后之盗汗也，并宜服加参生化汤及加味补中益气二方。若服参、芪而汗多不止，及头出汗而不至腰足，必难疗矣。如汗出而手拭不及者，不治。产后汗出气喘等症，虚之极也，不受补者，不治。

麻黄根汤　治产后虚汗不止。

人参二钱　当归二钱　黄芪一钱半，炙　白术一钱，炒　桂枝五分　麻黄根一钱　粉草五分，炒　牡蛎研，少许　浮麦一大撮

虚脱汗多，手足冷，加黑姜四分，熟附子一片。渴加麦冬一钱，

五味十粒。肥白人产后多汗，加竹沥一盏，姜汁一小匙，以清痰火。恶风寒加防风、桂枝各五分，血块不落加熟地三钱。晚服八味地黄丸。

山茱萸　山药　丹皮　云苓各八钱　泽泻五钱　熟地八钱　五味子五钱　炙黄芪一两

炼蜜为丸。阳加于阴则汗，因而遇风，变为痉疭[5]者有之，尤难治。故汗多，宜谨避风寒。汗多小便不通，乃亡津液故也，勿用利水药。

【注解】

［1］出汗：也称产后汗出。本条所论出汗包括产时及产褥期中的大量出汗。

［2］漐漐然汗出：漐，形容水迅速地向外流。此指身上的汗快速的流溢出来，汗流浃背，应为自汗。

［3］从权：权宜变通之法。

［4］嘘血归源：嘘，此指用热气熏炙。意用益气摄血、温阳固脱之药保存阴液。

［5］痉疭：病证名，又名产后痉疭。见《妇人良方大全》卷十九。痉，即筋脉拘急；疭即筋脉弛张。指产后血虚，阴血不足，筋脉失养引起以抽搐为主的病症。

【评议】

本条论及产后汗出，简述分娩时汗出的常见原因：劳、惊、恐。采用的治疗原则：益气养血，固本止汗，而不可单用敛汗之剂。若汗出不止，有亡阳之象，宜速灌加参生化汤救危。同时指出产褥期（从胎盘娩出至产妇全身各器官除乳腺外恢复至正常未孕状态的一段时间，约为6周）中的自汗、盗汗治宜益气固表，和营止汗，或益气养阴，生津敛汗，总不忘产后。产后气虚，虚汗不止者，可用古方麻黄根汤加味治疗，入夜汗出不止可用八味地黄丸以滋阴益气敛汗。古方当归六黄汤对产后盗汗者并不适用，而应注重产后多虚多瘀特点。这些认识较之古人有进一步的创新，故对临床运用有着一定的参考价值。

【医案选录】

陆某，女，24 岁，已婚。

初诊：1959 年 11 月 12 日。患者第 1 胎产后，流血较多，体虚自汗，胸闷头眩，肢节酸楚，夜寐不安，乃来就诊。现产后第 25 日，恶露未净，自汗漐漐，睡不能安，乳水缺少，头眩神疲，脉象虚细，舌质绛，苔薄。此乃产后自汗，证属新产伤血，阴虚阳越。治宜养血固表。炒归身 9g，黄芪 9g，五味子 4.5g，炒阿胶 9g，白术 6g，白芍 6g，枸杞子 9g，陈皮 6g，通草 4.5g，浮小麦 9g，糯稻根 12g。

二诊：服药后自汗减轻，恶露亦止，夜寐尚安，刻有胸脘不宽，腿膝酸软。治宜补气益血，调和阴阳。潞党参 2.4g，黄芪 9g，远志肉 9g，麦冬 6g，炒归身 6g，大熟地 9g（砂仁 2.4g 拌），嫩桑枝 9g，木瓜 9g，白芍 6g，通草 6g，炙甘草 2.4g。

上方服后自汗止。

【按语】

产后自汗，《妇人良方》列为一证，名虚汗不止。按："虚汗不止者，由阴气虚而阳气加之，里虚表实，阳气独发于外，故汗出也。血为阴，产则伤血，是为阴气虚也；气为阳，其气实者，阳加于阴，故令汗出。而阴气虚弱不复者，则汗出不止也。凡产后血气皆虚故多汗。盖人身之气血，相互依存，密切相关。"唐容川谓："运血者是气，守气者即是血。"本例为产后伤血，血虚则无所依归，阴亏则阳越于外，引起自汗、盗汗。产后自汗并能导致头晕、失眠，汗出淋漓衣褥均湿，换时又亦受寒感冒，所以宜及时医治。以当归、熟地、阿胶等养阴补血，黄芪、白术等补气固表，复以五味子益肾温敛，白芍敛阴止汗，补养中寓以酸收，增强止虚汗之力；气血虚弱，汗出伤津，乳汁亦相应减少，乃用通草一味，通气行乳，乳汁增多，自汗亦可减少，乃奏分利之妙。至于浮小麦与糯稻根二味，皆为敛汗专药。全方于补气血药中酌加一二味敛汗药，培本固效。（朱南孙，朱荣达. 朱小南妇科经验选. 北京：人民卫生出版社，2005.）

盗汗[1] 第十五

【原文】

产后睡中汗出,醒来即止,犹盗瞰入睡,而谓之盗汗,非汗自至之比。《杂症论》云:自汗阳亏,盗汗阴虚。然当归六黄汤又非产后盗汗方也,惟兼气血而调治之,乃为得耳。

止汗散 治产后盗汗。

人参二钱 当归二钱 熟地一钱半 麻黄根五分 黄连五分,酒炒 浮小麦一大撮 枣一枚

又方

牡蛎煅细末,五分 小麦面炒黄,研末

一本牡蛎、小麦炒黄,各五分,空心调服。

【注解】

[1]盗汗:证名,又名寝汗。指入睡后出汗,醒后即止的一种病证表现。多属虚劳之症,尤以阴虚者多见。

【评议】

本段论述了产后盗汗的命名由来及其病症特点。但在治法上提出与内科杂病之盗汗有所不同,一般盗汗患者可用当归六黄汤治疗,而产后盗汗却应当调补气血,兼以敛汗,并专拟了止汗散,益气养血,固表止汗。此方与《鸡峰普济方》之止汗散有不同,《鸡峰普济方》之止汗散方药组成为牡蛎、白术、白芷、甘草、防风,而傅山先生治疗产后盗汗之止汗散更注重益气养血,再次体现其治病求本的诊治原则。

口渴[1]兼小便不利[2] 第十六

【原文】

产后烦躁,咽干而渴,兼小便不利,由失血汗多所致。治当助脾益肺,升举气血,则阳升阴降,水入经而为血为液,谷入胃而气

长脉行，自然津液生而便调利矣。若认口渴为火，而用芩、连、栀、柏以降之；认小便不利为水滞，而用五苓散以通之，皆失治也。必因其劳损而温之益之，因其留滞而濡之行之，则庶几矣。

生津止渴益水饮

人参　麦冬　当归　生地各三钱　黄芪一钱　葛根一钱　升麻　炙草各四分　茯苓八分　五味子十五粒

汗多加麻黄根一钱、浮小麦一大撮，大便燥加肉苁蓉一钱五分，渴甚加生脉散，不可疑而不用。

【注解】

[1]口渴：又称产后口渴，古病证名。最早见于竹林寺轮应禅师《女科秘旨》记载。多因产后失血，多汗耗伤津液或阴虚火旺，火燥液涸所致。

[2]小便不利：又称产后小便不利，或称产后癃闭，为古病证名。见《千金翼方》卷七。多因平素虚弱，产后劳伤气血，肺脾气虚，通调不利，或素体肾虚，复因产后损伤肾气，肾阳虚衰，气化失职；还可因情志不畅，肝气郁结，气机受阻，清浊升降壅滞，膀胱不利所致。类似于西医学的产后尿潴留。

【评议】

本段论述产后口渴与产后小便不利常同时兼见，因其发病机制是一致的，皆由失血汗出过多所致。故而提醒后人，治疗产后口渴及小便不利不可过用苦寒及利水之剂；应当采用温之益之，濡之行之的治疗大法，并且创制了生津止渴益水饮治疗产后口渴，为后人治疗本病证提供了有效之剂。

【医案选录】

黄某，女，38岁，已婚，2009年9月15日初诊。患者于2009年9月14日自然分娩，产后小便不通，小腹胀急疼痛，腹部按摩后可见小便点滴而下。孕5产2。就诊时见小便不通，偶可见小便点滴而下，清白，小腹胀急疼痛，腰膝酸软，头晕耳鸣，倦怠乏力，少气懒言。面色晦黯，下腹胀满膨大，膀胱区充盈，轻触痛；舌淡苔白脉沉细无力。就诊时尿常规未见异常。治以济生肾气丸（《济生方》）加黄芪、党参，配合针灸、按摩、热敷。药物组成如下：

熟地 15g，山药 15g，山萸肉 10g，茯苓 15g，桂枝 10g，泽泻 10g，制附子 10g，牛膝 10g，车前子 10g，丹皮 10g，党参 15g，黄芪 20g。

【按语】

产后小便异常包括产后小便不通、产后小便淋痛、小便频数、小便失禁等，本案例发病在产褥期，小便不通，小腹胀急疼痛，辅以体格检查及相关辅助检查，而诊为产后小便不通。产后小便不通有虚实之分，实者多由血瘀、肝郁所致，虚者多由气虚、肾虚所致。该患者有多次流产史，产后小便不通，按摩后见小便点滴而下，小便清白，当属虚证，腰膝酸软、头晕耳鸣、舌淡苔白脉沉细无力为肾虚表现，倦怠乏力、少气懒言为气虚表现。方中熟地、山萸肉滋肾，制附子温阳，山药、茯苓补肾脾之气，桂枝通阳利水，茯苓配泽泻健脾利水而不伤正，牛膝既补肾通络又引药下行，车前子清热利水通小便，丹皮清郁热，党参、黄芪大补元气。产后小便不通属虚者，当补气温阳，化气行水以助膀胱气化，并注意在补虚之时，佐用通利之品，以助尿液排出。（肖承悰，刘雁峰．中医妇科临床技能实训教材．北京：人民卫生出版社，2013．）

遗尿[1] 第十七

【原文】

气血太虚，不能约束，宜八珍汤加升麻、柴胡，甚者加熟附子一片。

【注解】

[1] 遗尿：又称产后遗尿，古病名。见《诸病源候论》卷四十四。多因产后肾虚不固，开合失职；或气血虚弱，气不能约束；以及产伤膀胱所致。

【评议】

产后遗尿的发病机制主要是气血两虚，因此治疗当选用古方八珍汤加味治疗，以提升肺脾之气，来约束水道功能。

产后编下卷

误破尿胞　第十八

【原文】

产理不顺，稳婆不精，误破尿胞膀胱者，用参、芪为君，归、芎为臣，桃仁、陈皮、茯苓为佐，猪羊尿胞煎药，百服乃安。又方云：用生黄丝绢一尺，白牡丹皮根为末，白及末各二钱，水二碗，煮至绢烂如饴，服之。宜静卧，不可作声，名补脬[1]饮。神效。

【注解】

[1] 脬：即膀胱，音 pāo。

【评议】

产后膀胱损伤的主要原因为生产过程中操作不当，损伤膀胱，引起产后小便失禁等症状。现代医学认为，本病多见于分娩时难产、滞产及有手术助产史的产妇。产后尿失禁，或阴道膀胱瘘可参照本病辨证治疗。

由于难产或手术助产，损伤膀胱，不约或成瘘，则不能蓄存尿液，可见小便频数或失禁。治以益气固摄，补肾固脬。方选补脬饮。方中人参、黄芪为君，大补元气，益气生血，以复制约之权；当归、川芎、桃仁补血活血，使补而不滞；茯苓、陈皮健脾理气为佐使；全方共奏益气养血、补肾固摄之功。方用猪羊尿胞以补肾固脬，丹皮活血，白及生肌敛疮。宜卧床静养。

产时膀胱损伤，轻者一般无须特别处理，嘱多饮水，适当休息，加益气生血、收肌敛口等中药内服；重者则应及时手术治疗，避免引起休克、感染及其他并发症等。

患淋[1]　第十九

【原文】

由产后虚弱，热客于脬中，内虚频数，热则小便淋涩作痛，曰淋。

茅根汤　凡产后冷热淋并治之。

石膏一两　白茅根一两　瞿麦、白茯苓各五钱　葵子、人参、桃胶、滑石各一钱　石首鱼头[2]四个

灯心水煎，入齿末，空心服。

一本小注载：症由内虚，方用石膏一两，无此治法，不可拘执陈方以致误人。

一本石膏作一钱，无滑石。

一作各等分。

又方治产后小便痛淋血。

白茅根、瞿麦、葵子、车前子、通草（以上俱无分量），鲤鱼齿（一百个）

水煎服。亦入齿末。

按：齿末，疑均是鲤鱼齿。

【注解】

[1]淋：尿频、尿急、淋漓涩痛者，称为"淋"。本文中特指产后小便淋漓涩痛，与西医泌尿系感染类似。

[2]石首鱼头：性味甘平。入脾、胃二经。养胃益气，养心安神。

【评议】

本病由于产后阴虚津亏，膀胱郁热，气化失司，故见小便淋漓涩痛。治以补气清热，通淋止痛，方用茅根汤。方中白茅根、石膏、瞿

麦、葵子、滑石，清热通淋，化湿止痛；人参、茯苓，益气补虚以治本；另外，葵子、茯苓合用，取《金匮要略方论》中"葵子茯苓散"之意，清热利湿，通淋止痛。全方补益与通利并用，标本兼治。临证之时，应结合舌脉及症状体征，具体辨证论治，方药加减应用，不可拘泥于一方一药。

【医案选录】

宋某，女，29岁，已婚。1975年9月16日初诊。

患者为第1胎（双胎）合并重度妊娠中毒症，于9月11日自然分娩。产后出血量较多，曾一度休克，输血1200ml。产后不能自行排尿，伴有低烧。舌质淡红，脉细数。

诊断：产后小便不通。证属小肠热结，膀胱不利。

治则：清小肠热，利湿通便。

方药：瞿麦四钱　萹蓄四钱　木通一钱　车前子四钱　滑石块五钱　甘草梢三钱　川军一钱　竹叶一钱　栀子三钱　连翘五钱　灯心二钱

二诊9月19日：进第1煎后，小便仍不能自解。产后低烧日久（体温37.5～37.6℃），汗出较多，全身疼痛，头晕、气短，大便稀有黏液，舌苔白，脉弦缓。因服上方未效，进一步分析病情，辨证为营卫不和，膀胱气化不利，而致癃闭。采用养血和营，化气开闭。方药如下：

桂枝三钱　炒白芍四钱　川芎二钱　当归五钱　熟地四钱　荆芥穗一钱半　柴胡二钱　茯苓四钱　牛膝三钱　车前子四钱　炙甘草二钱　生姜二钱　大枣三个

9月23日，药后小便已能自解，恶露不多，但仍感小腹憋闷，稍有恶心，身体仍痛，舌质黯，脉弦滑。按上方加减继服，9月26日带药出院，以巩固疗效。

【按语】

产后小便不通多沿用"肾司二便""肾与膀胱相表里"、膀胱湿热等基本理论辨治。本例病案始用清心解热利尿通便的法则，3剂药后小便仍不能自解。进一步分析其病情，认识到本例产后小便不通为时已久，伴有身微热，汗出，身痛，头晕，气短，便稀，脉弦缓，苔白等并非实证，而属于营卫不和的虚证，错在虚实之误。因为太阳之气布于表，营卫不和，三焦气道不行，膀胱气化不利，上不得开，下不得行而致癃闭。所以改用养血和营，化气开闭的法则。以桂枝汤调和营卫、四物汤养血和营，配合荆芥穗助桂枝开解太阳之表气，柴胡调理三焦之气机，茯苓、车前子、牛膝渗湿利尿，推动膀胱，引药下行，逐步取效。足以说明对于小便不通虚实的分辨，同样重要。（北京中医医院．刘奉五妇科经验．北京：人民卫生出版社，2006．）

【注】

产后小便淋漓涩痛的主要病机为膀胱郁热，气化失司。本病常由阴虚津亏、心火偏亢、下焦湿热所致。妇人产后阴血亏虚，阴虚火旺，灼伤膀胱；或素体阳盛，产后阴血亏虚，或感受热邪，热郁于内，引动心火，移热于小肠，传入膀胱；或产后摄生不慎，感受湿热之邪，蕴结膀胱，灼伤津液，膀胱气化失司，故见小便淋漓涩痛。西医学的产后合并尿道炎、膀胱炎、肾盂肾炎等泌尿系统感染的疾病可参照本病辨证治疗。

便数　第二十

【原文】

由脬内素有冷气，因产发动，冷气入脬故也。用赤石脂二两为末，空心服。又方：治小便数及遗尿，用益智仁二十八枚为末，米饮送下二钱。又桑螵散。

桑螵散

桑螵蛸三十个　人参、黄芪、鹿茸、牡蛎、赤石脂各三钱为末，空心服二钱，米饮送下。

【评议】

产后小便数，始见于《诸病源候论》"卷之四十四"："产后小便数候：胞内素有冷，因产气虚，而冷发动，冷气入胞，虚弱不能制其小便，故令数"。本病由于素体肾气亏虚，生产过程中耗伤气血，寒气客于膀胱，使膀胱失约，小便频数甚至小便失禁。治以补气温阳，固肾缩尿，方用桑螵散。方中桑螵蛸固精缩尿；人参、黄芪、鹿茸益气补阳；牡蛎、赤石脂温阳固涩。全方谨守病机，治病求本。临证应用应结合具体症状、体征，辨证论治。另，赤石脂温阳固涩，益智仁补肾固精缩尿，轻证可单味药内服。

【按语】

产后小便频数的主要发病机制为膀胱失约。本病常由气虚、肾虚及产伤所致。妇人产后气血亏耗，若寒邪客于膀胱，不能制约水道，膀胱失约；或先天禀赋不足，肾气亏虚，肾虚则开合不利，膀胱失约；或产程过长，胎儿压迫膀胱，局部失于气血濡养，或手术不慎损伤膀胱，膀胱不约而小便失禁。西医学的产后尿失禁，或膀胱阴道瘘可参照本病辨证治疗。

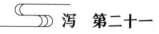 泻　第二十一

【原文】

产后泄泻[1]，非杂症有食泄、湿泄、水谷注下之论，大率气虚食积与湿也。气虚宜补，食积宜消，湿则宜燥。然恶露未净，遽难骤燥，当先服生化汤二三帖，化旧生新，加茯苓以利水道。俟血生，然后补气以消食，燥湿以分利水道，使无滞涩虚虚之失。若产旬日外，方论杂症，尤当论虚实而治也。如痛下清水，腹鸣，米饮不化者，以寒泄治。如粪水黄赤，肛门作痛，以热泄治之。有因饮食过多，伤脾成泄，气臭如败卵，以食积治之。又有脾气久虚少食，食下即鸣，急尽下所食之物方觉快者，以虚寒泄治之。治法寒则温之，热则清之，脾伤食积，分利健脾，兼消补虚，善为调治，无失也。产后虚泻，眠昏人不识，弱甚形脱危症，必用人参二钱，白术、茯苓各二钱，附子一钱，方能回生。若脉浮弦，按之不鼓，即为中寒，

此盖阴先亡而阳欲去，速宜大补气血，加附子、黑姜以回元阳，万勿忽视。

加减生化汤，治产后块未消患泻症。

川芎二钱　茯苓二钱　当归四钱　黑姜五分　炙草五分　桃仁十粒　莲子八枚

水煎，温服。

健脾利水生化汤，治产后块已除，患泻症。

川芎一钱　茯苓一钱半　归身二钱　黑姜四分　陈皮五分　炙草五分　人参三钱　肉果一个，制　白术一钱，土炒　泽泻八分

寒泻加干姜八分，寒痛加砂仁、炮姜各八分，热泻加炒黄连八分。泻水腹痛，米饮不化，加砂仁八分，麦芽、山楂各一钱。泻有酸嗳臭气，加神曲、砂仁各八分。脾气久虚，泻出所食物方快，以虚寒论。泻水者，加苍术一钱以燥湿。脾气弱，元气虚，必须大补，佐消食清热却寒药。弱甚形色脱，必须第一方，参、术、苓、附必用之药也。诸泻俱加升麻（酒炒），莲子十粒。

【注解】

［1］泄泻：指大便次数增多，粪便溏薄或完谷不化，甚至如水样的疾病。

【评议】

产后泄泻主要由气虚、食积及寒湿所致，其发病机制为妇人产后气血亏虚，脾胃虚弱，又因调摄不当，脾胃运化、腐熟功能失调，食积内停，水湿不化，若兼寒中胃肠，脾胃升降失司，清浊不分，则发为泄泻。

治疗应审因论治，辨清寒热虚实。如痛下清水，肠鸣，完谷不化，为寒泄；粪水黄赤，肛门作痛，为热泄；饮食过多，泻泄臭秽，为食积；脾气久虚少食，食下即鸣，泻后痛减，为脾胃虚寒泻泄。治法寒则温之，热则清之，脾伤食积，健脾消积。气虚宜补，食积应消，寒湿宜温燥。同时勿忘产后亡血伤津、瘀血内阻、多虚多瘀等特点，补益气血为主，标本兼治。消食导滞必兼扶脾，祛寒利湿勿过用温燥。

若产后初起发病，先以生化汤祛瘀生新，加茯苓、莲子，健脾益气，通利水道；瘀血已化，可予健脾利水生化汤，益气健脾，利水止泻，方中以人参、茯苓、白术、炙草、陈皮，健脾理气；茯苓、白术、泽泻，健脾利水止泻；川芎、当归、黑姜，温经活血。

上方若寒泻加干姜温经散寒；寒痛加砂仁、炮姜温经散寒止痛；热泻加炒黄连清热燥湿；腹痛泻下如水，完谷不化，加砂仁、麦芽、山楂健脾消积；泻下酸嗳臭气，加神曲、砂仁健脾消积；脾虚泻下如水者，加苍术健脾燥湿。脾气虚弱，治应健脾益气为主，佐消食清热，忌用寒凉，以防更伤脾阳。在辨证论证的基础上可加升麻、莲子以升提止泻治标。

若严重泻泄，出现四肢厥逆，精神萎靡，脉微如绝，属危症，急用人参、白术、茯苓益气健脾，附子回阳救逆。若脉浮弦中空，此阴阳欲绝，宜速大补气血，加附子、黑姜回阳救脱。临证之时，根据辨证属于寒热虚实的不同，加减应用。临证一定要诊断明确，因为何种原因导致产后泻，如属危证，应输液治疗，以防虚脱。

【医案选录】

张某，女，26 岁，已婚。初诊日期：1973 年 12 月 29 日。

主诉：产后腹泻伴有全身水肿 50 余天。

现病史：患者自分娩后，因休息调摄失宜，于产后 10 余天，经常肠鸣腹痛，以脐周最明显，便前痛甚，便后痛减。排便时肛门坠胀，大便溏，日行 2～3 次，伴有心慌、气短，乏力，四肢沉重，不思饮食。经服消炎药，效果不明显。近 1 个月来，症状反复加重，胃脘胀满，黎明之前肠鸣即泻，泻后即安，小便清长，腹部怕凉，腹胀午后较重，倦怠乏力，四肢发凉仍在，周身浮肿，面部及腿部较明显，口干不欲饮水，大便溏，时有少量黏液。舌质胖淡，润滑无苔，脉沉缓无力。

中医辨证：脾肾两虚，寒湿泄泻。

治疗：温补脾肾，通阳散寒。

方药：熟附片四钱、炮姜三钱、炙甘草二钱、党参三钱、炒白术三钱、茯苓三钱、肉豆蔻三钱、桂枝一钱、破故纸三钱、五味子三钱。

服上方三剂，大便日行1～2次，四肢已温，精神见好，腿沉减轻，仍有腹痛、浮肿，余症未减。二诊时以上方去党参、桂枝，加黄芪五钱、山萸肉三钱，加减服用二十余日，症状消失，临床基本痊愈。

【按语】

产后气血两虚，饮食调摄失宜，脾胃损伤，日久失治，脾胃更虚，口服消炎药更伤脾胃，后天精气供养不足，阳气未复，则命门火衰。辨为脾肾阳虚所致泄泻，治疗以温补脾肾、温阳散寒为主。方中熟附片、炮姜、桂枝，温补脾肾、温阳散寒；党参、炒白术、茯苓、炙甘草，四君健脾益气；肉豆蔻、破故纸、五味子，补肾健脾，收敛固涩。3剂后阳气渐复，故去健脾益气的党参、通阳之桂枝，加益气升阳的生黄芪和补肾益精的山萸肉，益气助阳，育阴敛阳，使阴平阳秘，正气得复，肿消泻止。（北京中医医院．刘奉五妇科经验．北京：人民卫生出版社，2006．）

【注】

泄泻可分急性与慢性两类。从辨证来看，急性多见热证、实证，慢性多见寒证、虚证。慢性泄泻多因脾胃虚弱，运化失调，外感寒邪而发；或泄泻迁延不愈，正虚而余邪未尽；或肾阳亏虚，不能温煦脾胃，致使脾胃虚衰。产后泄泻，首要因素为饮食不慎，轻者可通过调摄饮食而自愈；重者需药物治疗，临证应审因论治，虚者补之，实者泻之，治寒以热，治热以寒。但用药勿忘产后多虚多瘀之体。泄泻严重，出现四肢厥逆，精神萎靡，脉微如绝，属危症，应中西医结合治疗。

完谷不化[1]　第二十二

【原文】

因产后劳倦伤脾，而运转稽迟也，名飧泄[2]。又饮食太过，脾胃受伤，亦然，俗呼水谷痢[3]是也。然产方三日内，块未消化，此脾胃衰弱，参、芪、术未可遽加，且服生化汤加益智、香、砂，少温脾气。俟块消后，加参、芪、术补气，肉果、木香、砂仁、益智温胃，升麻、柴胡清胃气，泽泻、茯苓、陈皮以利水，为上策也。

加味生化汤，治产后三日内完谷不化，块未消者。

川芎一钱　益智一钱　当归四钱　黑姜四分　炙草四分　桃仁十粒　茯苓一钱半

一本当归作三钱，有枣一枚。

参苓生化汤，治产后三日内块已消，谷不化，胎前素弱患此症者。

川芎一钱　当归二钱　黑姜四分　炙草五分　人参二钱　茯苓一钱　白芍一钱　炒益智一钱　炒白术一钱　土炒肉果一个，制

泻水多，加泽泻、木通各八分，腹痛加砂仁八分，渴加麦冬、五味子。寒泻加黑姜一钱，木香四分；食积加神曲、麦芽消饭面，砂仁、山楂消肉食。产后泻痢日久，胃气虚弱，完谷不化，宜温助胃气，六君子汤加木香四分，肉果一个（制）。一本有莲子八枚（去心），枣三枚。

【注解】

［1］完谷不化：腹泻时粪便中夹有大量未消化的食物。

［2］飧泄：米谷不化而完出。病名首见于《素问·阴阳应象大论》："清气在下，则生飧泄"。

［3］水谷痢：泄泻而见完谷不化，出自《太平圣惠方》。

【评议】

产后完谷不化常由脾虚、劳倦、饮食不当等原因所致。产后气血虚弱，或素体脾肾亏虚，加之生产过程中劳倦伤脾，产后饮食调护不当，脾阳受损，运化腐熟水谷功能失调，发为完谷不化。西医学的产后胃动力障碍引起的消化不良，可参照本病辨证论治。

产后劳倦、饮食不当，损伤脾阳为其主要病机。治疗时应注意产后多虚多瘀等特点，产后初起，瘀滞未尽，首以加味生化汤祛瘀生新，方中川芎、当归、桃仁活血祛瘀，炮姜、茯苓、炙草健脾温经，益智仁益肾固涩。加小量木香、砂仁，理气醒脾。全方共奏活血健脾之功。

此时虽脾胃虚弱，不可大量应用参、芪、术等温补之品，以防补而留瘀；待瘀滞消除，再以参、术、芪，健脾养胃；木香、砂仁、益智仁，温养脾胃；升麻、柴胡，升脾胃清气；泽泻、茯苓、陈皮，健脾利水，降脾胃浊邪，以复脾胃升降之机，则病邪可解。组成方名参苓生化汤，方以加味生化汤减活血化瘀之桃仁，加健脾益气人参、白术，养阴血白芍、肉果。若湿胜水泻者，则加泽泻、木通利水胜湿；腹痛加砂仁行气止痛；渴加麦冬、五味子养阴止渴；寒泻加黑姜、木香温经散寒行气；食积加神曲、麦芽消饭面，砂仁、山楂消肉食。产后泻痢日久，胃气虚弱，完谷不化，宜温助胃气，六君子汤加木香、肉果。临床可根据具体情况，加减应用。

【医案选录】

产后下焦阴亏，奇脉不固。阳浮上升，风动则飧泄嘈杂，液损必消渴骨热。治在肝肾，静药固摄。

熟地，湖莲，炙草，五味，芡实，山药，旱莲，女贞。

【按语】

产后飧泄多为脾胃损伤，阳气不足之证。此患者因产后阴液损伤较重，阴虚风动而致完谷不化，胃脘嘈杂泄泻，口渴，骨蒸潮热等症，治宜养肝益肾，敛津生阴。有其常，亦应知其变，治疗疾病当辨证论治。（龚丽娟．吴门曹氏三代医验集．南京：江苏科学技术出版社，1988.）

【注】

产后完谷不化，多因脾胃之腐熟功能损伤所致，治疗以健脾胃为主的同时尽量少食或食用一些易消化之食物，脾胃贵在养，而非治。

痢 第二十三

【原文】

产后七日内外，患赤白痢，里急后重频并，最为难治。欲调气行血而推荡痢邪，犹患产后元气虚弱；欲滋荣益气而大补虚弱，又助痢之邪。惟生化汤减干姜，而代以木香、茯苓，则善消恶露而兼治痢疾^[1]，并行而不相悖也。再服香连丸，以俟一二日后，病势如减，可保无虞。若产七日外，有患褐花色后重，频并虚痢，即当加补无疑。若产妇禀厚，产期已经二十余日，宜服生化汤加连、芩、厚朴、芍药行积之剂。一本作十数日。

加减生化汤，治产后七日内患痢。

川芎二钱　当归五钱　炙草五分　桃仁十二粒　茯苓一钱　陈皮四分　木香磨，三分

红痢腹痛，加砂仁八分。

青血丸治噤口痢。

香连为末，加莲肉粉，各一两半，和匀为丸。酒送下四钱。

凡产三四日后，块散，痢疾少减，共十症，开后依治。

一、产后久泻，元气下陷，大便不禁，肛门如脱，宜服六君子汤加木香四分，肉果一个（制），姜汁五分。

二、产后泻痢，色黄，乃脾土真气虚损，宜服补中益气汤加木香、肉果。

三、产后伤面食，泻痢，宜服生化汤加神曲、麦芽。

一本神曲、麦芽下有各一钱。

四、产后伤肉食，泻痢，宜服生化汤加山楂、砂仁。

五、产后胃气虚弱，泻痢，完谷不化，当温助胃气，宜服六君子汤加木香四分，肉果一个（制）。

六、产后脾胃虚弱，四肢浮肿，宜服六君子汤加五皮散。见后水肿。

七、产后泻痢，无后重，但久不止，宜服六君子汤加木香、肉果。

八、产后赤白痢，脐下痛，当归、厚朴、黄连、肉果、甘草、桃仁、川芎。

九、产后久痢，色赤，属血虚，宜四物汤加荆芥、人参。

十、产后久痢，色白，属气虚，宜六君子汤加木香、肉果。

【注解】

［1］痢疾：同痢。古称肠澼、滞下，为急性胃肠道传染病之一，临床以发热、腹痛、里急后重、大便脓血为主要症状。

【评议】

产后下痢的病因病机为产后体虚气弱，劳倦伤脾，兼外感湿热之邪，内伤脾胃，致脾失健运，胃失消导，更夹积滞，酝酿肠道而成。本病常由劳倦、湿热、食积、脾虚等原因所致。西医学的痢疾、产褥期肠道感染等胃肠传化、吸收功能失调的疾病，可参照本病辨证论治。

本病由于产后劳倦、饮食不当，损伤脾阳。治疗时应注意产后恶露未尽，元气虚弱的特点，以生化汤为基础，去瘀生新、调气和血，待瘀血消散、症状稍减时，再根据产妇禀赋体质及气虚、血虚、食积的不同，辨证加减应用，患者禀赋强壮者，可酌情加黄芩、黄连、厚朴、木香等行气调血之品，消积化滞。治疗过程中应注意兼顾产后生理特点，化积不耗气，驱邪不伤正，以防虚虚实实之虞。

如产后久泻，元气下陷者，宜服六君子汤加木香，肉果，姜汁以健脾益气；产后脾虚泻痢，宜服补中益气汤加木香、肉果以健脾益气升提；产后伤面食泻痢，宜服生化汤加神曲、麦芽以活血化瘀，消面食积；产后伤肉食泻痢，宜服生化汤加山楂、砂仁以活血化瘀，消肉食积；产后胃气虚弱泻痢，完谷不化，宜服六君子汤加木香，肉果以健脾益气；产后脾胃虚弱，四肢浮肿，宜服六君子汤加五皮散以健脾益气，消水利肿；产后泻痢，无后重，但久不止，宜服六君子汤加木香、肉果以健脾益气；产后赤白痢，脐下痛，当归、厚朴、黄连、肉果、甘草、桃仁、川芎以活血行气止痛；产后久痢，色赤，属血虚，宜四物汤加荆芥、人参以益气养血；产后久痢，色白，属气虚，宜六君子汤加木香、肉果以健脾益气。

如确诊为痢疾，为传染病，需报疫情，饮食餐具等需隔离，必要时中西医结合治疗。

【医案选录】

张某，45岁，已婚。夏季生产后饮食不慎，以致腹痛下痢，一昼夜泻10余次，里急后重，所下为红白脓冻如胶状，时有潮热，历经中西医治疗，仍属无效，拖延竟达4个月余。精神疲乏，头目昏眩，面色萎黄，脉象细弱，舌质绛苔薄白。诊为血亏气弱，湿滞未净。治疗宜止血挽脱，固本为主，驱邪为次。方药：生黄芪9g，生地12g，生白术6g，小川连3g，生甘草4.5g，仙鹤草12g，马齿苋12g，无花果9g，炒地榆12g，藕节炭9g。二诊：服药后腹痛便痢已减，刻感头晕目眩，腰部酸楚，体质仍虚。治疗扶正固脱，方药：黄芪9g，生地12g，白术6g，白芍6g，杜仲9g，续断9g，白头翁12g，地榆炭12g，槐花炭9g，茯苓9g，脏连丸（《证治准绳》方：黄连、公猪大肠）9g，茯苓9g。三诊：10月8日。头晕腰酸，胸闷心荡均瘥，精力稍充，便痢次数亦减，日仅二三次，正气渐复，当祛余邪。黄芪9g，焦白术6g，陈皮6g，甜苁蓉9g，白头翁9g，黄柏炭9g，生地黄9g，焦山栀9g，马齿苋12g，脏连丸3g（另吞）。四诊：10月17日。痢疾痊愈，痔血已止，体尚虚弱，头眩膝软。治当以健脾固脱，巩固疗效。黄芪9g，白术6g，茯苓9g，陈皮6g，生地6g，无花果9g，槐花炭9g，白芍6g，煨诃子9g，煨粟壳6g，脏连丸3g（另吞）。

按：痢疾一症，《素问》中指出，一为饮食不慎所致，如"食饮不节起居不时者……久为肠澼"（《素问·太阴阳明论》）；一为时邪感染所致，如"太阳司天……风湿交……争注下赤白"。而产后痢因体虚血亏，治疗较难。《妇人良方》谓："产后痢疾，因饮食六淫七情，伤于脾胃，或血渗大肠，皆为难治。"本例产后，拖延日久，复有痔疾，便痢兼有后重，未免用力努责，痔核遭受压力而破裂，泻血无度，于是血亏气弱，奄奄不支。

治疗初诊时以固本止血为主，增强其体力，弥补其漏厄，以免血脱气陷。以黄芪、白术、生地补气养血，生甘草解毒，川黄连、马齿苋祛邪、清利湿热，用大量止血固涩如仙鹤草、地榆炭、藕节炭等，复用无花果润肠，减轻便痢时刺激痔核。二诊时便痢减，血渐止，乃用药培本，候正气稍复，再祛残邪，如黄芪、白术、茯苓健脾补气，生地、白芍养阴生血，杜仲、续断补肝肾、强腰膝，复以脏连丸、地榆、槐花等止痔血。三诊是正气稍复，精力渐充，乃以清肃余邪为重，白头翁、黄柏炭、马齿苋、焦山栀等清热利湿，制止便痢。另以补气健脾药以振正气。四诊时湿热清，便痢止，内无余邪，乃以补养和固涩并重，黄芪、白术、茯苓、陈皮与诃子、粟壳同用，治久痢而内无积滞者，效力显著。

产后痢忌用荡涤，因气血虚弱，体力不支。缪仲淳诫曰："凡产后痢，积滞虽多，腹痛虽极，不可用大黄泻药行之，致伤胃气，遂不可救。"此时，体虚证实，宜于补养药中加入消导祛邪之品，如鸡内金、马齿苋、白头翁、枳壳等。如气血大虚，将有虚脱之虞，可用大剂量峻补药扶正，候正气稍复后再行扶正祛邪并施，方能挽回沉疴。（朱南孙，朱荣达. 朱小南妇科经验选. 北京：人民卫生出版社，2006.）

【按语】

痢疾以大便次数增多，腹痛，里急后重，痢下赤白黏冻为主症或伴复发。是夏秋季常见的肠道传染病。产妇津血损伤，正气虚弱，感邪之后，正虚邪盛，可见下痢脓血；又正邪相争不剧烈，症状不甚明显。治疗不可一味扶正或单纯祛邪，应权衡轻重缓急，审证治之。

霍乱[1] 第二十四

【原文】

由劳伤气血，脏腑空虚，不能运化食物，及感冷风所致。阴阳升降不顺，清浊乱于脾胃，冷热不调，邪正相搏，上下为霍乱。

生化六和汤　治产后血块痛未除，患霍乱。

川芎二钱　当归四钱　黑姜　炙草　陈皮　藿香各四分　砂仁六分　茯苓一钱

姜三片，煎。

附子散　治产后霍乱吐泻，手足逆冷，须无块痛方可服。

白术一钱　当归二钱　陈皮　黑姜　丁香　甘草各四分

共为末，粥饮送下二钱。

一本有附子五分。

温中汤　治产后霍乱，吐泻不止，无块痛者可服。

人参一钱　白术一钱半　当归二钱　厚朴八分　黑姜四分　茯苓一钱　草豆蔻六分

姜三片，水煎服。

【注解】

[1]霍乱："霍"，忽也，有迅速、急骤、卒然之意；"乱"，即升降逆乱，清浊不分，又吐又泻。中医之"霍乱"，多发于夏秋季节，多由饮食内伤所致，有进食不洁食物史，同餐者常集体发病，呕吐多在腹泻前，腹泻常伴腹痛。如《伤寒论·辨霍乱病脉证并治篇》指出："呕吐而利，此名霍乱"；《医略十三篇·霍乱》："霍乱者，霍然变乱非常，胸腹互痛，吐泻发作"；《顾氏医镜·霍乱》："霍乱者，挥霍变乱，起于仓猝……"；《医宗必读·霍乱》："按霍乱者，挥霍变乱，起于仓促，心腹大痛，呕吐泻利……吐泻并作，甚者转筋入腹即毙"。

【评议】

王孟英1837年初著《霍乱论》，1862年重订为《随息居重订霍乱论》，被誉为"治霍乱最完备之书"。其将霍乱分为寒证和热证两大类，认为大多数为热证。"热霍乱，流行似疫，世之所同也；寒霍乱，偶有所伤，人之所独也"。而此处所独，独在妇人。产后津血损伤，阳气消耗，本脾胃虚弱，加之风寒邪气的侵袭，导致中焦脾胃枢纽之功逆乱，阴阳气血不相交接，脾不升清，胃不降浊，寒热不调，引起呕吐泄泻等症。《金匮要略》谓脾阳不伤不泻，胃阳不伤不呕，邪正不争不痛，至痢泻不止，脾胃阳伤，元气立绝。故产后霍乱多为脾胃损伤，阳气不足之证，为寒霍乱。

生化六和汤，治产后虚瘀互存，风寒侵袭，患霍乱之症，见小腹疼痛，寒热交作，呕吐泄泻，胃脘痞闷，霍乱转筋等，方中川芎、当归补血活血，黑姜温中和脾胃，藿香祛暑化湿，砂仁行气宽中、化湿醒脾，茯苓健脾渗湿泄热，陈皮行气化湿，炙甘草、生姜调和诸药，斡旋中焦之气机。本方具祛瘀补虚，利暑化湿，协调寒热之功，亦可应用于体虚之人吐泻交作。

产妇恶露已下，无腹痛，瘀血渐消，正气渐复，而患霍乱，正邪交争剧烈，吐泻严重，损伤津液，阴损及阳，阳气不足，又复感风寒之症，阳气更虚，气血不达于四末，无以温煦，症见四肢逆冷等。治以温阳健脾，行气化湿，方用附子散。《医宗必读》曰："附子退阴益阳，祛寒湿之要药也"，黑姜温中止呕，合甘草温脾阳，白术健脾化湿，丁香化湿止痛，《本草经疏》："一切有火热证者忌之，非属虚寒，概勿施用"，陈皮利湿行气，共奏恢复脾胃升清降浊之功。产后体虚，不可峻药峻攻，又劳守慎在《时疫辨》曰："大痧大呕，胃中枯竭，宜多食米气……"故此方服以散剂，并用粥饮下，以图缓药治重疾之功。温中汤治产后霍乱，以脾气虚为主，脾虚不能运化水湿，补脾即可化湿，人参"疗肠胃中冷，心腹鼓痛，胸肋逆满，霍乱吐逆，调中……"白术、茯苓补气健脾利湿，配以黑姜、生姜、草豆蔻温中，厚朴理气，遂阴阳顺，而清浊分，吐泻可止，再配以当归活血止痛，兼顾妇人产后血虚体弱。

妇人产后患霍乱，多为寒霍乱。脾气虚不能运化水湿，宜用生化六和汤健脾行气，利暑化湿；寒邪重者，宜用附子散温中回阳，行气化湿；脾阳虚损，气机逆乱，宜用温中汤补气温中，降气化湿。

霍乱系传染病，需报疫情、隔离，必要时中西医结合治疗。

【医案选录】

产后循绍俗吃胡椒末糖汤太多，顿觉肢冷，汗出欲脱。因素多白带，冬畏寒，夏畏热，阴阳两亏也。越旬余，半夜泄泻，杨医投石斛、干姜、砂仁之类。翌日转筋，呕泻肢冷，乃延余诊。九月十四日诊：产后霍乱，先泻后吐，足转筋，汗出厥冷，泻出腥而非臭，口渴不甚，饮则喜热。脉细而紧，苔淡白。述知曾食油腻，产后中虚，泻多四逆欲脱，汗出不寐，病势危险。勉拟回阳固表止泻大剂，商进。别直参一钱，于术三钱，生芪皮三钱，桂枝八分，白芍五钱，龙骨六钱，牡蛎一两，赤石脂八钱，禹余粮五钱，茯苓神三钱，制附片一钱，乌梅一钱，辰砂一分，研末水丸，另服。并嘱先以黄土煎汤冲酱油汤饮，不吐则进药。另备药二剂，防吐去再煎服。必得肢温溲通，方有生机。受药后，溲通寐安。因艰辍药，四肢未热，咽痛恶心。又延杨医，进鲜斛、元参、犀黄末、梨半枚。咽痛退，作干恶，烦躁不寐。十六日延余诊：产后吐泻自汗为三禁。此次产后吐泻，肢冷如冰，服回阳固表止泻，厥未尽回，肢冷过肘膝，格阳于上，曾有咽痛，服鲜斛、犀黄、梨即退，烦躁干恶，冷汗仍出，溲通复泄。谅由元阳不振，元阴亦衰。阳即未复，躁烦且欲去被，危状如绘。拟扶元固表，通阳和阴法。别直参一钱秋石水拌，北箭芪三钱，茯苓神三钱，煅牡蛎一两，冬虫夏草八分，霍石斛三钱，制附子五分，青盐一分，于术三钱，炒麦冬钱半，雅连四分，干姜汤炒，白芍五钱，桂枝六分煎汁收入，五味子钱半，乌梅二枚。嘱其将剩余瑶桂丸一半服下。并未咽痛。服毕阳回肢温，遂得回生。

【按语】

此产妇失血伤津明显，患霍乱，阴虚格阳于上，治疗应滋阴潜阳，益气固表为主。（周小农. 周小农医案. 上海：上海科学技术出版社，2001.）

一产妇停食霍乱，用藿香正气散之类已愈。后胸腹膨胀，饮食稍过即呕吐，或作泄泻，此脾胃虚极，用六君子汤，加木香治之渐愈。后因饮食失调，兼恚怒患霍乱，胸腹大痛，手足逆冷，用附子散，又用八味丸，以补土母而康。（武之望. 济阴纲目. 北京：中国中医药出版社，1998.）

产妇反复因饮食失调患霍乱，导致阳气大伤，以附子散及八味丸健中焦脾胃收功。

【注】

霍乱，属于急症，近似西医之"食物中毒"及"沙门氏菌属感染"等肠胃系统的疾病，发生多与饮食有关，其治疗刻不容缓，失治误治则会导致危症重症的发生。产妇气血亏虚，饮食不慎，则会引起不适，甚者霍乱，治疗应时时兼顾产后气血虚之体，不应一味祛邪。

呕逆不食 第二十五

【原文】

产后劳伤脏腑，寒邪易乘于肠胃，则气逆呕吐而不下食也。又有瘀血未净而呕者，亦有痰气入胃，胃口不清而呕者，当随症调之。

加减生化汤　治产妇呕逆不食。

川芎一钱　当归三钱　黑姜　砂仁　藿香各五分　淡竹叶七片

水煎，和姜汁二匙服。

温胃丁香散　治产后七日外，呕逆不食。

当归三钱　白术二钱　黑姜四分　丁香四分　人参一钱　陈皮五分　炙草五分　前胡五分　藿香五分

姜三片，水煎服。

石莲散　治产妇呕吐，心冲目眩。

石莲子去壳，去心，一两半　白茯苓一两　丁香五分

共为细末，米饮送下。

一本有白术，无白茯苓，丁香作五钱。用者酌之。

生津益液汤　治产妇虚弱，口渴气少，由产后血少多汗内烦不生津液。

人参　麦冬去心　茯苓各一两　大枣　竹叶　浮小麦　炙草栝蒌根

大渴不止，加芦根。

【评议】

产妇呕逆不食，主要病机是胃气不降，冲气上逆所致。"此由妇人

本元虚羸，血气不足，肾气又弱，兼当风饮冷太过，心下有痰饮"，产后失血，损伤脏腑，脾胃虚弱，无以运化，胃不降浊，呕吐不欲食；脾胃之腐熟功能受损，食入则难下，或胃脘满闷不消化。若产后恶露未尽，瘀血阻滞，败血上冲犯胃而见呕吐不食，病标在胃，病本在瘀血。产妇素有痰湿，或过食滋补甜腻之物，导致痰邪停留于胃脘，湿滞脾胃，"脾喜燥恶湿""胃气怯弱，中脘停痰"，冲气犯胃，胃虚升降失司，随冲气上逆而致呕逆不食。

加减生化汤，治疗湿邪困阻脾胃，方中砂仁、藿香、淡竹叶行气化湿，芳香止呕，黑姜温中，调和气血，生姜汁开胃，且为止呕之圣药。以川芎、当归养血活血。全方共奏调气和血，温胃化湿之功。温胃丁香散，治产后气血双亏，胃阳不足，收纳无权，气逆呕吐频作，丁香、生姜温胃止呕，黑姜温中散寒，人参、白术健脾益气，当归补血，藿香化湿行气温中，陈皮行气化湿，前胡降气化痰，全方旨在温胃祛寒，降气止呕。石莲散，治产后胃寒咳逆，呕吐不食，或腹作胀，《济阴纲目》："石莲，其味甘，其性降，故能益胃清水而止呕。况加茯苓以下气，丁香以散寒，生姜佐之"。胃寒则饮邪停留，致气上冲目，目眩不适，"病痰饮者当以温药和之"，故加丁香温胃止呕化痰饮。生津益液汤，生津益胃，养阴益气，治产妇失血，汗出过多则伤津液，津血同源，阴伤较重，胃阴耗伤，津液内竭，可致心烦，口渴气少，方中人参、麦冬、竹叶、瓜蒌根、浮小麦、芦根益气养津敛阴，茯苓、甘草、大枣健脾胃，温补中焦，正盛则邪祛。

本条文之加减生化汤与"类痉第十三"中加减生化汤方名虽同，但主治疾病不同，类痉之发病多因产后阴血大亏，筋失所养，复为风邪所袭，引动肝风而作，故方中用药多选川芎、麻黄根、桂枝、羌活、天麻、羚羊角等祛风活络之品。

【案例选录】

陈霞山治一产妇产后伤食，致胃虚不纳谷，四十余日闻谷气、药气俱呕，以参、苓、白术、炒曲各一钱，陈皮、藿香各五分，炙甘草三分，砂仁五分，陈米一合，用沸汤二碗，泡伏龙肝末，澄清汁煎药，服而安。

【按语】

本病诊断为产后呕吐，病机为脾虚不能运化，湿邪停滞，克伐胃气。治宜健脾胃，行气化湿。方中伏龙肝久经火炼，土味之甘，已转为辛，土气之和已转为温，故其性味辛温。万物非土不生，人身脏腑非脾胃不养，本品能补脾胃，益中气。（魏之琇. 续名医类案. 北京：人民卫生出版社，1957.）

【注】

产后呕逆不食，病机为胃不降浊，分为虚证和实证。虚证多由妇人产时失血过多，"胃喜湿恶燥"，阴津损伤，影响胃之降浊功能，致呕逆不食；实证多为感受外邪，或产后恶露未净，瘀血阻滞，实邪阻滞，上冲犯胃，而致呕逆。

咳嗽　第二十六

【原文】

治产后七日内，外感风寒，咳嗽鼻塞，声重恶寒，勿用麻黄以动汗。嗽而胁痛，勿用柴胡汤；嗽而有声，痰少面赤，勿用凉药。凡产有火嗽，有痰嗽，必须调理半月后，方可用凉药，半月前不当用。

加味生化汤　治产后外感风寒，咳嗽及鼻塞声重。

川芎一钱　当归二钱　杏仁十粒　桔梗四分　知母八分

有痰加半夏曲，虚弱有汗咳嗽加人参。总之，产后不可发汗。

加参安肺生化汤　治产后虚弱，旬日内外感风寒，咳嗽声重有痰，或身热头痛，及汗多者。

川芎一钱　人参一钱　知母一钱　桑白皮一钱　当归二钱　杏仁十粒，去皮尖　甘草四分　桔梗四分　半夏七分　橘红三分

虚人多痰，加竹沥一杯，姜汁半匙。

按：咳嗽论中，明示纵有火嗽，在半月前，犹不得轻用凉药，

垂戒綦严。而第一与第二方中，均有知母，小注均有"外感风寒"云云。此必于既感之后，将蕴而为燥热，不得已而用之，小注未及申明。如谓不然，苟初感即用此凉品，岂不与前论显为枘凿。读者须会前人微意，庶不致用古方而自少权衡耳。

加味四物汤　治半月后干嗽有声，痰少者。

川芎　白芍　知母　瓜蒌仁各一钱　生地　当归各二钱　诃子二钱　冬花六分　桔梗四分　甘草四分　兜铃四分　生姜一大片

【评议】

产后妇人肺脏虚损，感受风寒之邪，恶寒较重，咳嗽鼻塞，不可按常人以麻黄发汗解表，宣肺平喘。麻黄发汗力峻，易耗伤阴血。《伤寒论》："亡血家，不可发汗，发汗则寒栗而振。"产妇本就阴血亏虚，血汗同源，不可再用发散药使其大汗出而更伤阴血；肝体阴而用阳，肝阴易亏，肝阳易亢，失血过多，肝阴受损，肝络失养，肝木虚，肺金乘之，则见咳逆胁痛，此属肝木失养所致，并非邪在半表半里之小柴胡汤证；肝为刚脏，是气火所从出，此属真阴虚损，伏燥化火刑金之候也，金既被刑，则水愈亏，而火愈炽，则见痰少面赤，金得清，则水有源，水有源，则金可保，金水相生，诸症自愈，切勿见火治火，且产后多虚多瘀，产后百节空虚，更应慎用凉药。"产后宜温不宜凉"，寒则凝滞，必待半月后恶露流净、气血恢复之后，方可稍以加之。

《内经》云："风者，百病之长也"，其性轻扬，中人多伤人之上部，肺居上焦，外合皮毛，故必首当其冲。产后元气亏虚，卫阳不固，风寒之邪乘虚而入，致咳嗽或鼻塞等，治应宣肺止咳，降气化痰。以加味生化汤为主方，方中杏仁能散能降，"缘辛则散邪，苦则下气，润则通便，温则宣滞行痰"，桔梗宣肺利咽，知母滋阴润肺止咳，再加当归、川芎和血通瘀，所谓"瘀露未尽，稍参宣通亦即泻降之意。"半夏辛温入肺经，能化痰消癥散结，作为引药使全方重在理肺化痰；体虚汗出明显，加用人参益气固表。若咳嗽声重，身热头痛，汗出过多者，予加参安肺生化汤，亦即加味生化汤基础上加用桑白皮泻肺化痰，橘红化痰和络，甘草祛痰止咳，虚人痰多者，加竹沥、生姜汁温胃肃肺化痰。

肺为华盖，诸经之火，皆能乘肺而为咳。少阴之脉，上络于咽，肝脉亦循咽络肺。上升之气自肝而出，气郁则生火，气盛则克金，此自然之理也。失血之后，咳呛咽干，其为阴血内乏，肝木失于涵养，遂致气火郁勃，冲扰肺金，而津液被熬炼成痰沫，少阴真水不得上承，肺金失于润养，肝木遂有升而无制，治法滋养肝木，敛肺止咳。方用加味四物汤，其中四物汤养肝血，滋养肝木，知母、桔梗、兜铃、诃子滋阴降肺止咳，瓜蒌仁，上下同治，肺气得降，甘草、生姜补虚化痰止咳。

【医案选录】

张某，女，30 岁，杭州某厂工人，1980 年 12 月 24 日初诊：产后旬日新感咳嗽，鼻塞咽痛，血压 18.8/12kPa，头胀痛，脉弦细带浮，苔薄白。治拟平肝清解：玄参、甘菊花、冬桑叶、象贝母、焦谷芽各 9g，麦冬、杏仁各 6g，前胡 4.5g，生甘草 3g，3 剂。

二诊：上药服后咳嗽咽痛均瘥，血压亦趋正常 16.6/10.7kPa，唯头晕乏力，口干纳差，治拟益气养阴：炒党参、炒白术，焦谷芽、川石斛各 9g，炙黄芪、小生地各 12g，炒陈皮、麦冬各 6g，炙甘草 3g。7 剂。

三诊：前方服后感冒已愈，血压正常、余症均瘥。

【按语】

古人有"产后宜温"之说，然不能墨守成规。本例产后十日，外感时邪，兼夹血压偏高则应急则治其标，故初诊拟清热解表为先。三剂后标邪已解，气阴尚亏，此时则当顾产后，以治本，前后标本分治，灵活应用。（《宁波市中医临床经验选辑·卷一·宋氏女科》宁波市科技协会医学会，宁波市卫生局 1959 年整理）

【注】

产后咳嗽，分为外感咳嗽和内伤咳嗽。咳嗽一症，风寒暑热，饮食郁滞，思虑劳倦，皆能致之。无论是外感或是内伤引起，均应时刻兼顾到产妇气血津液等的损伤。然而"有故无殒，亦无殒也"，治疗产后疾病，要随机应变，辨证论治，不应拘泥于产后不宜凉之说，而偏执于温药。

水肿[1] 第二十七

【原文】

产后水气，手足浮肿，皮肤见光荣色，乃脾虚不能制水，肾虚不能行水也。必以大补气血为先，佐以苍术、白术、茯苓补脾。壅满用陈皮、半夏、香附消之，虚人加人参、木通，有热加黄芩、麦冬以清肺金。健脾利水，补中益气汤。七日外，用人参、白术各二钱，茯苓、白芍各一钱，陈皮五分，木瓜八分，紫苏、木通、大腹皮、苍术、厚朴各四分。大便不通加郁李仁、麻仁各一钱。如因寒邪湿气伤脾，无汗而肿，宜姜皮、半夏、苏叶加于补气方，以表汗。

五皮散　治产后风湿客伤脾经，气血凝滞，以致面目浮虚，四肢肿胀气喘。

五加皮　地骨皮　大腹皮　茯苓皮各一钱　姜皮一钱

枣一枚，水煎服。

又云，产后恶露不净，停留胞络，致令浮肿。若以水气治之，投以甘遂等药，误矣。但服调经散，则血行而肿消矣。

调经散

没药另研　琥珀另研，各一钱　肉桂　赤芍　当归各一钱

上为细末，每服五分，姜汁、酒各少许，调服。

【注解】

[1] 水肿：水肿是指因感受外邪，饮食失调，或劳倦过度等，使肺失宣降通调，脾失健运，肾失开合，膀胱气化失常，导致水液停留，泛滥肌肤，以头面、眼睑、四肢、腹背，甚至全身浮肿为特征的一类病证。类似西医的慢性肾小球肾炎、肾病综合征、内分泌失调及营养障碍等出现的水肿。

【评议】

产后水肿，脾肾虚使然。产时去血较多，气随血耗，以致肺脾之气不足。上焦为肺之分野，乃"水之上源"，肺气虚则不能通调水道；中焦为脾之分野，乃气机升降之枢纽，脾气虚则不能升清降浊，水液潴留；下焦为肾之分野，肾为水脏，主开阖。产时肾气多受损伤，肾主水液的功能受损，导致水液输布失常。除见水肿之症外，还可见壅满、乏力、身热等症，治疗应在健脾益肾，补气养血的基础上，辨证施治。

产后感受风湿之邪，停滞于脾经，导致气血滞留，水液运化失常，脾主四肢，见四肢肿胀，肺为水之上源，水液停于肺脏，导致肺气不宣而见气喘等症。治以补肾健脾，行气利水，方用五皮散。方中五加皮补肾祛风湿，茯苓健脾利湿，大腹皮行气利水，地骨皮养阴，以防利水太过而伤阴，姜皮辛温解散。皆用皮者，因病在皮，以皮行皮之意。

调经散治瘀阻脉络，水液停留之证。产后恶露不净，瘀血未祛，败血循经流于四肢，留滞日深，渐至身体四肢浮肿。医者不识，便作水气治之，导水之药致身体更虚，往往加重病情，但用调经散，血行肿消。方中选用活血散血的赤芍、当归、没药、琥珀，"血行水亦行"；肉桂，禀天地之阳气，味厚性升，为阳中之阳药，通百脉而入下焦肝肾之经，为温补之品，能补命门之火不足，引火归原，血得温则行，血行则湿去；姜汁温胃散寒，保护中焦脾胃，酒性发散，通血脉，消肿止痛增强活血药的疗效。

【医案选录】

汪某，37岁，已婚。

1963年9月就诊。新产后35天，食欲不振，面目浮肿，后渐全身虚肿，精神疲倦，面白，目窠虚浮如卧蚕状，精神倦怠，切脉虚缓，舌质淡，苔腻。尿常规正常。曾服过利水药，肿稍退，不数日又复虚浮。证属产后脾虚浮肿。治宜健脾补中之法。

潞党参2.4g，黄芪9g，白术6g，黄精9g，茯苓9g，陈皮6g，枳壳 4.5g，薏苡仁 12g，赤小豆 12g，棉花根 30g，红枣 7 枚。

用上方加减，服数剂后虚肿消失，精力亦充。

【按语】

治病求本，治疗水肿不应一味利水，应找到导致水肿的根本原因，才能治愈疾病，此按患者食欲不振，神疲乏力，舌淡，苔腻，证属脾虚湿盛，终以健脾利水收功。（高春媛，陶广正．中医当代妇科八大家．北京：中医古籍出版社，2001．）

【医案选录】

尤某，女，35 岁，已婚。

1996 年 8 月 27 日初诊。1996 年 4 月 27 日剖腹产一男婴，产后至今双下肢肿胀且满，按之凹陷，尿常规正常，食欲不振，疲惫少力，曾于外院服中药不效。苔薄腻，脉细。拟健脾行滞利水。

茯苓皮 9g，大腹皮 9g，青陈皮各 4.5g，姜皮 3 个，五加皮 9g，天仙藤 12g，怀牛膝 9g，炒当归 9g，炒白术 9g，乌药 9g，木瓜 4.5g。7 剂。

9 月 4 日复诊。药后肢肿显减，纳增，精力亦振，苔薄，脉细。继以前法出入。

茯苓皮 9g，青陈皮各 6g，五加皮 9g，大腹皮 9g，姜皮 3g，天仙藤 12g，乌药 9g，炒白术 9g，生米仁 12g，怀牛膝 9g，木瓜 4.5g。7 剂。

【按语】

产后之体，阳气耗损，脾阳不足则运化失司。土不制水，泛溢停聚于四肢、肌肤乃成水肿。《素问·至真要大论》云："诸湿肿满，皆属于脾。"本例产后周身疲惫无力，食欲不振，脾虚之征显然，阳气虚弱，温煦推动无力，以致气机升降失司，清阳不升，浊阴下滞，故腿足肿胀，按之凹陷。五皮散功在温中健脾，利湿消肿，脾运正常则积水尽退。患者产后肢肿逾 4 个月不愈，外院服中药效不显，除脾虚湿阻外，气滞之象不应忽视。投天仙藤理气行滞，开郁除湿，与五皮散并举，共奏消肿之功，鲜有不治者。初诊服药 7 剂，病已十去八九，复诊在原方基础上稍事增易，以资巩固。（蔡小荪．临床中医家·蔡小荪．北京：中国中医药出版社，2002．）

【注】

产后浮肿，为水液代谢异常，西医认为多与肾脏疾病有关，治疗多以利水为主；中医认为多与肺、脾、肾、膀胱及三焦相关，肺为水之上源，脾为气机升降之枢纽，肾主水液，三焦为决渎之官，膀胱为州都之官，均与水液的运化有关。产后脏腑虚弱，易感外邪，水液代谢失常，导致水液潴留，多为虚实夹杂证，治疗应分辨之。

流注[1]　第二十八

【原文】

产后恶露流于腰臂足关节之处，或漫肿，或结块，久则肿起作痛，肢体倦怠。急宜用葱熨法以治外肿，内服参归生化汤以消血滞，无缓也。未成者消，已成者溃。

葱熨法

用葱一握，炙热，捣烂作饼，敷痛处。用厚布二三层，以熨斗火熨之。

参归生化汤

川芎一钱半　当归二钱　炙草五分　人参二钱　黄芪一钱半
肉桂五分　马蹄香二钱

此症若不补气血，节饮食，慎起居，未有得生者。如肿起作痛，起居饮食如常，是病气未深，形气未损，易治；若漫肿微痛，起居倦怠，饮食不足，最难治。或未成脓，未溃，气血虚也，宜服八珍汤；憎寒恶寒，阳气虚也，宜服十全大补汤；补后大热，阴血虚也，宜服四物汤加参、术、丹皮；呕逆，胃气虚也，宜服六君子汤加炮姜、干姜；食少体倦，脾气虚也，宜服补中益气汤；四肢冷逆，小便频数，肾气虚也，补中益气汤加益智仁一钱。神仙回洞散治产后流注恶露，日久成肿，用此宜导其脓，若未补气血旺，不可服此方。

【注解】

[1] 流注：是外科常见的疾病之一，发于肌肉深处的多发性脓肿。

"流者行也，注者住也，行者由其自然，住者由于瘀壅"，流注是一种邪气阻滞，随处可生的疾患，除头面、前后二阴、腕、踝、手足掌、背等部位少见外，其他任何部位都可发生。中医文献对本病有多种称谓，如把发于夏秋季节的叫"暑湿流注"；由疮疖疔毒引起的叫"余毒流注"；因跌打损伤或产后瘀露停滞引起的叫"瘀血流注"。体虚而发脓肿患者可参照此病。

【评议】

《外科正宗》曰："流者行也，注者住也，其形漫肿无头，皮色不变，勿论穴道，随处可生，凡得此者，多生于体虚之人，勤劳之辈，不慎调变……"《沈氏女科辑要笺正》曰："新产恶露过多……肾之闭藏无权，冲任不能约束。"《医宗金鉴》云："冲任虚损，血不收摄"，产后瘀血浊物未尽，滞留于胞内，气机不畅，津血不循常道，导致"荣气不从，逆于肉里"，继而流于腰、臂、足关节等处，引起局部肿胀、结块、疼痛或肢体倦怠。

外用葱熨法，葱具有利肺通阳、定痛疗伤的功效，其辛香味，《汤液本草》："以通上下之阳也"，是治疗瘀血停滞，局部肿痛的良药。

内服参归生化汤，以活血益气排脓。《医方集解》曰："气壮则能摄血，血自归经"，黄芪补虚者也，《神农本草经》称其"主痈疽，久败疮，排脓止痛"；人参治气血不足之证，《别录》曰："疗肠胃中冷……通血脉，破坚积，令人不忘"；肉桂，气味甘辛，有鼓舞血气之能，马蹄香具温经散寒，消肿止痛之功，当归、川芎、甘草养血活血，血活则肿消。

产后流注，除用药物治疗之外，亦应注意生活起居及饮食情志等方面的调节，注重养生，不仅有助于此病的痊愈、避免此病的再发生，还可以通过起居及饮食的异常判断疾病的预后，病而能食则轻，易治；病而不能食、倦怠无力，病重难治。气血虚损明显者，服用八珍汤，补益气血；阳气虚损明显者，应在八珍汤基础上加用黄芪、肉桂，即十全大补汤，温阳益气，托毒消脓；阴血虚明显者，服四物汤加参、术益气养血，丹皮活血，"瘀血不去，新血不生"；胃虚呕逆，用六君子汤健脾利湿，炮姜、干姜温胃；脾气虚者，补中益气汤补中焦之气，有利于脓毒的祛除，兼有小便频数，四肢逆冷，加益智仁固精缩尿，补肾安神。神仙回洞散治脓已成，而未破溃者。

【按语】

流注为外科疾病，产后发病者，早期可以服用中药治疗，防其传变转归，后期必须以外治法为主，否则变症蜂起，病情危重。

膨胀[1]　第二十九

【原文】

妇人素弱，临产又劳，中气不足，胸膈不利，而转运稽迟。若产后即服生化汤以消块止痛，又服加参生化汤以健脾胃，自无中满之症。其膨胀，因伤食而误消，因气郁而误散，多食冷物而停留恶露，又因血虚大便燥结，误下而愈胀。殊不知气血两虚，血块消后，当大补气血，以补中虚。治者若但知伤食宜消，气郁宜散，恶露当攻，便结可下，则胃气反损，满闷益增，气不升降，湿热积久，遂成膨胀。岂知消导坐于补中，则脾胃强，而所伤食气消散，助血兼行，大便自通，恶露自行。

如产后中风，气不足，微满，误服耗气药而胀者，服补中益气汤。

人参五分　当归五分　白术五分　白茯苓一钱　川芎四分　白芍四分　萝卜子四分　木香三分

一本人参、白术俱作一钱，当归作二钱，有姜一片。

如伤食，误服消导药成胀，或胁下积块，宜服健脾汤。

人参　白术　当归各三钱　白茯苓　白芍　神曲　吴萸各一钱　大腹皮　陈皮各四分　砂仁　麦芽各五分

一本人参、白术作二钱。

如大便不通，误服下药成胀，及腹中作痛，宜服养荣生化汤。

当归四钱　白芍一钱　白茯苓一钱　人参一钱　白术二钱　陈

皮五分　大腹皮五分　香附五分　苁蓉一钱　桃仁十粒，制

块痛，将药送四消丸。屡误下，须用参、归半斤，大便方通，膨胀方退。凡误用消食耗气药，以致绝谷，长生活命丹屡效。方见伤食条。

【注解】

［1］膨胀：又称鼓胀、单腹胀，是指腹部胀大如鼓的一类病证，临床以腹大坚满，绷急如鼓为特征，与肝、脾、肾相关，类似现代医学的肝硬化腹水。病名最早见于《黄帝内经》，与蛊胀相同，《素问·腹中论》曰："有病心腹满，旦食则不能暮食，……名为鼓胀。"《景岳全书·肿胀》："单腹胀者，名为鼓胀，以外虽坚满而中空无物，其象如鼓，故名鼓胀。又或以气血结聚，不可解散，其毒如蛊，亦名蛊胀。且肢体无恙，胀惟在腹，故又名单腹胀，此实脾胃病也"。其病因大多为酒食不节、情志所伤、劳欲过度、虫毒感染、六淫侵袭、病后续发等。

【评议】

妇人素体弱，产后气血亏虚，中焦受损，脾胃虚弱，木郁贼土侮金，土木不和，冲气横逆，胸膈不利，而疏泄失职。产后随服生化汤利于恶露的排出，后服加参生化汤健运脾胃，恢复正气，脾健则运化自如，则无水湿停留、气机阻滞之胀满等症。若未补气血，见食积则用消法，气郁则用疏散，食冷物致恶露凝结而祛瘀，大便燥结而攻下，则会导致胃气受损，胃气不降则胃脘满闷，气机郁滞，痰湿停留，而成膨胀；产妇荣血既亏，无以涵摄血气，而气遂如荡子不归，气外结而为鼓。治疗应兼顾产后阴血亏虚，脾胃损伤，《扁鹊心书》曰："此病之源，与水肿同，皆因脾气虚衰而致，或因他病攻损胃气致难运化，而肿大如鼓也"。治疗食积，应寓消于补之中；脾胃健，气血充足，气行则血行，瘀血去，新血生，津液渐复，则大便濡润，燥结自解，恶露自行。

产后感受风邪，皆因正气不足，气虚卫表不固；腹部满胀，以为气滞所致而用行气耗气之药治之，腹胀更重。治疗应益气补血，理气

消胀。方以补中益气汤。方中人参、白术、茯苓健脾益气，当归、川芎、白芍滋阴养血，萝卜子、木香，消食和胃，行气消胀。

产妇伤食，医家单用消导药治之，中气受损，气虚无力运行，致腹部胀满，《三因极一病方·胀满》认为："鼓胀……饮食饥饱，生冷甜腻，聚结不散，或作痞块，膨胀满闷，属不内外因"，气滞于两胁，久积而成块，宜服健脾汤。方中人参、白术、茯苓健脾益气，当归、白芍养血柔肝缓急，神曲、麦芽健脾消食，陈皮、大腹皮、砂仁行气宽中，理气除胀，吴茱萸解肝经之郁滞，散寒止痛。

产妇大便不通，因误服泻下药而成腹胀腹痛者，本为津血损伤，肠道不荣，大便燥结，误用泻下药，导致气血更虚，大便难下。宜服养荣生化汤，益气养血，行气润肠通便。人参、白术、茯苓健脾益气，当归、白芍滋阴养血，陈皮、大腹皮理气消胀，桃仁、苁蓉润肠通便、温肠下气。血瘀成块，痛处固定，则用药送四消丸；误下甚者，用大量参、归益气养血而便自通、胀随消；误用消食耗气之药而致脾胃元气损耗，应服长生活命丹。

【医案选录】

皖城玉山王学师子舍，产后早服参、芪，致恶露不尽，兼因过于恚怒，变为臌胀，青筋环腹，神阙穴出。延余商治，左手脉皆弦劲，重按则涩，右手洪滑，此下焦积瘀，怒气伤肝，以致是症。夫蓄血之候，小腹必硬而手按畏痛，且水道清长，脾虚之症，大腹柔软而重按之不痛，必水道涩滞，以此辨之，则属虚属实，判然明矣。王翁曰：是症为积瘀不行无疑矣，前治皆模糊脉理，妄投药石，所以益增胀痛，今详辨，遂用归梢、赤芍、香附、青皮、泽兰、厚朴、枳实、肉桂、元胡等，加生姜，间投花椒仁丸，三服数日后，胀痛悉愈。

【按语】

本案患者，产后过早服用参、芪等益气升提之品，导致恶露淋漓不尽，加之肝郁，瘀血停留，"血不利则为水"，并见水液停留之症，而成鼓胀，治疗应祛瘀利水，行气消胀。"产后多虚多瘀"，产后用药既不能过于温补，又不能过于祛邪化瘀，当辨证论治。（李用粹. 证治汇补·旧德堂医案. 北京：学苑出版社，2013.）

【注】

产后膨胀，多与脾脏有关，"脾主大腹"，腹部膨隆，为脾不升清所致。与现代学者多认为膨胀属于西医学的肝硬化腹水不同，肝硬化既往有肝脏疾病的病史，某些诱因引起的肝脏损伤，预后较差。而产后出现腹部膨隆的患者，多由产后脏腑虚弱、饮食不节或失治误治等原因致使脾胃功能损伤，脾不升清，胃不降浊，气机升降失调，气血津液停留于大腹而形成，多为虚证或虚实夹杂证，治疗应以脾胃为主，预后较好。

怔忡[1]惊悸[2]　第三十

【原文】

由产忧惊劳倦，去血过多，则心中跳动不安，谓之怔忡。若惕然震惊，心中怯怯，如人将捕之状，谓之惊悸。治此二症，惟调和脾胃，志定神清而病愈矣。如分娩后血块未消，宜服生化汤，且补血行块，血旺则怔定惊平，不必加安神定志剂。如块消痛止后患此，宜服加减养荣汤。

当归二钱　川芎二钱　茯神一钱　人参一钱　枣仁一钱　炒麦冬一钱　远志一钱　白术一钱　黄芪一钱　炙元肉八枚　陈皮四分　炙草四分

姜煎。

虚烦加竹沥、姜汁，去川芎、麦冬，再加竹茹一团。加木香即归脾汤。

养心汤　治产后心血不定，心神不安。

炙黄芪一钱　茯神八分　川芎八分　当归二钱　麦冬一钱八分　远志八分　柏子仁一钱　人参一钱半　炙草四分　五味十粒

姜，水煎服。

一本有元肉六枚。

【注解】

［1］怔忡：多由久病体虚，心脏受损所致，无精神等因素亦可发生，常持续心悸，心中惕惕，不能自控，活动后加重，多属虚证，或虚中夹实。病来虽渐，病情较重，不发时亦可兼见脏腑虚损症状。《医学正传·惊悸怔忡健忘证》曰："怔忡者，心中惕惕然动摇而不得安静，无时而作者是也；惊悸者，蓦然而跳跃惊动，而有欲厥之状，有时而作者是也。"

［2］惊悸：心中悸动，惊惕不安，甚至不能自主的一种病证。惊悸发病多与情绪因素有关，可由骤遇惊恐，忧思恼怒，悲哀过极或过度紧张而诱发，多为阵发性，病来虽速，病情较轻，可自行缓解，不发时如常人。

【评议】

妇人产时惊恐劳倦，出血过多，则会引起心中跳动不安，可引起惊悸，甚者怔忡，此二者均由忧劳过度而脾损，脾虚必盗母气以自救，故而心虚而悸。心藏神，为十二官之主，虚则无所听命，而恍惚不安也。宜大培土气，则脾自复，补养给于心，而心亦安，神亦守矣。若恶露未净，则宜服生化汤，补血活血，血足则心安，心悸自愈；若恶露已净而患心悸，宜服加减养荣汤，健脾养心，养血安神。方中人参、黄芪、白术、茯神、甘草健脾益气安神；当归、川芎补血养血；枣仁、远志、麦冬、炙元肉补阴血，养心安神；心阳不足，则阴乘之，气虚痰入，故加白术、陈皮健脾利湿化痰。心阴不足，血虚明显者，则用养心汤，即在加减养荣汤基础上加重养心脏之阴血，减枣仁、白术、陈皮等健脾利湿药，加用五味子酸甘生津敛阴、柏子仁之养心安神。

【医案选录】

一妇，产后患惊悸，惕惕然惊，怂怂然悸，日夜靡宁。医用琥珀地黄丸、局方妙香散，随效。后因劳复作，仍以前二方服之，其症益甚，反发热恶寒。诊六脉洪大，按之无神。此血气大虚，胆失所依也。用十全大补、加味归脾二汤，各百余剂而安。

【按语】

产妇因劳复作心悸，用镇静安神之药不效，反而发热恶寒，此为产妇本就体虚，劳作后伤神，气血未能恢复，应以益气养血之品治之。治病求本，见惊悸不安则用行气重坠之品治之，反误其治。（徐灵胎.女科医案.沈阳：辽宁科学技术出版社，2012.）

【注】

怔忡惊悸相当于西医学的心律失常，多为心脏疾病引起。中医所说心悸的病机主要有虚实两方面，虚者气、血、阴、阳亏虚，心失滋养；实者多由痰火扰心，水饮上凌或心血瘀阻，气血运行不畅所致。产后心悸多为虚证，产时阴血消耗，气津损伤，心阳无以滋养，治疗则应注意补气养血为主，或可见虚实夹杂证，多由恶露未净，瘀血停滞所致，当辨证治疗，预后尚可。

骨蒸[1] 第三十一

【原文】

宜服保真汤。先服清骨散。

柴胡梅连汤　即清骨散作汤，速效。

柴胡　前胡　黄连　乌梅去核

各二两，共为末听用。再将猪脊骨一条，猪苦胆一个，韭菜白十根，各一寸，同捣成泥，入童便一酒盏，搅如稀糊，入药末，再捣为丸，如绿豆大。每服三四十丸，清汤送下。如上膈热多，食后服。此方凡男女骨蒸皆可用之，不专治产妇。

保真汤

黄芪六分　人参二钱　白术二钱　炒炙草四分　川芎六分　当归二钱　天冬一钱　麦冬二钱　白芍二钱　枸杞二钱　黄连六分炒黄柏六分　炒知母二钱　生地二钱　五味十粒　地骨皮六分

枣三枚，去核。水煎服。

一本无麦冬、黄连。

加味大造汤　治骨蒸劳热。若服清骨散、梅连丸不效服此方。

人参一两　当归一两　麦冬八分　石斛八分，酒蒸　柴胡六钱
生地二两　胡连五钱　山药一两　枸杞一两　黄柏七分，炒

先将麦冬、地黄捣烂，后入诸药同捣为丸，加蒸紫河另捣，焙干为末，炼蜜丸。

一本麦冬、石斛俱作八钱，柴胡五钱，黄柏四分，酒炒。

【注解】

[1] 骨蒸：骨表示深层的意思，蒸是熏蒸的意思，形容阴虚潮热的热气自里透发而出，故称为骨蒸。

【评议】

产后骨蒸多为气血阴津不足所致，应当服保真汤。但虚热明显者也可先服清骨散清退虚热以治标。柴胡梅连汤即是清骨散的处方用作汤剂，以增强药力。方中柴胡、前胡散热，黄连清心火，退骨蒸，乌梅生津止渴除热，《日华子本草》曰："除劳，治骨蒸，除烦闷……"。全方清虚热，退骨蒸。不专治妇人，男女皆可治之。

保真汤为治产后骨蒸之方。方中归芍芎地，四物汤活血补血；参芪术草健脾补气，即"甘温除大热"；生地育先天肾水，地骨皮、知柏除骨蒸潮热，黄连二冬滋阴清心火除烦热，全方共奏滋阴益气除热之功。《十药神书》曰："宜乎保养真元，固守根本，则一病不生，四体轻；若不养真元，不守根本，病即生。根本者，气血津液也。"

若服清骨散、梅连丸不效，则改服加味大造汤。其滋阴之功更强，阴液充足，制约阳气之亢盛而热自除。方中地黄、麦冬养阴生津除热，加人参寓增液汤之滋津液之意；当归养血活血；石斛养肺胃之阴；盐炒黄柏，味苦而微咸，主以入肾，主泻相火，清虚热，除骨蒸；胡连苦寒，退虚热，除疳热；柴胡配山药，健脾生津，治产后失血伤津，并固护脾胃，防寒凉之品伤胃；紫河车为血肉有情之品，大补精血，配人参、枸杞，益气温肾，补精养血，阳中求阴。

【医案选录】

王，产后百日，骨蒸发热，奄延匝月，热势渐加，迄今五十日矣。

诊左寸关轻取虚小，中按之数，重按数而且坚，知其热在阴中，心肝之火独亢。右寸关虚软而数，则知脾肺气虚。两尺皆虚，肾阴亏也。阴虚阳盛，热气熏于胸中，蒸动水谷之湿上泛，故舌苔反见浊厚耳。耳鸣而聋者，肾虚肝阳上逆也。据述服参、芪则热势愈甚，投胶、地则胃气益惫。节近清明，地中阳气大泄，阴虚阳亢莫制，恐其交夏加剧。刻下用药，以脾胃为要。土旺四季各十八日，清明节后土气司权，趁此培土，冀其脾胃渐醒，饮食渐加，佐以清金平木，必须热推为妙。

北沙参　地骨皮　丹皮　归身　怀山药　白扁豆　茯苓　白芍生熟谷芽　白蔷薇露

【按语】

产妇日久身发蒸热，连绵日久，渐伤阴血，阴虚阳亢，阳浮于上，热气熏蒸，而致骨蒸。"虚火不降，阴液无以内守"。治疗以健脾益气，滋阴清热为主。方中北沙参、地骨皮、丹皮、白蔷薇滋阴清热，山药、茯苓、白扁豆健脾益气、利湿除热，归身、白芍、丹皮活血化瘀，生熟谷芽健脾胃，助消化。（王旭高. 王旭高临证医书合编. 太原：山西科学技术出版社，2009.）

【注】

骨蒸为虚热的一种，临床常作骨蒸潮热，骨蒸潮热乃久病阴血所致，即感觉有热感自骨内向外透发，滋阴为其治疗大法。产妇气血损伤，失于调理，或兼气虚、阳虚、瘀血之类，却总不离乎阴虚而致骨蒸发热。

心痛[1]　第三十二

【原文】

此即胃脘痛。因胃脘在心之下，劳伤风寒及食冷物而作痛，俗呼为心痛。心可痛乎？血不足，则怔忡惊悸不安耳。若真心痛，手足青黑色，旦夕死矣。治当散胃中之寒气，消胃中之冷物。必用生化汤，佐消寒食之药，无有不安。若绵绵而痛，可按止之，问无血块，则当论虚而加补也。产后心痛腹痛二症相似，因寒食与气上攻于心则心痛，下攻于腹则腹痛，均用生化汤加肉桂、吴萸等温散之药也。

加味生化汤

川芎一钱　当归三钱　黑姜五分　肉桂八分　吴萸八分　砂仁八分　炙草五分

伤寒食加肉桂、吴萸，伤面食加神曲、麦芽，伤肉食加山楂、砂仁，大便不通加肉苁蓉。

【注解】

[1] 心痛：此处心痛即胃脘痛，是上腹胃脘部近心窝处疼痛为主症的病证。病名最早见于《内经》，指出："胃病者，腹䐜胀，胃脘当心而痛。"

【评议】

产后气血虚弱，感受风寒及食用寒凉之物引起胃脘部疼痛，因胃脘接近于心脏部位，故俗称心痛。真正的心痛是心血不足引起的怔忡惊悸、心神不宁，并且手足会呈青黑色，人很快就会生命垂危，相似于心绞痛。治疗胃痛，应温胃中寒气、消胃中寒食，因处于产后，则须在生化汤基础上加用消积祛寒类药。若隐痛连绵不绝，按之痛减，恶露已净者，则为"不荣则痛"，应加用滋补之药。产妇胃脘痛和腹痛病机相同，均为食用寒凉之物和气逆所致。上冲胃脘部，就发生胃脘痛；气向下攻到腹部，就会发生腹痛，均可用生化汤加肉桂、吴茱萸等温散的药物。

加味生化汤活血养血，温胃散寒。方中当归、川芎活血养血；黑姜、吴茱萸温中下气，散寒止痛；肉桂温补人身之阳气；砂仁温中行气、化湿止呕。若因食用寒凉伤胃，则加重肉桂、吴茱萸，祛胃中寒气；因面食致伤，加神曲、麦芽消食；因食用肉类食物所伤，加山楂、砂仁行气消食化积；大便不通者，加肉苁蓉，益精血，润肠通便。

【医案选录】

房某，女，26 岁，已婚。1988 年 1 月 21 日诊。

十天前患者足月分娩，产程顺利。一周后渐感胃脘不适，纳谷疼痛难忍，恶露量少，小便短涩。舌淡黯，无瘀斑，唇色紫黯，脉弦涩。证属产后恶露不去，瘀血内停，上攻胃腑。治宜活血逐瘀，排秽止痛。仿生化汤加味。

当归、白芍、熟地、红花、桃仁、炮姜、炙甘草、五灵脂、蒲黄（包煎）各 10g，泽兰、益母草、生山楂、神曲各 30g，红糖、童便引。服药 2 剂后，胃脘疼痛减轻，但少腹疼痛加剧，坐卧不安，随之排出多量恶露，即感全身舒适，再进 2 剂，恶露继续排出，小腹疼痛逐渐减轻，胃脘已不痛，纳谷觉香，小便通利，唇已转红，脉趋缓和，再以上方调理一周遂愈。

【按语】

正常分娩后胞宫内遗留的败血和秽浊，一般在半月之内即可排干净。本例因分娩后出现气血虚弱，胎衣无力完全剥离，导致胞宫瘀血不去，新血不宁，上犯胃腑，致成胃痛之症。治取生化汤活血化瘀，以增强子宫收缩促进血液循环，祛除胞宫之秽浊。失笑散又可活血祛瘀助生化汤逐恶露，排瘀血，全方又寓四物汤之意，养血补虚，活血滋阴，扶正祛邪的作用；红花、泽兰、益母草活血化瘀、利水止痛。生山楂既可活血化瘀，又与神曲消食和胃，消痞散结。全方共奏活血化瘀，排秽止痛之效。（牛忻群. 产后胃痛治验. 四川中医，1991.）

【注】

胃脘痛，相当于西医之胃炎、胃溃疡之类，多与饮食相关，"脾胃者，仓廪之官，五味出焉""致病之由，多由纵恣口腹，喜好辛酸，恣饮热酒……复餐寒凉生冷，朝伤暮损，日积月深……故胃脘疼痛。"亦可由于外感寒邪、情志损伤等引起。胃气郁滞，失于和降是其主要病机。产后胃痛，虚多于实，因虚致实，虚证贯穿全过程，故在治疗的同时，正确指导其饮食起居，调节情绪，避免外邪侵袭等方面也尤为重要。

腹痛^[1] 第三十三

【原文】

先问有块无块。块痛只服生化汤，调失笑散二钱，加元胡一钱；无块则是遇风冷作痛，宜服加减生化汤。

川芎一钱　当归四钱　黑姜四分　炙草四分　防风七分　吴萸六分　白蔻五分　桂枝七分。

痛止去之。随伤食物，所加如前。

【注解】

［1］腹痛：即产后腹痛。产妇在产褥期间，发生与分娩或产褥有关的小腹疼痛。其中因瘀血引起者，称"儿枕痛"。以新产妇多见。孕妇分娩后，由于子宫缩复作用，小腹阵阵作痛，于产后1~2天出现，持续2~3天自然结束，现代医学称为"产后痛""宫缩痛"，属生理现象，不需治疗。若腹痛加剧，难以忍受，或腹痛绵绵，疼痛不已，影响产妇康复，则属病态，应予治疗。

【评议】

产后腹痛主要是气血运行不畅，不荣则痛或不通则痛。其发生与新产妇子宫缩复及产妇身体状况密切相关。若素体虚弱，产后失血过多，气血不足，冲任血虚，胞脉失养或推行无力，血行迟滞，不荣而痛；或产后虚弱，寒邪乘虚而入，血为寒凝，瘀血内停。或产后情志不畅，肝郁气滞血瘀，或产后恶露排泄不畅而致不通则痛。辨证以腹痛性质，恶露的量、色、质、气味的变化为主。更要重视是否伴有血块。若腹痛伴有血块，则为瘀滞子宫，不通则痛，选用活血化瘀的生化汤，加化瘀止痛的失笑散和行气止痛的元胡。若不伴血块，则为感受风寒腹痛，选用加减生化汤。方中当归、川芎养血活血，防风、吴萸、桂枝、黑姜祛风散寒，温经通脉，白蔻、炙草化湿健脾益气。

若药后痛止，则只服生化汤。若有伤食，则据前酌情加减治疗。

【病案选录】

赵某，女，30 岁，已婚。1994 年秋初诊。

主诉：产后 1 周小腹痛。

现病史：患者产后 1 周时，因天气突然转寒，感受风寒，小腹疼痛，痛势剧烈，喜温拒按，恶露骤止。

经孕产史：15 岁月经初潮，期、量、色、质均正常。孕 1 产 1。

查体：面色青白，四肢不温，舌质淡，苔薄白，脉沉紧。

辨证：该病为产后腹痛，证属寒凝血瘀。产后血室正开，百脉空虚，风寒乘虚而入，血为寒凝，滞而成瘀，瘀阻冲任，血行不畅，则小腹疼痛拒按，恶露骤止；血遇热则行畅，故腹痛得温则减；寒为阴邪，易伤阳气，故面色青白，形寒肢冷；舌质淡，苔薄白，脉沉紧乃外感风寒之象。

治法：温经散寒活血。

方药：少腹逐瘀汤（《医林改错》）加减。

炮姜 15g，茴香 15g，吴茱萸 15g，当归 20g，官桂 15g，五灵脂 15g，延胡索 20g，赤芍 15g，川芎 15g，怀牛膝 15g。

5 剂后患者腹痛消失，恶露转为正常，四肢转温，嘱其注意保暖防寒。

【按语】

产后腹痛又名儿枕痛。一般产后儿枕作痛为正常生理现象，无须服药，但若在胞宫复原过程中，突然受冷，以致收缩缓慢，则发生疼痛，恶露遇寒则凝，排出乏力、阻滞而骤减或停止，即为瘀血。古人云："产后儿枕者，乃母胎中宿血也，或因冷凝滞于小腹而作痛。"故治以温经散寒活血。方中小茴香、吴茱萸、炮姜温经散寒；官桂为纯阳之品，性火热，有散寒温经之功；川芎辛温升散，活血通经；五灵脂甘缓不峻，性温能通，既能入血分，又能走气分，活血行气；当归辛温，活血行气；赤芍入血分而散瘀；怀牛膝引药下行，使药直达病所，寒邪得散，瘀血得行，疼痛可除。（韩延华，韩延博. 百灵妇科传真. 北京：中国中医药出版社，2007.）

小腹痛　第三十四

【原文】

产后虚中，感寒饮冷，其寒下攻小腹作痛，又有血块作痛者，又产后血虚脐下痛者，并治之以加减生化汤。

川芎一钱　当归三钱　黑姜四分　炙草四分　桃仁十粒

有块痛者，本方中送前胡散，亦治寒痛。若无块，但小腹痛，亦可按而少止者，属血虚，加熟地三钱，前胡、肉桂各一钱，为末，名前胡散。

【评议】

产后气血亏虚，或感寒饮冷，寒凝血脉，或产后恶露排泄不畅所致不通则痛，或素体虚弱，产后失血过多，气血不足，冲任血虚，胞脉失养或推行无力，血行迟滞，不荣而痛。均可用加减生化汤治之。腹痛伴有血块者，或感寒腹痛可合用前胡散。若小腹绵绵作痛，按之痛减，不伴血块，多属血虚，生化汤加熟地补血养阴，前胡[1]、肉桂温经散寒止痛。

【注解】

[1]前胡：苦辛微寒，降气化痰，宣散风热，主要用于外感风热有痰。此处为感寒腹痛，不宜用前胡，而应该用元胡以活血行气止痛。此处恐傅山或后人整理笔误。

产后腹痛主要是产后气血亏虚，胞脉失养或瘀血阻滞或感受外邪或情志郁结而致气血运行不畅，不荣则痛或不通则痛。治疗当审因论治，灵活加减。勿忘于产后，亦勿拘于产后。

虚劳[1]　第三十五

【原文】

指节冷痛，头汗不止。

人参三钱　当归三钱　黄芪二钱　淡豆豉十粒　生姜三片　韭白十寸　猪肾二个

先将猪肾煮熟，取汁煎药八分，温服。

一本有或用猪肾一个。先将肾略煮后，再煎汤煮药。

【注解】

[1]虚劳：虚劳又称虚损，是由于禀赋薄弱、后天失养及外感内伤等多种原因引起的，以脏腑功能衰退，气血阴阳亏损，日久不复为主要病机，以五脏虚证为主要临床表现的多种慢性虚弱证候的总称。

【评议】

多种原因均可导致虚劳。多种病因作用于人体，引起脏腑气血阴阳的亏虚，日久不复而成为虚劳。其主要有禀赋薄弱；烦劳过度；饮食不节；大病久病；误治失治。虚劳多发生在先天不足，后天失调，及大病久病，精气耗伤的患者。病程一般较长，症状逐渐加重，短期不易康复。虚劳以脏腑功能减退、气血阴阳亏损所致的虚弱、不足的证候为其特征。本文所言为产后气血亏虚所致四肢关节冰冷，头汗出不止的阳虚证。治应补气养血壮阳，方用人参、黄芪、当归、猪肾补气养精血，生姜、韭白温经通阳。淡豆豉宣郁除烦，以防温补郁阳。

【按语】

产后虚劳由禀赋薄弱或大病久病所致，病程长，症状逐渐加重，短期不易康复。治疗应药物和调养相结合。

遍身疼痛[1]　第三十六

【原文】

产后百节开张，血脉流散。气弱则经络间血多阻滞，累日不散，则筋牵脉引，骨节不利，故腰背不能转侧，手足不能动履，或身热头痛。若误作伤寒，发表出汗，则筋脉动荡，手足发冷，变症出焉。宜服趁痛散。

当归一钱　甘草　黄芪　白术　独活各八分　肉桂八分　桑寄

生一钱　牛膝八分　薤白五根

姜三片，水煎服。

一本无桑寄生。

【注解】

[1] 遍身疼痛：产褥期间出现肢体关节酸楚、疼痛、麻木、重着感者，称为"产后身痛"。

【评议】

产妇由于分娩失血，耗伤精力，百脉空虚，易患身痛，主要病因有血虚、肾虚、血瘀和感受外邪等。本病的发生主要是由于产后气血亏虚，经脉失养或素体肾亏，胞脉失养，以及产后营卫失调，腠理不密，感受风寒湿邪，使气血运行受阻所致。若产后气血亏虚，经脉失养所致身痛、手足活动不利，治宜选用补气养血的趁痛散。方中当归、黄芪、白术、甘草补气养血，独活、桑寄生、牛膝补肾强筋健骨，肉桂、薤白、生姜温经通脉止痛。切不可将因气血亏虚而出现的身热头痛误作伤寒，发表出汗，否则伤阴耗阳，出现筋脉抽搐，手足厥逆等阴劫阳耗之变象、危象。

【医案选录】

韩某，女，25岁，已婚。

一个月前生产，因第一胎产程过长，失血颇多，且屈肢露体，风从外受，以致经络受阻，产后下肢麻木，全身骨节疼痛，弥月下床，两下肢拘急，屈伸不利，步履困难，恶露亦未净，苔薄白，脉细软。

诊为产后身痛：证属血虚风袭，治宜养血舒经活络，佐以生新。

处方：当归炭9g，炒白芍9g，怀牛膝9g，伸筋草9g，络石藤9g，益母草9g，黄芪12g，瓜蒌仁12g，木瓜6g，炒川芎5g，炙甘草5g。

7剂药后恶露净，下肢疼痛略减。原法佐以养血温通：当归9g，炒白芍9g，怀牛膝9g，木瓜9g，黄芪12g，桑寄生12g，伸筋草12g，独活6g，秦艽6g，川芎6g，桂枝3g，炙甘草3g。上方出入调理月余，全身疼痛悉除，下肢活动自如。

【按语】

产后百脉皆空，风邪乘虚而入，滞留关节、经络，故肢节拘挛疼痛，气机阻滞，血行不畅，则恶露逾期不止。方中当归炭、炒白芍养血止血，益母草活血祛瘀，怀牛膝补肝肾，强筋骨。木瓜为治疗筋脉拘挛的要药，合络石藤、伸筋草祛风除湿，舒筋活络。川芎祛风止痛，炒用减少其活血之力。黄芪益气固摄，加强诸药祛风之力。芍药与甘草合用，酸甘敛阴，加强养血之功。全方共奏益气舒经活络之功。二诊恶露已净，故以补肝肾，强腰膝，活血通络为主，继续巩固疗效。（陈少春，吕直.何子淮女科经验集. 杭州：浙江科学技术出版社，1982.）

【注】

产后身痛主要是产后气血亏虚或素体肾亏，经脉失养，以及产后感受风寒湿邪，使气血运行受阻所致。治疗以补气养血为主，兼以补肾活血或温经散寒。

腰痛　第三十七

【原文】

由女人肾位系胞，腰为肾府，产后劳伤肾气，损动胞络，或虚未复而风乘之也。

养荣壮肾汤　治产后感风寒，腰痛不可转。

当归二钱　防风四分　独活　桂心　杜仲　续断　桑寄生各八分

生姜三片，水煎服。两帖后痛未止，属肾虚，加熟地三钱。

一本有川芎八分。

加味大造丸治产后日久，气血两虚，腰痛肾弱。方见骨蒸条。

青娥丸

胡桃十二个　破故纸八两，酒浸　炒杜仲一斤，姜汁炒，去丝为细末，炼蜜丸。淡醋汤送六十九。

胡桃一本作二十个。

【评议】

产后腰痛，是产后妇女常见症状。原因大多为：缺钙、劳累过度、姿势不当，产后感寒，闪挫以及腰骶部先天性疾病等。分娩后内分泌系统尚未得到调整，骨盆韧带还处于松弛状态，腹部肌肉也由于分娩而变得较为松弛；加上产后照料婴儿要经常弯腰，或遇恶露排出不畅引起血瘀盆腔。若产后感风寒而致腰痛，治宜选用补肾祛风除湿的养荣壮肾汤。方中杜仲、续断、桑寄生、独活、熟地补肾祛风湿止痛，当归养血活血，桂心、生姜温经通脉止痛，防风祛风胜湿止痛。若产后日久，气血两虚，肾虚腰痛，治用加味大造丸，或用补肾强筋健骨的青娥丸，方中胡桃、破故纸、杜仲补肾强筋健骨。

【医案选录】

朱某，女，27岁，已婚，工人。

1959年10月间，第3胎产后月余，恶露已净，头晕目眩，心荡不宁，腰背酸痛，四肢软弱无力，精神疲惫，小溲清长。

初诊：10月22日。产后35朝，腰背酸痛，腿膝无力，小溲清长，脉象细弱，舌质淡苔薄白。证属多产伤肾，肝经血少。治宜调补气血，固肾壮腰。

当归9g，黄芪9g，川芎4.5g，熟地9g，远志肉9g，杜仲9g，续断9g，枸杞子9g，白术9g，白芍6g，茯苓9g，金匮肾气丸12g（包）。

二诊：10月25日。服药后腰酸背痛已减，精力渐充，胃口尚佳，白带连绵，肾亏则带脉不固。治当补养肝肾，健脾束带。

当归9g，川芎4.5g，淡苁蓉6g，狗脊9g，杜仲9g，续断9g，怀山药9g，山萸肉9g，白芍6g，桂枝4.5g。

三诊：10月27日。腰背酸痛已愈，带下亦少，再予补肝肾固带脉。

狗脊9g，巴戟天9g，桑寄生9g，当归9g，熟地9g，川芎4.5g，杜仲9g，茯苓9g，白术18g，菟丝子9g，海螵蛸9g。

【按语】

腰为肾之府，而经络上下都要通过腰部，带脉绕腰一周总束诸脉，腰痛与肾及带脉关系较为密切。腰酸牵连及背，说明背部受寒，气血凝滞，督脉受损。本例为产时流血过多，以致肝经血少，难以充分供养全身。多产又损肾气，肾经通过腰部，肾气虚弱，则腰酸胫酸。带脉与肾相互影响，肾亏则带脉不固，导致带下连绵。

本证《妇人良方》论述颇详，肾主腰部，产后腰痛者，为妇女肾位系于胞，产则劳伤，肾气损动，胞络虚，未平复而风冷客之，冷气乘腰，故令腰酸痛也，若寒冷邪气，连滞脊背，则痛久未已。本例治疗则依《济阴纲目》当归黄芪汤（当归、黄芪、白芍）化裁，归、芪、芍补气益血，加川芎、桂枝增强血液循环，以疏通背部经络寒凝，狗脊、杜仲、续断以补肝肾；山药、萸肉、海螵蛸固带脉、敛带下，并有金匮肾气丸温补肾阳，以治肾阳虚而不能摄水之小溲清长。药虽平常，能切合病机，乃获显效。（朱南孙，朱荣达. 朱小南妇科经验选. 北京：人民卫生出版社，2006.）

【注】

产后腰痛，多与分娩劳伤肾气，产后感受风寒有关，治疗以补肝肾强腰脊为主。

胁痛[1]　第三十八

【原文】

乃肝经血虚气滞之故。气滞用四君子汤加青皮、柴胡，血虚用四物汤加柴胡、人参、白术。若概用香燥之药，则反伤清和之气，无所生矣。

补肺散治胁痛。

山萸　当归　五味　山药　黄芪　川芎　熟地　木瓜　白术　独活　枣仁各等分

水煎服。

一本山萸二钱，当归二钱，五味十粒，黄芪八分，川芎六分，熟地钱半，木瓜、白术各一钱，独活八分，枣仁一钱，姜一片，无山药，存参。

【注解】

［1］胁痛：是以一侧或两侧胁肋部疼痛为主要表现的病证。

【评议】

肝居胁下，其经脉布于两胁，胁痛多与肝经有关。辨证时，应先分气血虚实，一般气郁者多为胀痛，痛处游走不定。血瘀者多为刺痛，痛有定处。虚证胁痛多隐隐作痛，实证胁痛多疼痛突发，痛势较剧。产后胁痛多为肝血亏虚和肝经气滞所致。肝经气滞，乘客脾土，易致脾胃气虚，治疗需兼顾气血，故选用健脾益气的四君子汤，加柴胡、青皮疏肝理气。肝血亏虚，治宜选用养血活血的四物汤，加柴胡疏肝理气，人参、白术健脾益气。若气阴不足，治宜选用益气养阴，补肾活血之补肺散，方中当归、川芎、熟地、枣仁养阴血而活血，五味子、山药、黄芪、白术健脾益气，山萸、木瓜、独活补肝肾止痛。产后气血亏虚，治疗切忌概用香燥，徒伤阴血而不利肝的清和之气。

【病案选录】

一产妇因怒，两胁胀痛，吐血甚多，发热恶寒，胸胁胀痛，此气血俱虚。用八珍汤加柴胡、丹皮、炮姜，而血顿止。又用十全大补汤，而寒热退。此病非用姜辛温，助脾肺以行药势，不惟无以施其功，而反补其胀耳。（魏之琇. 续名医类案. 北京：人民卫生出版社，1957.）

【按语】

胁痛多与肝经有关。产后胁痛多为肝血亏虚和肝经气滞所致。肝经气滞以疏肝健脾为主，取治肝当先实脾之意；肝血亏虚以养血益气为主，取气血相生之理；阴血亏虚以益气养阴为主。

阴痛[1]　第三十九

【原文】

产后起居太早，产门感风作痛，衣被难近身体，宜用祛风定痛汤。

川芎一钱　当归三钱　独活　防风　肉桂　荆芥各五分　炒黑

茯苓一钱　地黄二钱　枣二枚，煎服。

又附阴痒阴蚀[2]。阴中疮曰䘌疮，或痛或痒，如虫行状，浓汁淋漓。阴蚀几尽者，由心肾烦郁，胃气虚弱，致气血流滞。经云：诸疮痛痒，皆属于心。治当补心养肾，外以药熏洗。宜用十全阴痒散。

川芎　当归　白芍　地榆　甘草各等分

水五碗，煎二碗，去渣熏。日三夜四，先熏后洗。

一方，用蒲黄一升，水银二两，二味调匀搽。

一方，用虾蟆、兔粪等分为末，敷疮。

一方，治疮虫食下部及五脏。取东南桃枝，轻打头散，以绵缠之。

一方，用石硫黄末，将缚桃枝蘸而燃烟熏之。按：此条宜与上条合看。

一方，截一短竹筒，先纳阴中，以桃枝烧烟熏之。

【注解】

［1］阴痛：产后阴部疼痛。多因产时阴部受到损伤、撕裂；或护理不慎，感染邪毒；或起居不慎，产门感受风寒所致。

［2］阴痒阴蚀：病名，即阴疮。妇人外阴部结块红肿，或溃烂成疮，黄水淋漓，局部肿痛，甚溃疡如虫蚀者。多见于现代医学的外阴溃疡、前庭大腺炎。

【评议】

本文所言产后阴痛，是由于产后起居不慎，产门感受风寒所致阴部经脉瘀滞，不通则痛。治应养血活血，祛风止痛，方选祛风定痛汤。方中地黄、当归、川芎、大枣养血活血，茯苓、独活祛风湿止痛，荆芥、防风、肉桂祛风散寒止痛。

阴疮主要由热毒炽盛，或寒湿凝滞，侵蚀外阴部肌肤所致。热毒炽盛者治应清热利湿，解毒消疮；寒湿凝滞者，治应温经散寒，除湿消疮。阴疮日久，耗伤精血，治应补心养肾。同时外用药物熏洗，方选十全阴痒散。方中川芎、当归活血养血，白芍、地榆、甘草养阴解毒敛疮。

【病案选录】

一妇人脾胃虚弱，兼有肝火，产后阴门肿痛，寒热作渴，呕吐不食，敷大黄等药，服驱之剂，肿及于臀，虚症蜂起，此真气虚而邪气盛也。先用六君子汤以固脾胃，乃以补中益气汤以升阳气，不数剂而痊愈。（江瓘．名医类案．北京：人民卫生出版社，1982．）

【按语】

产后阴痛多由分娩时会阴部受到损伤，或护理不慎，感染邪毒；或起居不慎，感受风寒所致。治疗需审因论治，新产后必须保证外阴清洁，遇外阴有损伤则更应慎重，一旦感染，需内外合治。本病预防重于治疗。

【注】

阴疮主要由热毒炽盛，或寒湿凝滞，侵蚀外阴部肌肤所致。治疗需内外合治，若阴疮成脓，可中西医结合，手术切开引流。

恶露[1]　第四十

【原文】

即系裹儿污血。产时恶露随下，则腹不痛而产自安。若腹欠温暖，或伤冷物，以致恶露凝块，日久不散，则虚症百出。或身热骨蒸，食少羸瘦，或五心烦热，月水不行，其块在两胁，动则雷鸣，嘈杂晕眩，发热似疟，时作时止。如此数症，治者欲泄其邪，先补其虚，必用补中益气汤送三消丸，则元气不损，恶露可消。

加味补中益气汤

人参一钱　白术二钱　当归三钱　黄芪一钱　炙白芍一钱　广皮四分　甘草四分

姜、枣煎服。

三消丸治妇人死血、食积、痰三等症。

黄连一两，一半用吴萸煎汁去渣浸炒，一半用益智仁炒，去益智不用　莱菔子一两五钱　炒川芎五钱　桃仁十粒　山栀　青皮

三棱　莪术各五钱，俱用醋炒　山楂一两　香附一两，童便浸炒

上为末，蒸饼为丸。食远服，用补中益气汤送下五六十丸；或用白术三钱，陈皮五钱，水一盏，煎五分送下亦可。

此方治产后伤食，恶露不尽。若初产恶露不下，宜服生化汤加楂炭三钱。每日一帖，连服四剂，妙。

【注解】

[1]恶露：妇女产后，由阴道排出的瘀血、浊液。产妇分娩后随子宫蜕膜特别是胎盘附着物处蜕膜的脱落，含有血液，坏死蜕膜等组织经阴道排出称为产后恶露。

【评议】

一般情况下，产后三周以内恶露即可排净，如果超过三周仍然淋漓不绝，即为"恶露不尽"。《胎产心法》云："由于产时伤其经血，虚损不足，不能收摄，或恶血不尽，则好血难安，相并而下，日久不止。"因此，恶露不止多与虚损或血瘀有关。妇人素体气虚，正气不足，复因分娩失血耗气，或产后操劳过早，劳倦伤脾，气虚下陷，冲任失固，不能摄血，以致恶露不绝。或产后胞脉空虚，寒邪乘虚入胞，血为寒凝；或因七情所伤，血为气滞；或因产留瘀，胞衣胎膜残留为瘀，瘀血内阻，新血难安，不得归经，以致恶露不净。产后恶露不净的治疗以补虚和祛瘀为主要原则，补虚以补益气血为主，祛瘀当配合理气药，取气行则血行之意。但此病发生在产后气血亏虚之时，即使瘀阻治疗也必须补虚与祛瘀并举。可用补中益气汤送三消丸，补气养血，活血祛瘀。加味补中益气汤人参、白术、当归、黄芪、白芍、甘草补气养血，陈皮行气使其补而不滞，姜、枣调补脾胃，增加补气养血之力。三消丸黄连用吴萸、益智仁炒制，改变黄连苦寒之性，增收敛之功，川芎、桃仁、三棱、莪术、山楂、莱菔子活血化瘀，同时山楂、莱菔子可消食祛痰，增加食欲，香附、青皮行气以增活血之力，少量山栀退虚热。本方活血化瘀，消食祛痰，故可用治妇人瘀血、食积、痰等病证。若初产恶露不下，用生化汤加楂炭活血化瘀效佳。

【医案选录】

曹某，女，30 岁，已婚，工人。1976 年 9 月 25 日初诊。

第二胎足月顺产后至今 71 日恶露淋漓不尽，开始量多，现已减少，色淡红，无臭气，无血块，无腹痛，自觉头晕神疲，纳呆，缺乳，睡眠尚可，面色不泽，舌黯红，尖有小瘀点，苔白，脉弦细弱。

诊断：产后恶露不尽。证属冲任受损，气虚不能摄血。

治则：益气健脾养血，佐以收涩止血。

方药：党参 20g，白术 15g，炙甘草 9g，艾叶 9g，血余炭 9g，桑寄生 30g，益母草 15g，制首乌 30g，3 剂，日 1 剂。

9 月 29 日二诊，药后恶露已净，余症好转。仍守前法，服 3 剂以巩固疗效。

【按语】

《医宗金鉴·女科心法要诀》说："产后恶露……日久不断，时时淋漓者，或因冲任虚损，血不收敛，或因瘀血不尽，停留腹内……"今患者恶露色淡红，无臭气，无血块，无腹痛，而见头晕，神疲，纳呆，面色不泽，是因产后调理失宜，冲任虚损，血气不足之象。相当于西医学的子宫复旧不全。故以党参、白术、炙甘草健脾益气以摄血，桑寄生、制首乌补血而收敛，艾叶、血余炭以止血，益母草活血祛瘀兼收缩子宫。（罗颂平，张玉珍. 罗元凯妇科经验集. 上海：上海科学技术出版社，2005.）

【注】

恶露不绝为产后常见病，发病多与气虚、血瘀有关。但本病发生在产后气血亏虚之时，即是血瘀，治疗也必须补虚与祛瘀并举，切忌一味攻逐，更加耗伤气血，犯虚虚实实之戒。

乳痈[1] 第四十一

【原文】

乳头属足厥阴肝经，乳房属足阳明胃经。若乳房臃肿，结核色红，数日外肿痛溃稠脓，脓尽而愈，此属胆胃热毒，气血壅滞，名曰乳痈，易治。若初起内结小核，不红不肿不痛，积之岁月，渐大如巉岩山，破如熟榴，难治。治法：痛肿寒热宜发表散邪，痛甚宜疏肝清胃，脓成不溃用托里。肌肉不生，脓水清稀，宜补脾胃；脓出及溃，恶寒发热，宜补血气；饮食不进，或作呕吐，宜补胃气。乳岩[2]初起，用益气养荣汤加归脾汤，间可内消。若用行气破血之剂，速亡甚矣。

瓜蒌散　治一切痛疽，并治乳痈。痛者，六腑不和之气，阳滞于阴则生之。

瓜蒌一个，连皮捣烂　生甘草五分　当归三钱　乳香五分，灯心炒　没药五分，灯心炒　金银花三钱　白芷一钱　青皮五分

水煎，温服。

回脉散　乳痈未溃时服此，毒从大便出，虚人不用。

大黄三钱半　白芷八分　乳香五分　木香五分　没药五分　穿山甲五分，蛤粉拌炒

共为末，人参二钱煎汤，调药末服。

十全大补汤

人参　白术　黄芪　熟地各三钱　茯苓八分　甘草五分　川芎八分　金银花三钱

泻加黄连、肉果，渴加麦冬、五味，寒热往来用马蹄香捣散。凡乳痈服薏苡仁粥好。

又方，用乌药软白香辣者五钱，研，水一碗，牛皮胶一片，同煎七分，温服。如孕妇腹内痛，此二方可通用。

又有乳吹[3]，乃小儿饮乳，口气所吹，乳汁不通，壅结作痛。不急治则成痈，宜速服瓜蒌散，更手揉散之。

【注解】

[1] 乳痈：是以乳房红肿疼痛，乳汁排出不畅，以致结脓成痈的急性化脓性病证。多发于产后哺乳的产妇，尤其是初产妇更为多见。属于现代医学急性化脓性乳腺炎范畴。

[2] 乳岩：现代医学称为乳腺癌，是女性常见肿瘤之一。该病早

期被称为"（乳）石痈"，指痈疽之至牢有根而硬如石者，出自《肘后备急方》卷五。南宋·陈自明在其所著《妇人大全良方》中首次提出"乳岩"之名，自此，后世多沿用此说。

[3] 乳吹：乳痈的别名。发生于哺乳期者，称外吹乳痈；发生于怀孕期者，名内吹乳痈；前人认为内吹是怀孕期妇女胎气旺，热邪郁蒸所致；外吹则由于婴儿吮乳时咬伤乳头，或含乳而睡，口鼻气外吹乳头引起。

【评议】

乳痈是哺乳期妇女常见疾病，其发病与肝、胃经关系密切。乳头属足厥阴肝经，肝主疏泄，调节乳汁分泌。乳房属足阳明胃经，乳汁为气血所生化。若产后情志不畅，肝气郁结，影响乳汁正常排出而壅滞结块，郁久化热，热胜肉腐则成脓。或产后恣食肥甘厚味而致阳明积热，胃热壅盛，导致气血凝滞，乳络阻塞而发生痈肿。也可见乳头破损或凹陷，影响哺乳，致乳汁排出不畅，或乳汁多而婴儿不能吸空，造成余乳积存，致使乳络闭阻，乳汁瘀滞，日久败乳蓄积，化热而成痈肿。

乳痈治疗分内治和外治。如乳房红肿热痛，或溃破脓稠，为实证、热证。可服瓜蒌散清热活血，散结消肿。方中瓜蒌、金银花、生甘草，清热解毒，散结消肿；当归、乳香、没药，活血消肿，散结止痛；白芷排脓止痛，青皮疏肝行气。若乳痈未溃，体质壮实，可用泻热化瘀散结的回脉散。方中大黄泻热通瘀，借泻下之力使热除乳通，为君药；乳香、木香、没药行气活血，散结止痛，为臣药；白芷排脓止痛，穿山甲活血通乳，消肿排脓，人参补益正气，祛邪不伤正，为佐使药。若溃破后乳房肿痛减轻，但疮口脓水不断，脓汁清稀，愈合缓慢，或乳汁从疮口溢出形成乳漏；面色少华，全身乏力，或低热不退，食欲不振，舌淡，苔薄，脉弱无力等，治应补益气血，方选十全大补汤。方中人参、白术、黄芪、茯苓、甘草，健脾益气，托毒外出；熟地滋阴养血；川芎活血止痛，金银花清热解毒排脓。若伴有腹泻，则加黄连、肉果燥湿止泻，口渴加麦冬、五味养阴益气，若寒热往来用马蹄香（金钱草）捣散冲服清热解表。又方，用散寒止痛的乌药，配伍滋阴润燥，养血止血牛皮胶。

此方也可用治孕妇肠痈。外治可用中药外敷，若脓成熟而未破，可考虑手术切开引流治疗。乳痈饮食注意多服薏苡仁粥健脾利湿消肿。提倡早期治疗，初期内服瓜蒌散或加手法揉散之。

乳岩初起见乳房结块，不疼不痒，不红不热，经年累月，渐渐长大，始感疼痛，痛即不休，未溃时，肿如堆粟，或如覆碗，色紫坚硬。渐渐溃烂，污水渗出，时出臭血。溃烂深如岩穴，疮口边缘不齐，或高凸如熟榴，疼痛连心。多因郁怒伤肝，思虑伤脾，以致气滞痰凝而成。或冲任二经失调，气滞血凝而生。预后不良。乳岩初起可用益气养荣汤加归脾汤，补气养血托毒内消。若用行气破血之剂，则伤气耗血，预后更差。

【医案选录】

1. 热毒聚结乳痈案

李某，女，26岁，已婚。

初产二十天，右乳房红肿胀硬，疼痛拒按。身觉寒热不适，病已四天。大便微干，小溲黄。舌苔薄白。脉象：数。

辨证立法：热毒聚结，气血壅滞，乳汁潴留，络道瘀阻，毒热蕴积成痈。主以清热消毒，宣通络道。

处方：蒲公英24g，金银花15g，青连翘10g，全瓜蒌24g，制乳没各10g，当归尾6g，香白芷5g，山慈菇10g，萱草根10g，青橘叶10g，王不留行10g。

二诊：服药三剂，痛肿大为缓解，寒热已退，原方加贝母10g再服两剂。后于来诊他病时，得知二次服药后完全消肿。

2. 毒邪外侵内热郁积乳痈案

杨某，女，34岁，已婚。

产后9个月，仍在哺乳期，两日前忽觉右乳房红肿胀痛，局部灼热，周身寒热，大便干燥，食欲不佳。舌苔微黄。脉象：数而弦。

辨证立法：哺乳9个月，已非乳腺阻滞所致，良由毒邪外侵，内热积郁而发。邪热相乘，来势甚急，当以清热解毒，调和气血，以消炎肿。

处方：山甲珠10g，炒枳壳5g，酒川芎5g，酒当归6g，山慈菇

10g，青连翘 10g，制乳没 10g，川郁金 10g，苦桔梗 5g，忍冬藤 6g，杭白芍（柴胡 5g 同炒）10g，全瓜蒌（薤白头 10g 同打）18g，忍冬花 6g，粉甘草 3g。

二诊：进药三剂，寒热止，炎肿消减，自觉肿胀轻松，按之尚痛，大便甚畅，食欲增加，再按原意加减。

处方：白杏仁 6g，酒当归 10g，山慈菇 10g，全瓜蒌（薤白头 10g 同打）18g，杭白芍（柴胡 5g 同炒）10g，旋覆花（代赭石 12g 同布包）6g，山甲珠 10g，制乳没 10g，酒川芎 5g，炒枳壳 5g，苦桔梗 5g，粉甘草 3g。

以上共服三剂，肿胀全消，已能正常哺乳。

【按语】

乳腺炎，中医称乳痈，以初产妇为多见，主要由于产褥期间，卫生注意不够，由乳头发生感染而引起，中医谓为内热外邪所引起，邪热壅聚，酿而成脓，同属一理。师门治疗本病，初起先以清热解毒活血为治，日久者则加补气养血托里之剂。两案治疗，均属清热解毒为主，但前者初产仅 20 天，偏重于宣通清热消炎，如重用蒲公英、金银花、青橘叶，且加白芷、萱草以通达之。后者产后 9 个月，来势虽急，显由于毒邪外侵，内热积郁而发作，故着重于清热解毒调和气血。（祝谌予. 施今墨临床经验集. 北京：人民卫生出版社，2006.）

【注】

乳痈为现代医学急性化脓性乳腺炎，提倡早期治疗，内服外用相结合。一旦形成脓肿，主张中西医结合，可以手术加抗生素治疗。预后良好。乳岩为现代医学乳癌，预防为主，定期健康查体和乳腺自查，早发现早治疗。一旦发现需要中西医结合治疗。

风甚　第四十二

【原文】

用山羊血取色新者，于新瓦上焙干，研末，老酒冲下五六分为度。重者用至八分，其效如神。

又用抱不出壳鸡子，瓦上焙干，酒调服。

如治虚寒危症，用蓝须子根刮皮，新瓦上焙干，研末，温服一钱为度。虽危可保万全。

【评议】

产后因瘀血阻滞风甚抽搐，可用活血散瘀的山羊血，配以酒辛散行之。

产后风甚，即产后痉挛。包括西医的产后破伤风、产褥期重症感染，以及严重的血钙过低症、失血性贫血等。其主要病因是产后失血伤津、阴虚内热、筋无所养、产时创伤、感染邪毒或外感风寒等所致。治疗提倡中西医结合。

不语　第四十三

【原文】

乃恶血[1]停蓄于心，故心气闭塞，舌强不语[2]，用七珍散。

人参　石菖蒲　川芎　生地各一两　辰砂五分，研　防风五钱　细辛一钱。共为细末，用薄荷汤下一钱。因痰气郁结，闭口不语者，用好明矾一钱，水飞过，沸汤送下。

一方治产后不语。

人参　石莲子去心　石菖蒲各等分

水煎服。

《妇人良方》云：产后喑，心肾虚不能发声，七珍散。脾气郁结，归脾汤，脾伤食少，四君子汤。气血俱虚，八珍汤，不应，独参汤，更不宜急加附子，盖补其血以生血。若单用佛手散等破血药，误矣。

【注解】

[1] 恶血：是瘀血的一种，特指溢于经脉外，积存于体内，尚未消散的败坏之血。故又称"败血"。如：《素问·刺腰痛》："衡络绝，

恶血归之。"《灵枢·水胀》："石瘕生于胞中，寒气客于子门，子门闭塞，气不得通，恶血当泻不泻，杯以留止，日以益大。"《素问·调经论》："视其血络，刺出其血，无令恶血得入于经，以成其疾"。治宜祛瘀生新。方如桃红四物汤、少腹逐瘀汤之类。

[2] 舌强不语：舌强：舌体伸缩不利。舌强不语：由于舌体伸缩不利而影响语言表达。多见外感热病热入心包，内伤杂病之中风症，亦可由热盛伤津或痰浊壅阻所致。《诸病源候论·风舌强不得语候》："今心脾二脏受风邪，故舌强不得语也。"《医林绳墨》卷七："涎痰壅盛，则舌强而难吞。"本文指由于瘀血阻滞而致舌强不语。

【评议】

产后不语，病因复杂，有虚实之别。实者烦闷不安，舌强不语，虚者乏力懒言，语音低微。临床多虚实夹杂。严重者可见产后痉病，属产后危重之证，需高度重视。若产后气血亏损，阴血不足，气虚血滞，瘀血内停而致恶血入心，上扰清神，症见烦闷欲绝，神色昏迷，语言不利等，后世医家称为"产后恶血入心"，或"产后恶血冲心"。宜用益气养阴法，佐以开窍醒神，方用七珍散主之。

方中人参、生地益气养阴为君，川芎活血祛瘀，石菖蒲开窍醒神，宁神益志为臣，防风祛风以防血虚生风，细辛辛窜开窍，朱砂清心镇静安神，三药合用增强开窍醒神之功为佐药，薄荷辛散引药上行为使药。

若因痰气郁结而致闭口不语者，治疗用酸苦涌泄的明矾，涌吐痰涎。

若因产后气虚脾弱，懒语少言者，可用人参、石莲子健脾益气，养心安神，石菖蒲开窍醒神。

《妇人良方》记载：若产后心肾气虚，语音低微，可用七珍散。脾气血少，可用归脾汤健脾益气养心；若脾伤食少，四君子汤健脾益气。若气血俱虚，八珍汤补气养血，严重者可用独参汤补气挽脱。因产后气血亏虚，不可单用佛手散（当归、川芎）等破血药以防更耗伤阴血。即使出现虚脱之象，也不宜急加附子，恐其燥热伤阴。

【医案选录】

一妇，产后不语。脉数弦浮软涩。此气亏血涩，夹风邪而心气闭塞，神机不能鼓舞也。用七珍散，一剂而能言，三服如故。后因劳而不语，内热晡热，肢体倦怠，饮食不进。脉软微数。此心脾火虚，夹热而神机不能开发也。用加味归脾汤为主，佐以七珍散而愈。后复因怒不语，口噤发搐，腰背反张，或小便见血，或面赤，或青或黄。脉数弦浮，重按绵软。余以为心血太虚而不能化气，致见心脾肝三经之色。用八珍汤加钩藤、茯神、远志，四剂而渐渐能言。又用加味归脾汤，百余剂而病不再发矣。（徐灵胎. 女科医案. 沈阳：辽宁科学技术出版社，2012. ）

【按语】

产后不语，病因复杂，有虚实之别，临床多虚实夹杂，属《金匮要略》产后三病之一。多由产后血虚，汗出过多，风邪乘虚侵入所致。本文所述主要是产后气阴不足，瘀血内阻所致烦闷欲绝，神色昏迷，语言不利。严重者可见产后痉病，属产后危重之证，需高度重视。本病预防重于治疗。

补集

产后大便不通

【原文】

用生化汤内减黑姜，加麻仁。胀满加陈皮，血块痛加肉桂、元胡。如燥结十日以上，肛门必有燥粪[1]，用蜜枣导之。

炼蜜枣法

用好蜜二三两，火炼滚，至茶褐色，先用湿桌，倾蜜在桌上，用手作如枣样。插肛门，待欲大便，去蜜枣，方便。

又方，用麻油，口含竹管入肛门内，吹油四五口，腹内粪和即通。或猪胆亦可。

【注解】

［1］燥粪：指大便干燥，结成硬块，不易解下。

【评议】

本段论述产后大便不通的治疗方法，从方药中可知治疗以润肠通便为主。产后大便难病机以气虚津亏为主，故不用通利之品。同时，傅山先生提供了产后大便难之外治法，至今民间仍喜采纳，有一定的临床参考价值。

治产后鸡爪风

【原文】

桑柴灰三钱，存性　鱼胶三钱，炒　手指甲十二个，炒

共为末，黄酒送下，取汗即愈。

【评议】

首次提出产后鸡爪风之病名。指产后出现两手指关节强直、拘急、麻木或疼痛不能活动，如鸡爪挛缩一样。包括在产后瘈疭、产后风痉、产后关节痛的范畴内。多由产后血虚，阴津不足，筋脉失于濡养所致。类似西医学产褥期因风湿、类风湿所致关节疼痛，甚则手指关节变形。

保产无忧散

【原文】

当归钱半，酒洗　川芎钱半　炒黑芥穗八分　艾叶七分，炒

面炒枳壳六分　炙黄芪八分　菟丝子钱四分，酒炒　羌活五分　厚

朴七分，姜炒　　川贝母一钱，去心　　白芍钱二分，酒炒　　甘草五分

姜三片，温服。

上方保胎，每月三五服。临产热服，催生如神。

【评议】

保产无忧散，有"十三太保"方之称，具有安胎、催生之功，即"有胎即能安胎，临产即能催生"。方中川芎、当归、白芍养血活血，黄芪补气举胎，羌活、荆芥升举元气，更兼能治孕妇感冒发热、头痛、身体酸痛，艾叶暖宫，有散寒止痛、温经止血、安胎之功，川贝利肺气消痰，菟丝子益精固胎，厚朴、枳壳宽胸理气，消除腹满胀痛，行胎气，生姜可治腹寒痛、呕吐、泄泻，甘草和中缓急，能缓解子宫肌痉挛而止腹痛，又能调和诸药。由此可见，本药方适于孕晚期胎动不安，腰酸腹痛，以及难产，并可用于纠正胎位，也用于妊娠呕吐、痰水、心中郁闷、头重目眩、恶闻食气等。

傅山言此药方保胎，但因方中有活血行气之品，故妊娠早期不宜用，而且没有胎动不安情形者，也不宜随便服用。在胎儿月份较大，有阻碍气血流通时，才可斟酌使用。故临证用药，应详审病情，仔细辨证，因病立法，对证处方。保产无忧散并非胎产通用之方。

治遍体浮肿

【原文】

是脾虚水溢之过。凡浮肿者可通用，俱神效。

真缩砂仁四两，莱菔子二两四钱，研末，水浸浓取汁，浸砂仁，候汁尽，晒干，研极细末。每服一钱，渐加至二钱为度，淡姜汤送下。

【评议】

本段论述产后浮肿的治方。产后浮肿多因脾虚，水湿运化失职所致。傅山先生以砂仁、莱菔子组方治之，两药均入脾、胃二经，能够健脾行气，以助脾胃运化，而水湿消除，且以淡姜汤送下，更有振奋

脾阳、利水消肿之功。故提出凡脾虚而致的浮肿皆可通用，当在情理之中。

保产神效方

【原文】

未产能安，临产能催。偶伤胎气，腰疼腹痛，甚至见红不止，势欲小产，危急之际，一服即愈，再服全安。临产时交骨不开，横生逆下，或子死腹中，命在垂危，服之奇效。

全当归一钱五分，酒洗　真川芎一钱五分　紫厚朴七分，姜汁炒　菟丝子一钱五分，酒泡　川贝母二钱，去心，净煎好，方和入　枳壳六分，面炒　川羌活六分　荆芥穗八分　黄芪八分，蜜炙　蕲艾五分，醋炒　炙草五分　白芍一钱二分，冬用二钱，酒炒

生姜三片，水二盅，煎八分，渣水一盅，煎六分。产前空心预服二剂，临产随时热服。此乃仙传奇方，慎勿以庸医轻加减其分两。

按：保产无忧散、保产神效方，与编首治产秘验良方，俱相同，特引论略别，并存参看可也。

【评议】

保产神效方与保产无忧散，以及治产秘验良方基本相同，由此可看出本方在民间流传之广，运用之多，值得现代中医深入研究。以上两方虽言有良效，但当今因环境及社会等因素影响，孕子珍贵，两方中均有活血行气之品，临证时切不可妄投，当小心备至。

方剂索引

方剂索引